# 肺血管疾病
# 疑难病例解析

U0188395

**名誉主编** 钟南山

**主　审** 陈荣昌　李时悦

**主　编** 洪　城　郭文亮　伍晓锋

上海科学技术出版社

**图书在版编目（CIP）数据**

肺血管疾病疑难病例解析 / 洪城，郭文亮，伍晓锋
主编. -- 上海：上海科学技术出版社，2024.4
ISBN 978-7-5478-6530-9

Ⅰ. ①肺… Ⅱ. ①洪… ②郭… ③伍… Ⅲ. ①肺疾病
－血管疾病－疑难病－病案－分析 Ⅳ. ①R543.2

中国国家版本馆CIP数据核字(2024)第037863号

**肺血管疾病疑难病例解析**
主编　洪　城　郭文亮　伍晓锋

上海世纪出版(集团)有限公司
上海科学技术出版社 出版、发行
(上海市闵行区号景路 159 弄 A 座 9F - 10F)
邮政编码 201101　　www. sstp. cn
上海盛通时代印刷有限公司印刷
开本 787×1092　1/16　印张 19.25　插页 9
字数 500 千字
2024 年 4 月第 1 版　2024 年 4 月第 1 次印刷
ISBN 978 - 7 - 5478 - 6530 - 9/R·2960
定价：168.00 元

# 内容提要

本书精选了 32 个疑难肺血管疾病病例，每个病例包括简要病史、主要的检验和辅助检查结果、诊治经过，以及多学科医生的分析与讨论、权威专家的评析、医疗团队对相关疾病文献报道的整理与诊治体会等，以帮助广大读者掌握肺血管疾病的诊治方法与临床思维，了解相关疾病的最新进展。

本书图文并茂、内容翔实，可作为临床医师，特别是呼吸与危重症医学科、心血管科等专科医师的参考用书，同时也可供医学生和研究生学习使用。

# 编者名单

**名誉主编**

钟南山

**主　审**

陈荣昌　李时悦

**主　编**

洪　城　郭文亮　伍晓锋

**副主编**

雷永霞　侯　鹏　林杰龙　郭　涛　李小燕　杨满红

**编　者**

（按姓氏汉语拼音排序）

| | | | | | |
|---|---|---|---|---|---|
| 陈桂娇 | 陈日垦 | 冯家华 | 郭炳鹏 | 胡　伟 | 黄建戈 | 黄永烽 |
| 江　倩 | 李杰英 | 李征途 | 廖庆峰 | 刘　达 | 刘　妮 | 卢建民 |
| 罗惠君 | 马　燕 | 彭　涛 | 祁晓静 | 綦婷婷 | 邱参强 | 阙薇薇 |
| 王哲文 | 王紫依 | 吴艳玲 | 杨　鹏 | 杨健清 | 詹杰彬 | 周代兵 |
| 周梦怡 | 祝金平 | | | | |

**外审专家**

（按姓氏汉语拼音排序）

| | | | | | |
|---|---|---|---|---|---|
| 曹云山 | 陈志明 | 崔晓霈 | 范粉灵 | 傅应云 | 宫素岗 | 龚娟妮 |
| 郭晓娟 | 胡秀梅 | 黄　玮 | 蒋　鑫 | 金博文 | 李积凤 | 罗　勤 |
| 孟　莹 | 潘　欣 | 施举红 | 陶新曹 | 田　庄 | 王　岚 | 王剑锋 |
| 王育凯 | 吴　艳 | 向　睿 | 熊长明 | 许小毛 | 杨　涛 | 杨敏福 |

杨苏乔　杨媛华　杨振文　翟振国　张　平　张刚成　张红卫
章锐锋　赵久良　赵勤华　赵智慧　周　星　朱　玲　朱紫阳

## 参编人员

（按姓氏汉语拼音排序）

崔蒙院　黄钰珍　黎君曦　廖喜镇　覃安园　张钰洁　周豫瑶

## 学术秘书

陈海明

# 序　言

以肺栓塞、肺动脉高压为代表的肺血管疾病是一类严重危害人类健康的疾病。《"十四五"国民健康规划》提出,把保障人民健康放在优先发展的战略位置,全面推进健康中国,坚持预防为主的方针,为人民提供全方位、全周期的健康服务。而肺血管疾病的防治,是全民健康中不容忽视的一环。

由于对其认识不足,肺血管疾病曾经被认为是少见病;同时,肺血管疾病常常涉及多个学科,临床诊治较为复杂,因此临床上肺血管疾病常常被误诊、漏诊。近 10 余年来我国在肺血管疾病特别是肺栓塞和肺动脉高压领域取得了较大进展,大大提高了国内肺血管疾病的诊治水平。此外,从事肺血管疾病诊治的医师数量也逐渐增加。但这一领域仍然存在认知不足、诊治不规范、区域发展不平衡等问题。基于日益增长的医疗需求,我国肺血管疾病的防治工作亟待加强。

来自广州医科大学附属第一医院(国家呼吸医学中心)呼吸与危重症学科的洪城主任医师,自 2009 年开始从事肺血管疾病的临床诊治和肺血管介入诊疗工作,在临床实践中遇到了不少肺血管疾病疑难病例。为了更好地诊治肺血管疾病,洪主任每周六晚上组织国内多位不同领域肺血管专家进行线上讨论,该工作已经持续 3 年余,目前已讨论了百余例肺血管疾病疑难病例。为了让更多医生了解相关疾病的诊治规范、经验,洪城主任团队精心选取了 32 个具有较大教学意义的病例,编写了《肺血管疾病疑难病例解析》一书。本书以临床病例为中心,以临床问题为导向,呈现多学科肺血管疾病专家对每一病例诊断、鉴别诊断及治疗的充分讨论和详细分析。本书图文并茂、内容翔实,具备较高的学习价值,可供临床医师,特别是呼吸与危重症医学科、心血管内科等专科医师参考学习,同时也可供医学生和研究生学习使用。

我希望我们的读者,特别是年轻的医务工作者,能从本书中获得收益和启发,并将之融入自己的日常工作和学习中。同时,也希望借由本书出版,让更多的医生关注并加入肺血管疾病诊疗领域,不断壮大这个队伍,使我国的肺血管疾病诊治得到更快、更好的发展!

2023 年 10 月

# 前　言

肺血管疾病种类繁多,包括肺栓塞、肺动脉高压、各类肺血管畸形等,临床上常见,但因涉及多个学科,往往造成临床诊断困难。其中,某些肺血管疾病相对少见,临床上非常容易误诊和漏诊。

随着对肺血管疾病认识的深入以及肺血管介入诊疗的不断发展,我国肺血管疾病的诊治工作取得了长足进步。作为从事肺血管疾病临床工作的专科医师,我们深刻体会到肺血管疾病是一类多学科交叉的疾病,需要广博的知识和跨学科的视野。

广州医科大学附属第一医院(国家呼吸医学中心)作为华南地区的大型肺血管疾病诊治中心,一直致力于肺血管疾病的临床诊治与研究工作,收治来自全国各地的各种肺血管疾病患者。在长期的临床实践中,我们遇到了许多疑难、少见的肺血管疾病病例,并有幸邀请到国内肺血管疾病领域不同学科的知名专家进行指导。在此过程中,也积累了丰富的临床经验。为了提高广大医师对肺血管疾病的诊断和治疗水平,分享我们收获的临床经验,我们编写了本书。

本书精选了广州医科大学附属第一医院收治的 32 个疑难病例,从病例简介、诊治经过、分析与讨论等方面进行了详尽梳理,并辅以专家点评、相关文献回顾与诊治经验总结等,帮助临床医师从繁杂的临床信息中抽丝剥茧、切中要害。对于每个病例中的重点问题,本书力求将专家的精彩观点逻辑清晰地呈现在读者面前,以期能够让读者充分吸收相关知识和临床经验,多维度提升临床医师对肺血管疾病的综合诊治能力,提高肺血管疾病的诊疗水平。

本书编写过程中得到医院各科室众多专家和多位在国家呼吸医学中心进修医师的关心和支持,以及国内同行的鼎力协助。在编写本书的过程中,我们有幸得到了呼吸与危重症学界的泰斗钟南山院士的鼎力支持和宝贵指导。他不仅亲自审阅了本书的内容,还欣然作序,对此我们深表感激。同时,我们也得到了陈荣昌和李时悦两位在呼吸与危重症领域内享有盛誉的专家的精心指导,他们亦细致审核了本书内容,所提出的专业见解和建议,极大地提高了本书的质量和准确性。

特别感谢上海科学技术出版社的团队,他们认真、负责和高效的工作确保了本书能够及时且优质地出版。我们对所有参与本书编写、审核和出版过程的个人和机构表示衷心的感谢。

本书旨在为广大临床医师,特别是对肺血管疾病有深入研究兴趣的专科医师提供一个宝贵的学习资源。通过病例分析、专家讨论以及诊疗经验的总结,希望能够帮助临床医师吸取经验、借鉴教训,在临床实践中能够及时识别和规范治疗肺血管疾病,从而惠及我国广大肺血管疾病患者。我们诚挚地希望本书能够为提高肺血管疾病的诊疗水平做出贡献并造福患者。

由于编者能力有限,本书难免有一些疏漏和错误,敬请各位读者、同道批评指正。

洪城

2023 年 10 月

# 术语缩写词英汉对照

| 缩写词 | 英文全称 | 中文全称 |
|---|---|---|
| $^{18}$F－FDG | $^{18}$F-fluorodeoxyglucose | $^{18}$F－氟代脱氧葡萄糖 |
| 6MWD | six-minute walk distance | 6 分钟步行距离 |
| $\beta_2$－GPⅠ | β2 glycoprotein Ⅰ | $\beta_2$ 糖蛋白Ⅰ |

**A**

| | | |
|---|---|---|
| ABE | actual base excess | 实际碱剩余 |
| ACA | anticardiolipin antibody | 抗心磷脂抗体 |
| ACE | angiotensin-converting enzyme | 血管紧张素转化酶 |
| ACK1 | activated CDC42－associated kinase 1 | 活化 Cdc42 相关激酶 1 |
| ADA | adenosine deaminase | 腺苷脱氨酶 |
| AFB | acid-fast bacteria | 抗酸杆菌染色 |
| AFP | alpha-fetoprotein | 甲胎蛋白 |
| Alb | albumin | 白蛋白 |
| ALK1 | activin receptor-like kinase 1 | 活化素受体样激酶 1 |
| ALK | anaplastic lymphoma kinase | 间变性淋巴瘤激酶 |
| ALT | alanine aminotransferase | 丙氨酸氨基转移酶 |
| AML | acute myeloid leukemia | 急性髓系白血病 |
| ANA | antinuclear antibody | 抗核抗体 |
| ANCA | antineutrophil cytoplasmic antibody | 抗中性粒细胞浆抗体 |
| Anti-HCV | antibodies to hepatitis C virus | 丙型肝炎病毒抗体检测 |
| AO | aortic | 主动脉内径 |
| AO∶PA | aortic-to-pulmonary artery ratio | 体肺循环比 |
| APS | antiphospholipid syndrome | 抗磷脂综合征 |
| APTT | activated partial thromboplastin time | 活化部分凝血活酶时间 |
| ARDS | acute respiratory distress syndrome | 急性呼吸窘迫综合征 |
| AST | aspartate aminotransferase | 天门冬氨酸氨基转移酶 |
| AT－Ⅲ | antithrombin－Ⅲ | 抗凝血酶Ⅲ |

| 缩写词 | 英文全称 | 中文全称 |
|---|---|---|
| **B** | | |
| BALF | bronchoalveolar lavage fluid | 支气管肺泡灌洗液 |
| BE | base excess | 碱剩余 |
| BMPR2 | bone morphogenetic protein receptor type 2 | 骨形态发生蛋白受体 2 型 |
| BP | blood pressure | 血压 |
| BPA | balloon pulmonary angioplasty | 肺动脉球囊成形术 |
| BUN | blood urea nitrogen | 血尿素氮 |
| **C** | | |
| C1q | complement 1q | 补体 1q |
| C3 | complement 3 | 补体 3 |
| C4 | complement 4 | 补体 4 |
| CA125 | cancer antigen 125 | 癌抗原 125 |
| CA153 | cancer antigen 153 | 癌抗原 153 |
| CA199 | cancer antigen 199 | 癌抗原 199 |
| c-ANCA | cytoplasmic anti-neutrophil cytoplasmic antibody | 胞浆抗中性粒细胞胞质抗体 |
| CAPS | catastrophic antiphospholipid syndrome | 灾难性抗磷脂综合征 |
| CCP | cyclic citrullinated peptide | 环瓜氨酸肽 |
| CD117 | cluster of differentiation 117 | 分化抗原簇 117 |
| CD163 | cluster of differentiation 163 | 分化抗原簇 163 |
| CD20 | cluster of differentiation 20 | 分化抗原簇 20 |
| CD34 | cluster of differentiation 34 | 分化抗原簇 34 |
| CD43 | cluster of differentiation 43 | 分化抗原簇 43 |
| CD68 – KP1 | cluster of differentiation 68 – KP1 | 白细胞分化抗原 68 – KP1 |
| CDFI | color doppler flow imaging | 彩色多普勒血流成像 |
| CEA | carcinoembryonic antigen | 癌胚抗原 |
| CH50 | 50% hemolytic unit of complement | 总补体溶血活性 |
| CI | cardiac index | 心脏指数 |
| CK | creatine kinase | 肌酸激酶 |
| CKD | chronic kidney disease | 慢性肾脏病 |
| CK – MB | creatine kinase-MB | 肌酸激酶同工酶 |
| CMML | chronic myelomonocytic leukemia | 慢性粒-单核细胞白血病 |
| CMV – DNA | cytomegalovirus DNA | 巨细胞病毒 DNA |
| CO | cardiac output | 心排血量 |
| $CO_2$ – CP | carbon dioxide content in plasma | 血浆二氧化碳含量 |

| 缩写词 | 英文全称 | 中文全称 |
|---|---|---|
| COPD | chronic obstructive pulmonary disease | 慢性阻塞性肺疾病 |
| CP | constrictive pericarditis | 缩窄性心包炎 |
| CPFE | combined pulmonary fibrosis and emphysema | 肺纤维化合并肺气肿 |
| Cr | creatinine | 肌酐 |
| CRP | C-reactive protein | C 反应蛋白 |
| CT | computed tomography | 电子计算机断层扫描 |
| CTA | computed tomography angiography | 电子计算机断层扫描血管造影 |
| CTD | connective tissue disease | 结缔组织病 |
| CTD - PAH | connective tissue diseases associated pulmonary arterial hypertension | 结缔组织病相关肺动脉高压 |
| CTEPH | chronic thromboembolic pulmonary hypertension | 慢性血栓栓塞性肺动脉高压 |
| cTnI | cardiac troponin I | 心脏肌钙蛋白 I |
| cTNT | cardiac troponin T | 心肌肌钙蛋白 T |
| CTPA | CT pulmonary angiography | CT 肺动脉造影 |
| CVP | central venous pressure | 中心静脉压 |
| CYFRA21 - 1 | cytokeratin 19 fragment antigen 21 - 1 | 细胞角蛋白 19 片段抗原 21 - 1 |
| **D** | | |
| DBIL | direct bilirubin | 直接胆红素 |
| DIC | disseminated intravascular coagulation | 弥散性血管内凝血 |
| DLCO | diffusing capacity of the lungs for carbon monoxide | 肺一氧化碳弥散量 |
| DNA | deoxyribonucleic acid | 脱氧核糖核酸 |
| DPAH | drug-induced pulmonary arterial hypertension | 药物相关性肺动脉高压 |
| DPG | diastolic pressure gradient | 舒张压梯度 |
| DSA | digital subtraction angiography | 数字减影血管造影 |
| DVT | deep vein thrombosis | 深静脉血栓 |
| **E** | | |
| EBUS - TBNA | endobronchial ultrasound-guided transbronchial needle aspiration | 超声支气管镜引导的经支气管针吸活检术 |
| ECMO | extracorporeal membrane oxygenation | 体外膜肺氧合 |
| EDV | end-diastolic volume | 舒张末期容积 |
| EF | ejection fraction | 射血分数 |
| EGPA | eosinophilic granulomatosis with polyangiitis | 嗜酸性肉芽肿性多血管炎 |

| 缩写词 | 英文全称 | 中文全称 |
|---|---|---|
| EO | eosinophils | 嗜酸性粒细胞 |
| ERA | endothelin receptor antagonists | 内皮素受体拮抗剂 |
| ERV | expiratory reserve volume | 呼气储备容积 |
| ESR | erythrocyte sedimentation rate | 红细胞沉降率 |
| ESV | end-systolic volume | 收缩末期容积 |
| **F** | | |
| FDP | fibrin degradation products | 纤维蛋白降解产物 |
| FEF50%/FIF50% | ratio of forced expiratory flow at 50% to forced inspiratory flow at 50% | 50%处用力呼气流量与50%处用力吸气流量之比 |
| FET | forced expiratory time | 用力呼气时间 |
| $FEV_1$ | forced expiratory volume in 1 second | 第1秒用力呼气容积 |
| $FEV_1$/FVC | ratio of $FEV_1$ to FVC | $FEV_1$/FVC 值 |
| FIB | fibrinogen | 纤维蛋白原 |
| $FiO_2$ | fraction of inspiration $O_2$ | 吸入氧浓度 |
| FIV1 | forced inspiratory volume in 1 second | 第1秒用力吸气容积 |
| FM | fibrosing mediastinitis | 纤维性纵隔炎 |
| $FT_3$ | free triiodothyronine | 游离三碘甲腺原氨酸 |
| $FT_4$ | free thyroxine | 游离甲状腺素 |
| FVC | forced vital capacity | 用力肺活量 |
| **G** | | |
| GGT | $\gamma$ - glutamyl transpeptadase | $\gamma$谷氨酰转肽酶 |
| GINA | Global Initiative for Asthma | 全球哮喘倡议 |
| Glu | glucose | 葡萄糖 |
| GM | galactomannan | 半乳甘露聚糖 |
| GMS | gomori's methenamine silver nitrate stain | 六胺银染色法 |
| **H** | | |
| HbA1c | hemoglobin A1c | 糖化血红蛋白 |
| HBcAb | hepatitis B core antibody | 乙型肝炎病毒核心抗体 |
| HBeAb | hepatitis B e antibody | 乙型肝炎病毒 e 抗体 |
| HBeAg | hepatitis B e antigen | 乙型抗原病毒 e 抗原 |
| HBsAb | hepatitis B surface antibody | 乙型肝炎病毒表面抗体 |
| HBsAg | hepatitis B surface antigen | 乙型肝炎病毒表面抗原 |
| HBV - DNA | hepatitis B virus DNA | 乙型肝炎病毒 DNA |
| $HCO3^-$ | bicarbonate | 碳酸氢根 |

| 缩写词 | 英文全称 | 中文全称 |
|---|---|---|
| HCT | hematocrit | 血细胞比容 |
| HELLP | hemolysis，elevated liver enzymes，low platelets | 溶血、肝酶升高、血小板减少 |
| Hb | hemoglobin | 血红蛋白 |
| HHT | hereditary hemorrhagic telangiectasia | 遗传性毛细血管扩张症 |
| HIT | heparin-induced thrombocytopenia | 肝素诱导性血小板减少症 |
| HIV‐Ag/Ab | HIV antigen/antibody | 人免疫缺陷病毒抗原/抗体检测 |
| HLA | human leukocyte antigen | 人类白细胞抗原 |
| Hp | helicobacter pylori | 幽门螺杆菌 |
| HPAH | hereditary pulmonary arterial hypertension | 遗传性肺动脉高压 |
| HR | heart rate | 心率 |
| **I** | | |
| ICU | intensive care unit | 重症监护病房 |
| IgA | immunoglobulin A | 免疫球蛋白 A |
| IgG | immunoglobulin G | 免疫球蛋白 G |
| IgG4‐RD | IgG4-related disease | IgG4 相关性疾病 |
| IgM | immunoglobulin M | 免疫球蛋白 M |
| IL | interleukin | 白介素 |
| INR | international normalized ratio | 国际标准化比值 |
| IPAH | idiopathic pulmonary arterial hypertension | 特发性肺动脉高压 |
| IVC | inferior vena cava | 下腔静脉 |
| IVSd | interventricular septal thickness at diastole | 室间隔舒张末期厚度 |
| **K** | | |
| Ki‐67 | Ki‐67 antigen | Ki‐67 抗原 |
| **L** | | |
| LA | left atrium | 左心房 |
| Lac | lactic acid | 乳酸 |
| LDH | lactate dehydrogenase | 乳酸脱氢酶 |
| LV | left ventricle | 左心室 |
| LVDd | left ventricular end-diastolic dimension | 左心室舒张末期内径 |
| LVDs | left ventricular end-systolic dimension | 左心室收缩末期内径 |
| LVPW | left ventricular posterior wall | 左心室后壁 |

| 缩写词 | 英文全称 | 中文全称 |
|---|---|---|
| LYMPH | lymphocyte count | 淋巴细胞计数 |
| **M** | | |
| MCTD | mixed connective tissue disease | 混合性结缔组织病 |
| $MEF_{25}$ | maximal expiratory flow after 25% of the FVC has not been exhaled | 25%肺容量位的用力呼气流速 |
| $MEF_{50}$ | maximal expiratory flow after 50% of the FVC has not been exhaled | 50%肺容量位的用力呼气流速 |
| MIP | maximum intensity projection | 最大密度投影 |
| $MMEF_{75/25}$ | maximal mid-expiratory flow between 25% and 75% | 用力呼出 25%~75%肺活量时的平均呼气流速 |
| MODS | multiple organ dysfunction syndrome | 多器官功能障碍综合征 |
| MONO | monocyte count | 单核细胞计数 |
| MPA | main pulmonary artery | 主肺动脉 |
| mPAP | mean pulmonary artery pressure | 肺动脉平均压 |
| MPO | myeloperoxidase | 髓过氧化物酶 |
| MRA | magnetic resonance angiography | 磁共振血管成像 |
| MRI | magnetic resonance imaging | 磁共振成像 |
| MS | myeloid sarcoma | 髓系肉瘤 |
| MV | minute volume | 分钟通气量 |
| MVV | maximum voluntary ventilation | 最大自主通气量 |
| Myo | myoglobin | 肌红蛋白 |
| **N** | | |
| NEUT | neutrophil count | 中性粒细胞计数 |
| NGS | next-generation sequencing | 二代测序 |
| nRNP/Sm | nuclear ribouncleoprotein/Smith antigen | 核糖核蛋白/史密斯抗原 |
| NSE | neuron specific enolase | 神经元特异性烯醇化酶 |
| NTPE | non-thrombotic pulmonary embolism | 非血栓性肺栓塞 |
| NT-proBNP | N-terminal pro-B type natriuretic peptide | N末端B型利钠肽原 |
| **O** | | |
| OCT | optical coherence tomography | 光学相干断层扫描 |
| **P** | | |
| P | pulse | 脉搏 |
| $PaCO_2$ | partial pressure of carbon dioxide | 二氧化碳分压 |

| 缩写词 | 英文全称 | 中文全称 |
| --- | --- | --- |
| PAH | pulmonary arterial hypertension | 动脉性肺动脉高压 |
| p-ANCA | perinuclear anti-neutrophil cytoplasmic antibody | 胞浆抗中性粒细胞周核抗体 |
| $PaO_2$ | partial pressure of oxygen | 氧分压 |
| PAP | pulmonary arterial pressure | 肺动脉压力 |
| PAS | periodic acid-schiffstain | 糖原染色 |
| PASP | pulmonary artery systolic pressure | 肺动脉收缩压 |
| PAVM | pulmonary arteriovenous malformation | 肺动静脉畸形 |
| PAWP | pulmonary arterial wedge pressure | 肺动脉楔压 |
| PC | protein C | C 蛋白 |
| PCH | pulmonary capillary hemangiomatosis | 肺毛细血管瘤病 |
| PCT | procalcitonin | 降钙素原 |
| PDA | patent ductus arteriosus | 动脉导管未闭 |
| PDE5 | phosphodiesterase 5 | 磷酸二酯酶 5 |
| PDGF | platelet derived growth factor | 血小板衍生生长因子 |
| PE | pulmonary embolism | 肺栓塞 |
| PEA | pulmonary endarterectomy | 肺动脉内膜剥脱术 |
| PEF | peak expiratory flow | 呼气峰值流量 |
| PET/CT | positron emission tomography/computed tomography | 正电子发射断层扫描/计算机断层扫描 |
| PG | pressure gradient | 压力阶差 |
| pH | potential of hydrogen | 酸碱度 |
| PIF | peak inspiratory flow | 吸气峰值流量 |
| PLT | platelet count | 血小板计数 |
| POPH | portopulmonary hypertension | 门脉性肺动脉高压 |
| PS | protein S | S 蛋白 |
| PT | prothrombin time | 凝血酶原时间 |
| PTA | prothrombin activity | 凝血酶原活动度 |
| PTR | prothrombin time ratio | 凝血酶原时间比值 |
| PTTM | pulmonary tumor thrombotic microangiopathy | 肺肿瘤血栓性微血管病 |
| PVOD | pulmonary veno—occlusive disease | 肺静脉闭塞症 |
| PVR | pulmonary vascular resistance | 肺血管阻力 |

**R**

| | | |
| --- | --- | --- |
| R | respiration | 呼吸 |

| 缩写词 | 英文全称 | 中文全称 |
|---|---|---|
| RA | right atrium | 右心房 |
| RAP | right atrial pressure | 右心房压力 |
| RAs | right atrial size | 右心房大小 |
| RBC | red blood cell count | 红细胞计数 |
| RF | rheumatoid factor | 类风湿因子 |
| RNA | ribonucleic acid | 核糖核酸 |
| RV | right ventricle | 右心室 |
| RVd | right ventricular diastolic dimension | 右心室舒张期内径 |
| RVP | right ventricular pressure | 右心室压力 |
| **S** | | |
| SBE | standard base excess | 标准碱剩余 |
| SIRS | systemic inflammatory response syndrome | 全身炎症反应综合征 |
| SMA | smooth muscle actin | 平滑肌肌动蛋白 |
| SPE | septic pulmonary embolization | 脓毒症性肺栓塞 |
| $SpO_2$ | percutaneous blood oxygen saturation | 经皮血氧饱和度 |
| SUVmax | maximum standardlized uptake value | 最大标准摄取值 |
| SV | stroke volume | 每搏输出量 |
| SVC | superior vena cava | 上腔静脉 |
| $SVO_2$ | mixed venous oxygen saturation | 混合静脉血氧饱和度 |
| SVR | systemic vascular resistance | 体循环阻力 |
| **T** | | |
| T | temperature | 体温 |
| $T_3$ | triiodothyronine | 三碘甲状腺素 |
| $T_4$ | thyroxine | 甲状腺素 |
| TB‐DNA | tuberculosis DNA | 结核分枝杆菌 DNA |
| TBIL | total bilirubin | 总胆红素 |
| TBNK | T Lymphocytes，B Lymphocytes，Natural Killer Cells | 淋巴细胞亚群检查 |
| TdT | terminal deoxynucleotidyl transferase | 末端脱氧核苷酸转移酶 |
| TF | tissue factor | 组织因子 |
| TIMI | thrombolysis in myocardial infarction | 心肌梗死溶栓治疗评分 |
| TNF‐α | tumor necrosis factor-alpha | 肿瘤坏死因子-α |
| TNK2 | tyrosine Kinase Non-receptor 2 | 酪氨酸非受体激酶 2 |
| TP | total protein | 总蛋白 |

| 缩写词 | 英文全称 | 中文全称 |
| --- | --- | --- |
| TPR | total pulmonary resistance | 全肺阻力 |
| TSH | thyroid-stimulating hormone | 促甲状腺激素 |
| T-spot | tubercloses spot | 结核斑点试验 |
| TT | thrombin Time | 凝血酶时间 |
| TTP | thrombotic thrombocytopenic purpura | 血栓性血小板减少性紫癜 |
| **U** | | |
| U-snRNP | uridine small nuclear ribonucleoprotein | 尿嘧啶小核核糖核蛋白 |
| **V** | | |
| VC MAX | maximal voluntary ventilation | 最大自主通气量 |
| VEGF | vascular endothelial growth factor | 血管内皮生长因子 |
| VP | velocity peak | 血流速度峰值 |
| VT | tidal volume | 潮气量 |
| VTE | venous thromboembolism | 静脉血栓栓塞 |
| VWF | von willebrand factor | 血管性血友病因子 |
| **W** | | |
| WBC | white blood cell count | 白细胞计数 |
| WHO | world health organization | 世界卫生组织 |

# 目　录

# 第一章　肺血栓栓塞症和其他肺动脉阻塞性疾病

## 病例 1　脑出血合并急性肺栓塞

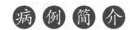

### 病例简介

　　患者女性,70岁,因头晕、头痛、乏力6天,呼吸困难1天,于2021年1月13日入院。6天前,患者无明显诱因出现头晕、轻微头痛,伴全身乏力,右侧肢体为甚;无喷射性呕吐,无意识障碍,无大、小便失禁。曾于外院住院,外院头颅CT显示左侧丘脑-基底节区域出血,双侧放射冠区域多发性腔隙性脑梗死,予保守治疗。1天前,患者突发呼吸困难,伴胸闷,无胸痛、咯血,无晕厥、心悸,无咳嗽、咳痰,急查胸部CTA,可见双肺动脉主干及双侧上、下肺动脉近端栓塞,遂送至我院急诊就诊。急诊医生判定患者病情危重,建议转专科进一步诊治。患者自起病以来精神可、胃纳、睡眠欠佳,大、小便正常,体重无明显变化。

　　有高血压病(3级,很高危组)、脑梗死、冠心病病史,长期服用厄贝沙坦、氟桂利嗪、吡拉西坦、硫酸氢氯吡格雷、丹参滴丸、辛伐他汀等药物。个人史、婚育史及家族史无特殊。

**【入院体格检查】**

　　T 36.5℃,P 105次/分,R 24次/分,BP 137/90 mmHg,SpO₂ 98%(面罩吸氧3 L/min)。神志清醒,体格检查欠配合,无杵状指(趾),呼吸稍促,双肺呼吸音减弱,未闻及干、湿啰音及胸膜摩擦音,未闻及Velcro啰音。右上肢肌力2级,右下肢肌力1级。双下肢无水肿。

**【入院诊断】**

(1) 急性肺栓塞(PE)。

(2) 左侧丘脑-基底节区脑出血。

(3) 冠状动脉粥样硬化性心脏病。

(4) 高血压病(3级,很高危组)。

**【实验室检查】**

1. *血常规*　WBC 8.20×10⁹/L,NEUT% 85.3%(↑),LYMPH% 6.8%(↓),RBC

5.20×10$^{12}$/L(↑),Hb 118 g/L,HCT 0.38,PLT 125×10$^9$/L。

2. 血气分析(FiO₂ 37%)　pH 7.471(↑),PaCO₂ 31.5 mmHg(↓),PaO₂ 102.2 mmHg,HCO₃⁻ 22.7 mmol/L,ABE 0.2 mmol/L,SBE −0.5 mmol/L。

3. 凝血五项　APTT 39.3 s,PT 15.3 s(↑),INR 1.20,D-二聚体>10 000 ng/mL(↑)。

4. 心梗鉴别六项　AST 74.2 U/L(↑),LDH 536.3 U/L(↑),超敏肌钙蛋白I 451.10 pg/mL(↑)。

【其他辅助检查】

1. 心电图　窦性心律,正常心电图。

2. 心脏彩超(2021年1月13日)　LA 28 mm,LVDd 43 mm,IVSd 13 mm,RA 38 mm,RV 25 mm。CDFI示主动脉瓣反流束面积为5.4 cm²。提示室间隔增厚,考虑高血压性心脏改变。主动脉硬化。主动脉瓣反流(中-重度)。左心室收缩功能未见异常。

3. 血管超声　下腔静脉未见异常声像,双侧髂静脉未见明显异常(髂内静脉受肠气影响显示不清)。可见右侧股总静脉、股浅静脉、腘静脉、双侧胫后静脉及部分肌间静脉血栓形成(不完全性栓塞)声像。余双下肢静脉未见明显异常。

【诊治经过】

入院当日请多学科会诊,综合评估病情,行气管插管全身麻醉后,为患者实施下腔静脉滤器置入+肺动脉造影(图1-1)+肺动脉血栓抽吸术。术后患者转ICU监护,予以气管插管内接呼吸机辅助通气、保持大便通畅、护胃、抗感染、抗凝(静脉持续微泵泵入普通肝素60 U/h,每2～4 h监测APTT一次,APTT控制在40～50 s)等对症支持治疗。

术后第1日(2021年1月14日)查头颅CT平扫+胸部CT平扫提示：① 左侧丘脑-基底节区脑出血,出血量约4.68 mL(图1-2A);② 双侧放射冠区及右侧丘脑多发腔隙灶;③ 右上肺尖段实性结节,考虑为炎性结节或肺内淋巴结;④ 左上肺尖后段结节影,考虑为炎性结节;⑤ 两肺散在炎症;⑥ 左下肺背段支气管狭窄,左下肺膨胀不全;⑦ 双侧胸腔少量积液;⑧ 纵隔及右肺门见稍大淋巴结,考虑为炎性增生;⑨ 心脏增大。

术后第5日(2021年1月18日),患者病情相对稳定,拔除气管插管后转呼吸科,继续使用普通肝素抗凝治疗。

术后第12日(2021年1月25日)晚,改为低分子肝素抗凝(0.3 mL,皮下注射,q12h;次日调整剂量为0.4 mL,皮下注射,q12h)。

术后第7日(2021年1月20日)、第16日(2021年1月29日)分别行头颅CT检查(图1-2B、C),提示左侧丘脑-基底节区脑出血,范围较前缩小;行CTPA检查,提示肺栓塞逐步改善(图1-3)。

术后第5～16日血浆D-二聚体及血小板动态变化情况分别见图1-4和图1-5。术后当日至术后第6日肌钙蛋白I动态变化情况见图1-6。术后第1～6日NT-proBNP动态变化情况见图1-7。

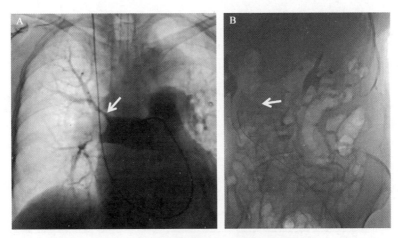

**图 1 - 1　肺动脉造影及下腔静脉滤器置入**

A. 肺动脉 DSA 造影显示右肺动脉干远端大块充盈缺损(白色箭头),右上、中、下肺
动脉分支减少;B. 造影下显示下腔静脉滤器放置(白色箭头)

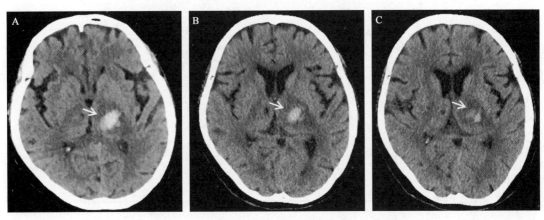

**图 1 - 2　术后头颅 CT**

A. 术后第 1 日(2021 年 1 月 14 日)头颅 CT;B. 术后第 7 日(2021 年 1 月 20 日)头颅 CT;C. 术后第 16 日(2021 年
1 月 29 日)头颅 CT;左侧丘脑-基底节区脑出血(亚急性期)较前逐渐吸收(白色箭头)

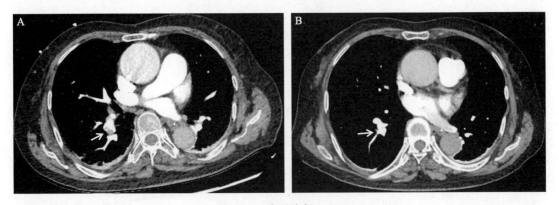

**图 1 - 3　术后胸部 CTPA**

A. 术后第 7 日(2021 年 1 月 20 日)胸部 CTPA;B. 术后第 16 日(2021 年 1 月 29 日)胸部 CTPA;右上肺动脉、右下
肺动脉背段、基底段动脉(白色箭头)及分支多发不完全性肺动脉栓塞已消失

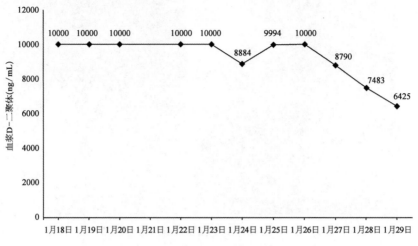

图1-4 血浆D-二聚体变化

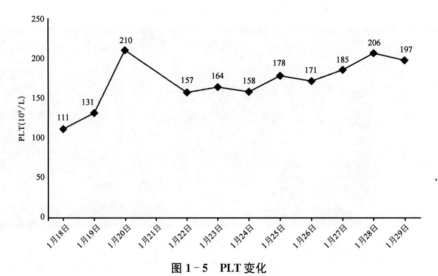

图1-5 PLT变化

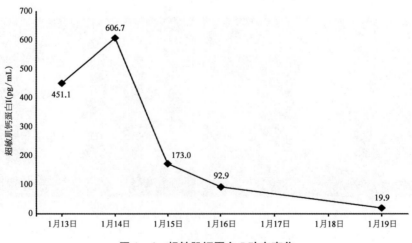

图1-6 超敏肌钙蛋白I动态变化

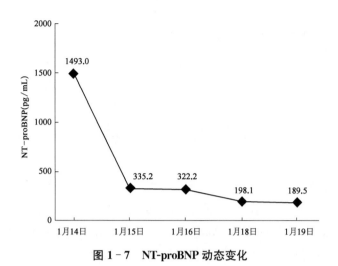

图1-7　NT-proBNP动态变化

术后患者Hb无明显下降,多次大便隐血均为阴性,无肝素诱导的血小板减少症(HIT)发生。抗凝治疗过程中,术后第6日(2021年1月19日),患者尿常规检查示尿隐血由(＋＋)升至(＋＋＋),Cr正常;术后第10日(2021年1月23日),患者右侧肢体肌力好转,右上肢肌力3＋级,右下肢肌力2＋级;术后第11日(2021年1月24日),患者右侧肢体肌力好转,右上肢肌力4－级,右下肢肌力3＋级,诉右腰部疼痛,不排除右肾血管栓塞、肾梗死。行泌尿系统彩超提示双肾大小正常,未见结石及积液,双肾血流未见明显异常,双输尿管上段未见扩张。

术后第17日(2021年1月30日)上午7时,患者突发呕吐,呕吐物为非咖啡色胃内容物,呼之不应;体格检查提示双侧瞳孔等大、等圆,直径约为2.5 mm,对光反射消失,双侧巴宾斯基征阳性。心电监护提示:HR 89次/min, R 25次/min, BP 125/80 mmHg, SpO$_2$ 99％。考虑脑出血可能,予停用低分子肝素并复查头颅CT。上午8时,双侧瞳孔不等大。请神经内科及神经外科会诊,综合会诊意见,认为患者脑出血量大,已有脑疝形成,如不手术则随时有呼吸、心脏骤停可能。但患者曾使用抗凝药物,合并PE,如行开颅手术清除血肿及去骨瓣减压,术中可能会难以止血,术后止血药物的使用受限,术后患者脑内血肿再发概率大。反复与家属交代病情及沟通后,家属表示理解手术或保守治疗的风险与获益,选择保守治疗。因此,予静脉注射白蛋白、新鲜冰冻血浆、利尿剂及小剂量激素等处理,效果不理想,患者合并发热,呼吸、心率逐渐增快,血氧下降,瞳孔散大。术后第18日(2021年1月31日)凌晨4时31分,患者血压及血氧饱和度明显下降,家属拒绝一切药物及有创抢救措施。4时44分,患者大动脉搏动消失,血压测不出,呼吸、心跳停止,心电图呈一条直线,宣告临床死亡。

【死亡原因】

脑出血并脑疝。

【死亡诊断】

(1)脑出血并脑疝。

（2）急性 PE（中低危）。

（3）双下肢静脉血栓形成。

（4）冠心病。

（5）高血压病。

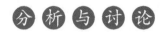

**李积凤副主任医师**（首都医科大学附属北京朝阳医院，呼吸与危重症医学科）

根据《2014 年欧洲心脏病学会急性肺栓塞诊断治疗指南》（*2014 ESC Guidelines for the diagnosis and management of acute pulmonary embolism*），该患者为中低危 PE，但血栓负荷高。矛盾栓塞通常与右心压力负荷增加以及右向左分流有关，该患者心脏彩超示右心房、右心室腔未增大，右心功能无异常，血流动力学稳定，因此暂不支持矛盾栓塞。在对该患者的整体治疗过程中，放置下腔静脉滤器可防止肺部血栓负荷加重，特别是在合并脑出血的情况下。可以看到，此方案非常有效。转入 ICU 后选择使用普通肝素抗凝，抗凝强度为正常值上限，可以起到预防下肢静脉血栓形成的作用。经过治疗，患者脑出血并未加重，出血范围缩小。一般而言，在治疗中使用抗凝或者溶栓的方案时，单纯由于抗凝药物导致脑出血再次加重的情况并不常见。治疗过程存在两个疑问：① 下腔静脉滤器置入＋肺动脉血栓抽吸术为何需在全麻下进行，是基于哪些因素考虑；② 在整个抗凝过程中，患者血压波动情况如何。若患者血压控制稳定，那么再次发生脑出血可能与抗凝相关。患者体重为 50 kg，使用抗凝方案［低分子肝素（0.4 mL，q12h）］虽未到达足量，但相较于前期使用量仍增高不少。从所提供的数据上看，应考虑存在其他危险因素。由于患者脑出血后卧床时间长，仅考虑急性内科疾病无法充分解释血栓负荷过重的情况，因此不排除存在全身系统性疾病。该患者动静脉系统均存在血栓，需排查是否患有肿瘤，如特鲁索综合征（癌症相关的 VTE），目前临床上可见越来越多同时出现于动脉及静脉系统的血栓，此种情况往往不易被发现。

**洪城主任医师**（广州医科大学附属第一医院，呼吸与危重症医学科）

入院时患者病情危重，拟行介入手术后转入 ICU 监护治疗。为了确保介入手术过程的安全，避免血栓抽吸的过程中出现心跳、呼吸骤停或是其他意外情况，应准备预案，即在行介入手术前予气管插管（接呼吸机）辅助通气，必要时使用 ECMO。由于抽吸血栓后，患者症状改善，并未使用 ECMO。患者自入院以来，收缩压一直波动于 110～119 mmHg 范围之内。患者入院时无腰痛表现，但在抗凝治疗期间，于 2021 年 1 月 27 日出现腰痛，复查 CT 考虑肾动脉栓塞。结合患者情况，不排除存在抗磷脂综合征（APS）的可能。但根据患者年龄，以及风湿免疫指标阴性的结果，目前尚不能确诊 APS。同时，患者肿瘤指标均为阴性，行 CTPA 可排除肺部实体肿瘤。当时患者脑出血时间已超过 2 周，前期使用普通肝素进行抗凝，治疗后患者脑出血情况趋于稳定，予更改抗凝方案［低分子肝素（0.3 mL，q12h）］，后 D-二聚体开始逐渐下降(但仍处于较高水平),同时患者病情稳定,脑出血情况逐渐好转,故考虑进一步强化抗凝(低分子肝素 0.4 mL,q12h)。

**张平主任医师**(东莞市人民医院,呼吸与危重症医学科)

该患者脑梗死、脑出血,合并 PE,在治疗方面非常困难。若脑出血量增多,发生脑疝的风险则升高,患者的预后极差,随时可能出现生命垂危的情况。因此,需在抗凝与预防再出血两者当中找到平衡点。若为身体其他部位,如腹腔(手术)或者胸腔(手术),经抗凝后发生出血,仍有有效方法进行处理,但对于颅内出血,治疗上逆转的机会不大。所以,在抗凝相对禁忌时先放置下腔静脉滤器及行肺动脉血栓抽吸术减轻血栓负荷是可取的;后须与神经内科、神经外科共同评估患者脑血管情况,了解是否存在血管病变或血管瘤等情况,若存在血管瘤,希望多学科协作,在抗凝前采取措施处理到位,防止抗凝后加重出血形成脑疝危及生命。抗凝治疗必须谨慎,只要 PE 患者的血栓负荷指标整体均在下降,病情好转,就应该维持当前抗凝方案,即便是维持低剂量的抗凝方案。而在抗凝过程中出现右肾动脉栓塞的情况,需要完善 ACA 及其他风湿免疫指标检测,如存在 APS 可能,如多发动脉、静脉血栓,需要激素等治疗,暂不支持矛盾栓塞。

**刘磊主治医师**(广州医科大学附属第一医院,神经内科)

患者第二次出血仍在原来的部位,若仅从此来看,再出血的原因与强化的抗凝方案[低分子肝素(0.4 mL,q12h)]应该存在一定关系,但抗凝药物的使用只是其中一个因素,出血的原因并非全由抗凝药物引起,也应考虑以下因素。

第一,关于血压,虽然患者的血压(收缩压)控制在 120 mmHg 以下,但是否 24 小时均维持在此平稳水平仍然未知。第二次脑出血的发生,可能与血压波动存在一定关联。即使再次出血仍发生在第一次出血的部位,需要鉴别其究竟是血管未完全修复及受到抗凝药物的影响所致,还是在此基础上,由于血压短期剧烈波动而诱发。对于此类患者,应完善 24 小时动脉动态血压监测。

第二,应明确患者是否存在发作性高血压的病因和诱因,如嗜铬细胞瘤、醛固酮增多症或紧张、焦虑等精神因素。患者 2021 年 1 月 27 日出现肾动脉栓塞,2021 年 1 月 29 日 11—12 时出现疼痛,此前患者也存在腰痛症状;随后,2021 年 1 月 30 日再次发生脑出血,此种情况,除矛盾栓塞,也可能是因为疼痛导致血压发生短期的剧烈波动导致动脉夹层,后引起肾动脉血栓形成。纵观患者诊疗全程,选择使用更高强度的抗凝方案未必是再次脑出血的决定性因素,血压的波动可能才是真正的导火索。除动脉夹层,从病理上来看,长期的高血压状态可能导致出现血管玻璃样变、淀粉样变及微小动脉瘤,若在此基础上血压发生剧烈波动,也会引起再次脑出血。此外,也需要评估其他日常生活的相关因素,如咳嗽、气促、便秘等。女性激素水平的变化是否也会导致凌晨或清晨血压波动,这点也需要考虑。

第三,建议完善颅脑 MRA 检查,了解是否存在脑血管病变;除原病灶的出血,是否存在其他出血病灶。轻微出血的情况不一定有临床症状,行脑血管造影才可以明确。若存在此种情况,对于抗凝方案的选择需更加谨慎。

**范粉灵主任医师**(西安交通大学第一附属医院,心血管内科)

置入滤器后及经过早期的肝素抗凝治疗后,患者脑出血情况没有进展,甚至有吸收缩小的倾向,静脉血栓的负荷也明显减少。在此基础上,出现多部位的血栓形成,下腔静脉血栓甚至扩展到髂静脉,肾动脉也有血栓形成。由于未见 CTA 等其他检查,暂时不能判断肺血管的血栓是否有进一步进展。首先,我们要考虑是否发生 HIT,该患者血小板没有呈现明显下降的趋势,没有观察到 HIT 事件发生。同时,由于肾动脉可能有血栓形成,对肾功能造成影响,而肾功能与肝素代谢息息相关。如果已经发生肾功能下降,此时将低分子肝素的剂量从低剂量(0.3 mL,q12h)增加至高剂量(0.4 mL,q12h),那么由于肝素代谢的减少与蓄积,其相对剂量增加,导致实际的抗凝效率高于预估水平。这可能是再次出血的原因之一。

**陈葆副主任医师**(广州医科大学附属第一医院,神经外科)

该患者自身血管状态存在一定问题,血管基础条件差,治疗相当困难。当行肺动脉造影时,可同步行脑血管造影评估脑血管状态,以明确是否存在脑血管畸形或脑动脉瘤等情况,可预防及减少再次脑出血事件的发生。此类长期使用抗凝药物的患者,若出现脑出血且出血量大的情况,即使立即行开颅去骨瓣减压术清除血肿效果也不佳,因为术口创面渗血风险高且预后极差。

**朱玲主任医师**(山东省立医院,呼吸与危重症医学科)

经过前期治疗后,患者 PE 的危险分层已经从中低危组变为低危组,所以此时治疗重心可以调整,可以暂时弱化相对低危的 PE 治疗,侧重于脑出血的处理,也就是说继续维持低剂量抗凝方案[低分子肝素(0.3 mL,q12h)]。至于提及的怀疑矛盾栓塞,没有足够充分的依据能够证明患者存在此情况。关于为何同时发生动静脉系统血栓,在长期高血压、高龄或者潜在的个体因素参与下,患者血管整体存在异常,容易导致再次出血或形成血栓,当然,也不能完全排除 APS 或肿瘤等特殊情况,目前依据不足。

**郭文亮主治医师**(广州医科大学附属第一医院,呼吸与危重症医学科)

这个病例确实令人非常遗憾,结合我以前遇到的矛盾性血栓的病例,提出一些思考和困惑。① 该患者是否为矛盾栓塞。我们曾诊治过一例矛盾栓塞患者,经治疗好转后,右心压力已经下降,做右心声学检查时,未做 Valsalva 动作时未见右向左分流,而做 Valsalva 动作时,则左心可见少量(<10 个)气泡。因此,本例患者存在是否因压力突然升高而导致卵圆孔开放的可能。② 我们已经在该患者下肢放了滤器,肺部血栓也经过抽吸,即使存在卵圆孔未闭,可血栓从何而来,又如何进入左心? ③ 该患者是否一定需要抗凝。脑出血是抗凝

和溶栓的禁忌，已为该患者置入滤器，也进行了抽栓，血栓负荷明显减轻。虽然在使用普通肝素抗凝之后患者的各方面均有好转，但究竟是否必须使用普通肝素，是否可以待患者出血稳定之后再开始做抗凝的治疗？

**杨媛华主任医师**（首都医科大学附属北京朝阳医院，呼吸与危重症医学科）

的确，卵圆孔未闭、房间隔缺损或是动静脉瘘均可以导致矛盾栓塞，但也存在该病例所示的情况，矛盾栓塞不一定是由卵圆孔未闭导致的。正常情况下，卵圆孔膜贴在心房的左侧壁，一旦压力升高，膜被冲开，冲开之后即出现重新开放的情况，称为卵圆孔的重新开放。但当压力降低，卵圆孔膜又贴到心房壁之后，异常情况便会消失。所以，这种情况不是真正的卵圆孔未闭。如果右心房的压力增高导致这个通道开放，同时栓子恰好脱落在此，便有可能随血流进入左心。虽然该患者已经安放了静脉滤器，但不能完全说明栓子就此不再脱落。滤器只能阻挡大的血栓脱落，而一些直径较小的小栓子仍然会掉下来，仍有可能堵塞在肺部，但这种小栓子不会致命。至于该患者前期是否可以不进行抗凝治疗，实际上应该是可行的，因其为中低危的血栓，经过抽吸、碎栓之后，血栓负荷减轻，危险程度也进一步降低。但即使进行了抗凝治疗，该患者从开始抗凝到 2021 年 1 月 29 日脑 CT 结果表明，脑出血情况明显减少，表明抗凝治疗可行。如不抗凝，则会带来另一个问题，即可能出现血栓机化。对于此类脑出血合并血栓的患者，需要衡量脑出血的严重程度及血栓的严重程度，若为此类低危血栓，可不抗凝。那么应何时进行抗凝治疗？一般而言，14 天后脑出血情况基本稳定，此时抗凝更为安全。但也仅仅是说这个时间点更安全，无法保证一定不会出现出血的情况。但如果该患者为中高危或高危的血栓，则必须要抗凝治疗。除此之外，也要根据脑出血严重程度来决定是否抗凝。该患者初期脑出血的程度并不严重，抗凝也仅为防止血栓再形成，抑制体内的高凝状态。但如该患者脑出血情况非常严重，出血量较大，此种情况下，置入滤器后绝不可进行抗凝治疗。

**吴晓虹主任医师**（浙江大学医学院附属邵逸夫医院，呼吸与危重症医学科）

还有两个情况需要考虑：滤器所在位置后方恰好为右肾动脉水平，肾动脉出现闭塞是否与此解剖位置有关。目前未见 CT 影像，所以下肢的滤网是否靠近该解剖位置暂时未知。高龄患者的肾动脉可能存在一定的狭窄及机械梗阻，在此基础上，滤网可能对右肾动脉造成压迫，从而导致肾动脉栓塞的情况发生。另一方面，患者入院时仅见股总静脉血栓形成（髂静脉未见血栓），可否不放滤网，初期采用低剂量的抗凝治疗？因为滤网下方有非常多的血栓形成，可能造成下腔静脉机械性梗塞，人为地增加了抗凝压力。

**杨媛华主任医师**（首都医科大学附属北京朝阳医院，呼吸与危重症医学科）

吴教授说的这个情况值得我们警惕。但是一般而言，如果肾动脉被压迫，应出现全肾的缺血性改变。但该患者的肾梗死为局灶性病变，并非整个肾脏的缺血性坏死，所以机械性压迫的可能性并不大。因该患者右侧股静脉内的血栓可能再脱落,且后期超声提示滤器周围捕获了较多血栓,说明的确有血栓脱落。综上所述,放入滤器安全性更好。另外,使用的抗凝剂量仅起到预防血栓再形成的作用,对于已形成的血栓无法起效,且D-二聚体没有降低。即使可以溶解血栓,溶解的量也是极少的,如果不放滤器,一旦患者血栓再次脱落,将有致命风险。

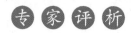

**杨媛华主任医师**(首都医科大学附属北京朝阳医院,呼吸与危重症医学科)

这是一个非常棘手的病例。从该病例上既能看到成功的经验,也能发现诊断方面的困惑。成功的方面是对于PE的处理。中低危PE合并脑出血,在全麻状态行下腔静脉滤器置入+导管吸栓,可避免血压剧烈波动和脑出血的加重。在存在抗凝或溶栓禁忌的情况下,放置下腔静脉滤器是正确的选择,但肺动脉抽栓的依据到底是否充分需要重新评估。对于肺动脉的抽栓治疗,除非患者氧合不能维持,否则不应该以肺动脉血栓大小来决定是否需要进行取栓或碎栓。对该例患者,先使用普通肝素抗凝将APTT调整在相对低的范围,一段时间(稳定)以后改用低分子肝素,这种治疗方法相对稳妥。至于低分子肝素的剂量是否过量以及应如何判断,该患者体重50 kg,低分子肝素剂量(0.3 mL,q12h)不大,但要观察患者的肾功能情况。该患者肾功能不差。还需计算肌酐清除率,肌酐清除率下降会导致肝素在体内蓄积。另外,还需观察患者血栓负荷情况。如果血栓负荷较大,说明体内高凝状态非常严重,此时可以按体重(kg)给药,患者出血的概率较小。但如果血栓负荷相对较低,却仍按体重给药,此时出血的发生率就明显升高。

困惑的方面在于,为什么该患者在病情稳定的情况下发生了肾梗死。首先考虑是否存在HIT,这非常值得我们注意。另外要考虑的是,是否存在矛盾栓塞,由于该患者为中低危风险者且相关检查没有提示异常情况,故不应该是矛盾栓塞。但仍需注意是否有其他的异常孔道,如PAVM,血栓也可能通过动静脉畸形进入到体循环内。放射科报告提示没有发现大的PAVM,但仍需行右心声学造影进行观察,在经过2~5个心动周期后,如左心出现造影剂,则说明存在动静脉畸形。此外,刚才朱教授说的是否是肺动脉病变所导致的问题,这也值得考虑。另外要考虑是否存在肿瘤的问题,如特鲁索综合征,其既可以导致体循环血栓,也可以造成肺栓塞,同时还可以出现出血,所以这点也是需要考虑的。虽然目前对该患者无法得出明确的结论,但也提醒我们将来遇到类似的问题应从以上几个方面进行考虑,尽可能考虑得全面,完善相关的检查,这样才能得到正确的诊断。

遗憾的是,该患者再次发生脑出血,这也带给我们一些经验教训。同一部位的脑出血,多考虑为前期脑出血灶没有完全修复,存在非常薄弱的部位,所以稍有不慎便就容易发生再次出血。神经科的医生也给了我们很好的提示,脑出血合并PE的患者,要密切监测血压,同时防止导致血压波动的因素,如用力大便、用力咳嗽、疼痛等,它们可导致血压反应性升高。此外,一定要请专科医师来进行具体的指导,不论是进一步的评估(比如脑出血病因的鉴别），还是后期治疗方案选择，都能得到有用的建议。

该病例对我们临床医生而言是个很好的案例，有非常好的借鉴意义，如今后在临床工作中遇到相似的病例，我们就能更好地去处理。

（1）治疗脑出血合并 PE 时应权衡主要矛盾与次要矛盾，优先处理危及生命的疾病。在存在抗凝或溶栓禁忌的情况下，可放置下腔静脉滤器。但是否采取肺动脉抽栓，需根据氧合状态来评估。若患者的危险分层从中低危组变为低危组，可暂不行抗凝治疗。脑出血 14 天后（稳定期）可继续启动低剂量抗凝治疗。

（2）当脑出血合并 PE，可先使用普通肝素抗凝，将 APTT 调整至相对较低的范围，待其稳定后改用低分子肝素抗凝。同时，应注意肌酐清除率的变化并观察患者血栓负荷情况。

（3）脑出血合并 PE 时，应严格控制血压，有高血压的患者必须坚持口服长效降压药，调控基础血压，避免血压大幅波动。

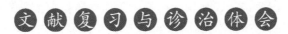

近年来，突发脑血管意外后并发 VTE 事件，包括 DVT 形成和 PE 的案例愈发受到临床医生的重视。脑卒中患者是发生 VTE 事件的高危人群。两项全球性的临床试验显示脑出血后 3 个月 DVT 和 PE 的发生率分别为 1.1％～3.7％ 和 1.1％～1.8％[1,2]，且常于卒中后两周内发生[2]，并明显增加病死率[3]。

血液滞缓、血管内膜损伤、高凝状态是血栓形成的三大重要因素。卧床和偏瘫是脑出血患者发生 VTE 的最重要危险因素[4]。脑出血患者多有高血压、高血脂和高血糖病史，其本身血液浓缩、黏稠度高，当伴有肢体偏瘫、肌力下降时，下肢静脉血就会失去肌肉泵的挤压作用，造成血流缓慢、血液淤积，从而易于形成 DVT[5]。脑出血患者早期为防止出血加重，常需卧床休息和限制活动，卧床后可引起血液淤滞、凝血因子堆积、凝血系统激活，致使机体呈现高凝状态。而且脑出血后机体处于应激状态，儿茶酚胺分泌增多，进而收缩血管，加快静脉血栓形成。脑出血患者内科治疗早期常使用止血、抑制纤维蛋白溶解、脱水和利尿等药物，上述治疗不仅使患者血液处于相对高凝状态，还可导致血流黏稠度增加，进而增加 VTE 发生的风险[6]。本例患者存在多种危险因素，如右侧肢体乏力、卧床、活动明显减少、年龄＞40 岁、高血压病、脑梗死病史等，因此极易引发 VTE。该患者突发呼吸困难，后经检查证实存在 DVT 和 PE，PE 被认为与下肢血栓脱落有关。

PE 临床症状无特异性，临床上易误诊、漏诊。目前临床常用的确诊方法是 CTPA[7]。确诊为急性 PE 后首先要进行危险分层，按照我国 PE 诊治与预防指南[7]中的意见，根据分层制定治疗方案。最基本的治疗是抗凝，如无抗凝禁忌，尽早启动抗凝治疗。对于伴临床恶化症状的中危患者,若其有肺动脉主干或主要分支血栓,并存在高出血风险,在具备专业介入技术和条件的情况下,可行经皮导管介入治疗。特殊条件下,如本例患者,脑出血后合并PE,存在抗凝与出血的矛盾,如何平衡针对PE的抗凝治疗与颅内出血,指南上未明确提及。目前治疗方案的选择依据主要为病例报道。国内少数病例报告采取了给予低剂量低分子肝素、普通肝素和(或)华法林治疗脑出血合并PE的治疗方法[8-10],发现该治疗方法可缓解PE患者的病情且未加重脑出血;此外,还有通过手术取栓或介入治疗挽救脑出血合并急性PE患者生命的极少数病例[10-12]。

本例中,在患者脑出血1周后行肺动脉血栓抽吸+下腔静脉滤器置入联合普通肝素抗凝治疗,前期病情得到改善且脑出血量未增大,对该患者而言是有效的。PE合并脑出血的治疗决策与出血的严重程度密切相关。《中国脑出血诊治指南(2019)》提出,当患者出现DVT或肺动脉栓塞症状时,可使用系统性抗凝治疗或置入下腔静脉滤器[13]。治疗方案的选择取决于多重因素,如出血时间、血肿稳定性、出血原因及全身情况。在出血得到有效控制的情况下,应平衡相关治疗措施的临床获益与风险,寻找合适的时机启动抗凝治疗。

临床上,脑出血合并PE患者的病情较复杂,对于如何制定治疗方案尚无统一标准。结合本例提供的治疗经验及对文献的回顾,在临床工作中需要权衡动静脉栓塞与再发脑出血的风险,综合考虑患者的发病时间、脑出血的原因及部位、抗凝药物的代谢及作用机制,评估患者血肿稳定性、PE的部位及面积、血流动力学稳定性。在病情允许、与患者本人及其家属充分沟通并取得同意后,制订个体化且行之有效的治疗方案。

## 参·考·文·献

[1] Christensen M C, Dawson J, Vincent C. Risk of thromboembolic complications after intracerebral hemorrhage according to ethnicity[J]. Advances in Therapy, 2008, 25: 831-841.

[2] Goldstein J N, Fazen L E, Wendell L, et al. Risk of thromboembolism following acute intracerebral hemorrhage[J]. Neurocritical Care, 2009, 10: 28-34.

[3] Kelly J, Rudd A, Lewis R, et al. Venous thromboembolism after acute stroke[J]. Stroke, 2001, 32(1): 262-267.

[4] 穆景颂, 倪朝民, 吴鸣, 等. 脑出血患者下肢深静脉血栓形成的危险因素分析[J]. 中华物理医学与康复杂志, 2018, 40(12): 906-909.

[5] 姚文, 王小玲, 巩树梅, 等. 脑出血患者深静脉血栓形成危险因素的系统评价[J]. 中国护理管理, 2019, 19(9): 1322-1329.

[6] 张红玲, 许佑冬, 刘正东. 急性脑出血患者ICU期间下肢深静脉血栓发生的危险因素分析[J]. 中华神经医学杂志, 2020, 19(5): 488-492.

[7] 中华医学会呼吸病学分会肺栓塞与肺血管病学组, 中国医师协会呼吸医师分会肺栓塞与肺血管病工作委员会, 全国肺栓塞与肺血管病防治协作组. 肺血栓栓塞症诊治与预防指南[J]. 中华医学杂志, 2018, 98(14): 1060-1087.

[8] 汤永国, 任秀赞, 张雪君, 等. 脑出血急性期并发肺栓塞7例诊治分析[J]. 浙江医学, 2019, 41(15): 3.

[9] 张嫚, 史家欣, 李家树. 脑出血并发急性肺栓塞一例并文献复习[J]. 中国医师杂志, 2021, 23(10): 1487-1491.

[10] 李叶平, 应可净. 高危肺栓塞合并脑梗死及脑出血二例[J]. 中华结核和呼吸杂志, 2021, 44(1): 41-43.

[11] 刘清岳, 孙甲君. 脑出血术后急性右心房血栓并大面积肺栓塞紧急手术取栓1例[J]. 中华胸心血管外科杂

志，2016,32(11)：687.

[12] 李博宇,李静. 脑出血急性期合并肺动脉主干栓塞经导管碎栓 1 例[J]. 中国医学前沿杂志：电子版,2019,11
(3)：4.

[13] 中华医学会神经病学分会,中华医学会神经病学分会脑血管病学组. 中国脑出血诊治指南(2019)[J]. 中华
神经科杂志,2019,52(12)：994－1005.

（杨健清　阳江市中医医院）

## 病例 ② 抗磷脂综合征合并全身多发血栓栓塞

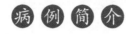

病例简介

患者男性,41岁,因胸闷、气促10天,于2020年8月11日入院。10天前,患者无明显诱因出现胸闷、气促,无咳嗽、咳痰,无咯血、胸痛,于广西桂林市某医院就诊,行CTPA检查,示双侧肺动脉主干及其分支显影良好,右肺动脉主干见条状低密度影,其余部位未见明显充盈缺损、狭窄及扩张。心脏彩超提示左心室舒张功能减低、收缩功能正常。诊断为:① 慢性肺栓塞(PE);② 结缔组织病(CTD)待排;③ 小肠切除术后;④ 2型糖尿病,糖尿病肾病。当时予华法林(3 mg,qd)、比索洛尔处理。患者出院后仍有气促。

2020年8月11日凌晨,患者来我院急诊就诊,当日上午7时,患者出现血压下降(BP 64/46 mmHg,T 40℃)。急查血常规示:WBC $13.8 \times 10^9$/L(↑),NEUT% 96.5%(↑)。D-二聚体3 942 ng/mL(↑)。血糖24.82 mmol/L(↑)。CTPA提示多发不完全性肺栓塞(图2-1)。急诊予多巴胺、头孢美脲、地塞米松、重组人胰岛素等对症处理后,收入呼吸与危重症医学科。

患者2012年于当地医院诊断为左下肢DVT形成,予抗凝治疗后好转,未规律口服抗凝药。2015年被诊断为PE,出院后服用华法林至今,不规律监测INR,多在1.3~2.1范围内波动。2016年因肠系膜动脉栓塞行小肠部分切除术,切除长度约70 cm。2018年因右下肢静脉栓塞行介入治疗(具体不详)。有糖尿病史8年,间断使用胰岛素和空腹降糖药,不规律监测血糖,空腹血糖控制在7~8 mmol/L,餐后血糖8~9 mmol/L。患者为搬运工人。否认家族中有相关疾病,无传染病及遗传病等病史。其母亲及姐姐没有流产病史。余无异常。

**【入院体格检查】**

T 36.5℃,P 93次/分,R 25次/分,BP 98/48 mmHg[多巴胺13 μg/(kg·min)],$SpO_2$ 98%(吸空气下)。神志清楚,对答切题,睑结膜苍白。呼气中可闻及烂苹果气味,双肺呼吸音清,未闻及干、湿啰音。心率93次/分,心律齐,P2>A2,各瓣膜区未闻及病理性杂音。腹软,无压痛、反跳痛,肝、脾肋下未触及。双下肢轻度水肿。

**【入院诊断】**

(1) 休克查因:感染性休克可能。

(2) 慢性肺血栓栓塞症。

(3) 2型糖尿病,糖尿病肾病。

(4) 小肠切除术后。

**【实验室检查】**

1. 血常规　WBC $36.10×10^9$/L($\uparrow$)，NEUT $34.8×10^9$/L($\uparrow$)，NEUT% 96.5%($\uparrow$)，Hb 104 g/L($\downarrow$)，PLT $166×10^9$/L。

2. 肝肾功能　ALT 21.4 U/L，TP 55.9 g/L($\downarrow$)，Alb 23.7 g/L($\downarrow$)，Cr 205 $\mu$mol/L($\uparrow$)，BUN 12 mmol/L($\uparrow$)。

3. 尿常规　尿 Glu 56 mmol/L，尿隐血(+)，尿蛋白(微量)。

4. 粪便常规+隐血试验　隐血阳性。

5. 血气分析($FiO_2$ 29%)　pH 7.401，$PaCO_2$ 27.9 mmHg($\downarrow$)，$PaO_2$ 112.0 mmHg($\uparrow$)，$HCO_3^-$ 17.1 mmol/L($\downarrow$)。

6. 血乳酸　3.07 mmol/L($\uparrow$)。

7. 肿瘤相关指标　NSE 11.35 ng/mL；CEA 6.79 ng/mL($\uparrow$)，CA125 43.43 U/mL($\uparrow$)，CA153 24.11 U/mL，CYFRA21-1 4.50 ng/mL($\uparrow$)。

8. 自身免疫指标　免疫八项、ANA 十一项、ACA 三项、ANA、风湿三项、抗 CCP 抗体、血管炎指标正常。

9. 心功能　NT-proBNP 10 956.00 pg/mL($\uparrow$)。

10. 心梗鉴别六项　AST 39.0 U/L，CK 154.9 U/L，CK-MB 21.0 U/L，LDH 350.1 U/L($\uparrow$)，cTnI 0.51 $\mu$g/L($\uparrow$)，Myo 204.9 $\mu$g/L($\uparrow$)。

11. 血糖相关指标　血糖 22.05 mmol/L($\uparrow$)，尿酮体(+)，β-羟基丁酸 2.56 mmol/L($\uparrow$)，HbA1c 19.0%($\uparrow$)。

12. 凝血功能相关指标　PT 95.0 s($\uparrow$)，INR 12.06($\uparrow$)，PTA 7.0%($\downarrow$)，FIB 4.98 g/L($\uparrow$)，APTT 87.8 s($\uparrow$)，TT 18.6 s，D-二聚体 6 519 ng/mL($\uparrow$)。

13. 血栓弹力图　R 时间 10.0 min，K 时间 2.2 min，角度 61.0°，凝血系数-2.3(表2-1)。

表2-1　血栓弹力图指标

| 项目名称 | 结果 | 参考值 | 单位 |
| --- | --- | --- | --- |
| R 时间 | 10.0 | 5～10 | min |
| K 时间 | 2.2 | 1～3 | min |
| 角度 | 61.0 | 53～72 | ° |
| 最大血块强度 | 66.9 | 50～70 | mm |
| 估计溶解百分数 | 0 | 0～15 | % |
| 30 分钟溶解百分数 | 0 | 0～7.5 | % |
| 血块强度 | 10 115.7 | 4 500～11 000 | d/sc |
| 凝血系数 | -2.3 | -3～3 | |
| A 值 | 67.5 | | mm |

14. 易栓症三项 AT-Ⅲ 69%（↓），PC 14%（↓），PS 7%（↓）。

15. 外送狼疮抗凝物质筛查 狼疮抗凝物筛查试验 101 s(参考区间 31～44 s，↑)，狼疮抗凝物确定试验 56 s(参考区间 30～38 s，↑)，狼疮初筛/狼疮确认 1.8(参考区间 0.8～1.2，↑)。

16. 甲状腺功能 正常。

17. 同型半胱氨酸 正常。

18. 血传播八项 阴性。

19. 感染相关指标 PCT＞200.00 ng/mL(↑)。

【其他辅助检查】

1. 心电图 窦性心动过速(心率 119 次/分)。

2. 心脏超声(床边) 右心室稍大。LA 30 mm，LVDd 40 mm，RA 36 mm，RV 26 mm，SV 41 mL，EF 62%。

3. CTPA(2020 年 8 月 11 日) 双肺动脉多发不完全性肺栓塞(图 2-1)。

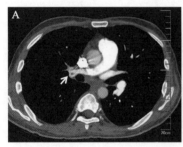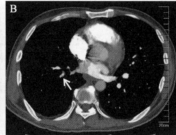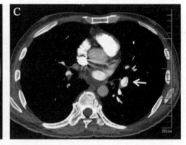

**图 2-1 CTPA 图像**

A. 右肺动脉主干远端、右上叶肺动脉开口处(白色箭头)血栓；B. 右下肺动脉基底干血栓，管腔狭窄(白色箭头)；C. 左下肺动脉基底干慢性血栓，条索状分隔(白色箭头)

4. 腹部 CT(平扫＋增强)(2020 年 8 月 18 日) 见图 2-2。

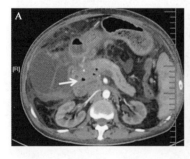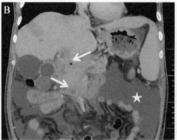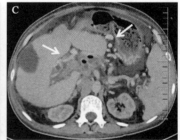

**图 2-2 腹部 CT 图像**

A. 横断位，胰头边界不清，周围不均匀密度影包绕，其内积液、积气(白色箭头)，考虑感染；B. 冠状位，肠系膜上静脉未见显影(白色箭头)，考虑血栓形成并闭塞，腹腔多发积液(白色星星)；C. 肠系膜上静脉属支与肝内、外门静脉，食管胃底静脉，脾静脉形成多发侧支循环(白色箭头)

5. 床边腹部 X 线片(2020 年 8 月 18 日)　不除外腹腔积液,建议结合 CT 检查。

6. 全身 PET/CT(2020 年 8 月 21 日)　胰头-肝门区巨大团块状软组织肿块,糖代谢不均匀中度增高,结合 2020 年 8 月 18 日腹部增强 CT(肿块呈不均匀明显强化,内伴多发气体影)及 CA199 检查结果(阴性),考虑为胰腺感染性病变(图 2-3A,绿色箭头)。该病变累及十二指肠、肝门、胆总管、胆囊,导致胰管、胆总管及肝内胆管扩张,胆囊明显扩张伴胆囊壁增厚,腹部大网膜及腹盆腔肠系膜广泛明显增厚、密度增高(图 2-3B,绿色箭头)。其中,脾脏前缘、左前腹及右中腹肠系膜糖代谢不均匀中度增高,余病灶糖代谢未见增高,考虑为广泛腹膜感染、大量盆腹腔积液。左侧腹壁见混杂密度软组织肿块,糖代谢不均匀增高,与 2020 年 8 月 18 日腹部增强 CT 影像相比,病灶较前增大,结合患者凝血功能及皮下瘀斑情况,考虑为皮下血肿(图 2-3C,绿色箭头)。右中腹小肠切除术后改变。全身皮下水肿。全身血管糖代谢未见增高,未见大血管炎征象。左上肺前段良性小结节,右中下肺、左肺上叶下舌段及左肺下叶基底段慢性炎症,气管上段右后壁憩室;心包少量积液。左侧上颌窦黏膜增厚并可见软组织密度影填充,考虑为真菌性鼻窦炎;全身肌肉糖代谢弥漫性、对称性增高,考虑为注射胰岛素后肌肉对$^{18}$F-FDG 的生理性浓聚;左侧髂骨可见骨岛(2 个)。

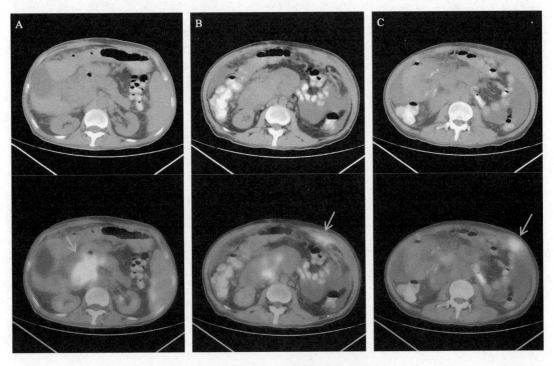

**图 2-3　全身 PET/CT 图像(见彩色插页)**

A. 胰头、肝门区巨大团块状软组织肿块,糖代谢不均匀中度增高(绿色箭头);B. 脾脏前缘、左前腹肠系膜糖代谢不均匀中度增高(绿色箭头);C. 左侧腹壁混杂密度软组织肿块,糖代谢不均匀增高(绿色箭头)

7. 泌尿系统彩超(2020 年 8 月 24 日)　符合右肾囊肿声像。双肾实质回声稍增高。双肾血流阻力指数增高。双侧输尿管上段未见扩张。膀胱未见结石。前列腺不大。

8. 下肢超声(2020 年 8 月 28 日)　双侧髂动、静脉未见异常声像。右侧股总静脉、腓静脉(后一条),以及左侧腓静脉血栓形成(不完全栓塞),考虑为慢性血栓伴部分钙化。

【诊治经过】

患者入院后血流动力学不稳定,急诊 CTPA 提示多发 PE。为判断是否为 PE 引起的血流动力学不稳定,行床旁心脏彩超,未提示右心功能受损。而且,CT 提示血栓负荷小,以陈旧性慢性血栓为主,故暂不考虑 PE 引起的休克。此外,患者有发热,WBC、PCT 明显升高;而且患者血糖、HbA1c 明显升高,尿中可见酮体,呼气中可闻及烂苹果气味,故考虑休克与感染、糖尿病酮症酸中毒相关。

治疗上,予亚胺培南西司他丁(1 g,q8h)抗感染,多巴胺泵入控制血压;同时,予胰岛素泵入控制血糖,以及补液、维持电解质平衡等对症治疗。对于 PE,拟行抗凝治疗,但考虑患者目前感染重、INR 明显升高,且大便隐血(＋),不排除存在消化道出血,抗凝风险大,故暂不行抗凝治疗。

经上述治疗后患者气促、精神、食纳改善,2020 年 8 月 13 日停用多巴胺,但患者体温仍未降至正常。2020 年 8 月 14 日,血培养报告有屎肠球菌感染,根据药敏结果加用万古霉素(100 万单位,q8h)。3 天后,患者体温下降(图 2－4)、精神状态改善,感染指标均下降(表 2－2),血乳酸水平降低、肾功能改善(表 2－2),提示抗感染性休克治疗有效。

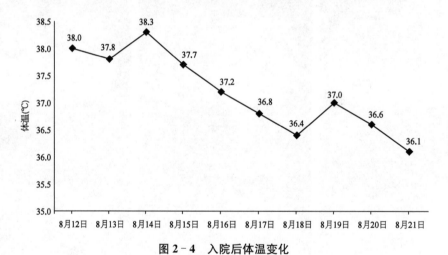

图 2－4　入院后体温变化

表 2－2　患者入院后检验指标变化

| 日期<br>(2020 年) | 血 常 规 | | | PCT<br>(ng/mL) | 血乳酸<br>(mmol/L) | Cr<br>($\mu$mol/L) |
| --- | --- | --- | --- | --- | --- | --- |
| | WBC<br>($10^9$/L) | NEUT<br>($10^9$/L) | NEUT% | | | |
| 8 月 11 日 | 36.1 | 34.8 | 96.5 | / | 3.07 | 205 |
| 8 月 12 日 | / | / | / | >200 | 2.82 | 172.4 |

续 表

| 日期<br>（2020 年） | 血 常 规 | | | PCT<br>（ng/mL） | 血乳酸<br>（mmol/L） | Cr<br>（μmol/L） |
| --- | --- | --- | --- | --- | --- | --- |
| | WBC<br>（$10^9$/L） | NEUT<br>（$10^9$/L） | NEUT% | | | |
| 8 月 13 日 | 8.1 | 6.7 | 83.3 | / | 2.42 | 142.3 |
| 8 月 14 日 | 6.4 | 5.2 | 81.4 | 62.56 | / | 132.1 |
| 8 月 15 日 | 6.4 | 5.2 | 81.6 | / | / | 129.2 |
| 8 月 17 日 | 5.6 | 4.2 | 74.6 | 5.45 | / | 129.2 |
| 8 月 19 日 | 5.2 | 3.8 | 72.3 | / | / | 127.7 |
| 8 月 21 日 | 11.6 | 9.6 | 83.3 | 0.95 | / | / |

为明确患者肺血栓栓塞以及多发血栓形成的原因，2020 年 8 月 14 日，外送狼疮抗凝物质检测，结果回报为阳性；血栓弹力图无明显异常。遂启用低分子肝素（0.3 mL，q12h）抗凝，其间患者出现皮肤瘀斑，范围逐渐增大；大便隐血阳性，Hb 降至 68 g/L。故于 2020 年 8 月 18 日调整抗凝方案［低分子肝素（0.3 mL，qd）］，并予护胃、输注红细胞处理。2020 年 8 月 21 日，复查大便隐血，转弱阳性。Hb 稳定后（88 g/L），逐渐增加低分子肝素剂量（0.2 mL，q12h）。

2020 年 8 月 17 日，患者腹痛、腹胀明显，左侧腹部可触及包块；血尿淀粉酶正常，脂肪酶556 U/L，CA199 正常。胃肠外科会诊后建议行上、下腹部增强 CT，结果回报考虑胰头感染并邻近肠系膜上静脉、脾静脉及门静脉主干血栓形成可能性大，全腹大量积液。此外，为排查肿瘤、大动脉炎等，进一步行 PET/CT 检查，结果回报考虑为胰腺感染性病变，感染累及相邻十二指肠、肝门、胆总管、胆囊。

2020 年 8 月 28 日，复查血小板，结果为 PLT $34\times10^9$/L（图 2-5），不能排除肝素诱导性血小板减少症（HIT），遂停用低分子肝素，改用利伐沙班继续抗凝。抽血检测 HIT 相关

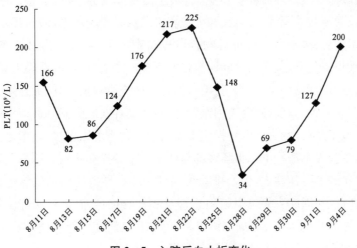

图 2-5 入院后血小板变化

IgG 抗体(结果回报阴性);同时予以输注血小板,血小板恢复正常。由于经济原因,患者拒绝下一步治疗,要求出院,遂予办理出院。出院治疗方案:羟氯喹(0.2 g,bid),华法林(3 mg,qd),阿莫西林/克拉维酸钾(7∶1)(228.5 g,bid)。嘱定期复查凝血功能,出院后继续抗感染治疗 2 周。

**【出院诊断】**

(1) 全身多发性血栓栓塞(肺动脉、下肢静脉、肠系膜静脉、胰腺血管)。

(2) 抗磷脂综合征(APS)可能。

(3) 胰腺感染、败血症并感染性休克。

(4) 2 型糖尿病,糖尿病酮症酸中毒。

(5) 血小板下降原因待查:肝素诱导性血小板减少症待排。

(6) 消化道出血。

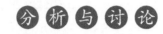

分 析 与 讨 论

**雷永霞主治医师**(广州医科大学附属第一医院,放射科)

患者 CTPA 肺窗显示两肺散在条索状阴影,部分支气管扩张,未见明显片状或团块状阴影,亚段可见少许支气管扩张,大气道通畅;纵隔窗显示肺门纵隔淋巴结未钙化,心包少许积液,食管扩张。肺动脉增强 CT 显示左肺动脉干、叶动脉和右侧肺动脉主干内有条索状充盈缺损;右上肺动脉偏细,可见偏心性充盈缺损;右下肺动脉相对于左下肺动脉而言更细小,管腔内可见分隔影;右下肺动脉分支血管数量少于左下肺动脉。此外,右肺动脉干较左肺动脉干狭窄;在肺动脉显影期,右肺动脉干的造影剂密度低于左肺动脉干,右肺静脉显影迟于左肺静脉,均提示右肺动脉干压力高于左肺动脉干。主动脉期可见左、右支气管动脉增粗、迂曲,以及右上肺分支显影,提示存在体动脉-肺动脉瘘。总体而言,该患者肺血管内病变以慢性血栓为主,右肺血栓较左肺血栓负荷更大,甚至出现体动脉-肺动脉瘘。腹部增强 CT 可见左下肺不张及两侧胸腔积液;可见腹腔大量积液及肠系膜密度增高影,提示水肿。患者有小肠部分切除术病史,故吻合口处可见吻合钉样高密度影,十二指肠以及部分空肠管壁增厚、水肿,周围被积液包裹,考虑为静脉回流障碍形成的淤血所致;肠系膜上动脉及其分支走行正常,伴行肠系膜上静脉未见显影,胰腺后方脾静脉充盈缺损,门脉无显影,均提示广泛静脉血栓成。胆囊肿大,胃底、胆囊周围血管迂曲,考虑存在胆囊静脉回流障碍。胰体、胰尾显示清晰,病变位于胰头,胰头周围被强化不均匀的异常密度影绕,其中可见气体、液体样低密度影,与胰头分界不清。十二指肠降部与胰头病变分界亦不清。综合分析,对于胰头病灶,考虑为感染所致的可能性大,但不排除为局部肠穿孔导致的周围气体包绕。目前,考虑为胰头癌的可能性小,因胰头癌可引起胆总管及胰管的扩张,而患者胰管仅稍增粗,扩张不明显。此外,患者血 CA199 不高,周围淋巴结未见增大,病变内伴有气体及包裹性积液且以不规则环形强化为主,故暂不支持胰头癌的诊断。

**侯鹏主治医师**(广州医科大学附属第一医院,核医学科)

患者全身肌肉表现为弥漫性放射性摄取升高,考虑为糖尿病所致。从上至下逐层分析其 PET/CT 影像。副鼻窦层面中,左侧上颌窦内可见混杂高密度影,其内可见点状钙化影像,未见放射性摄取,考虑为上颌窦炎。甲状腺层面未见异常。纵隔内大血管管壁未见明显放射性摄取,右心室心肌可见放射性摄取轻度增高;可见心包积液,心包膜未见放射性摄取增高;纵隔窗内左下肺含气不全,未见放射性摄取增高。肺窗内,右肺中叶可见纤维灶,未见放射性摄取增高。胰头区可见软组织密度肿块影,边界不清,不均匀放射性摄取增高,最大SUV 值为 7.2;腹膜多发增厚,局部可见放射性摄取增高,左侧腹壁可见皮下血肿影。总体而言,未见恶性肿瘤及血管炎征象,腹腔的病变考虑为腹膜炎症和胰头感染性病变。

**杨苏乔副主任医师**(首都医科大学附属北京朝阳医院,呼吸与危重症医学科)

入院时,患者以发热、休克为主要临床表现。由于患者 CTPA 未见急性血栓征象,入院后床旁心脏彩超提示右心功能可,故不考虑为急性 PE 或慢性血栓栓塞性肺动脉高压(CTEPH)急性加重导致的休克。患者除低血压外,还伴有高热,后期血培养可见屎肠球菌生长,故考虑感染中毒性休克、脓毒败血症。屎肠球菌来源于肠道,无论胰腺病变为炎性病变还是肿瘤性病变,均可导致肠道屏障破坏而引起败血症。患者全身多发血栓反复形成,狼疮抗凝物阳性,PC、PS 活性减低,抗凝血酶轻度减低,以上证据均支持 APS,甚至灾难性抗磷脂综合征(CAPS)的诊断。CAPS 发病以中年女性为主,感染、抗凝疗程不足或中断为CAPS 的常见诱因之一。除了表现出多部位的血栓,CAPS 患者还常伴发全身炎症反应综合征(SIRS),可进一步导致凝血功能异常,肝、肾功能恶化,PLT 减少等。本例患者为严重的腹腔感染诱发 CAPS 的可能性大。患者后期出现 PLT 减少,如怀疑 HIT,建议使用磺达肝癸钠替代低分子肝素,此后桥接华法林治疗,注意目标 INR 上调至 2.5~3.5,以防止血栓复发;也可以在血药浓度监测下尝试使用利伐沙班,根据利伐沙班血药浓度调整用量。然而,CAPS、脓毒血症、严重感染也可导致血小板显著降低,故在诊断 HIT 之前,应与其他血小板减少的病因作充分的鉴别。

**王春燕主任医师**(广州医科大学附属第一医院,血液内科)

患者入院时查 PT、APTT 均延长,但血栓弹力图正常,说明体内可能存在狼疮类似物,导致 PT、APTT 假性延长,患者当时可能既不处于高凝状态也无出血倾向,若此时输入冰冻血浆,更容易形成血栓。对于该患者的消化道出血,需考虑是否为肠系膜静脉血栓引起的肠坏死所致。若为此种情况,则应在密切监测 Hb 的情况下继续抗凝治疗。该患者 APS 的诊断是成立的,至于是原发的还是继发的,需要进一步区分。由于该患者存在感染且出现感染性休克,胰头亦可见增大,目前不能排除胰腺肿瘤,故患者可能同时患有感染性疾病及肿瘤性疾病,需要进一步鉴别。另外,关于该患者血小板减少的原因,目前认为可能是 APS 或HIT 导致的,从血液科的角度来看,需行骨髓穿刺排查其他病因。在不能区分是由 APS 还是 HIT 引起血小板减少的情况下,建议停用低分子肝素,并观察血小板恢复情况。APS 容易合并肿瘤,需追踪胰头占位情况;若无肿瘤,如考虑为 APS 引起的血栓,可用羟氯喹(100 mg, bid)治疗,必要时联合激素或抗 CD20 抗体治疗。还可建议患者行出凝血二代遗传基因检测,排查是否为遗传因素异常引起的血栓,以指导后续的治疗。

**朱玲主任医师**(山东省立医院,呼吸与危重症医学科)

患者休克考虑与低血容量及感染有关,不考虑由 PE 引起。APS 诊断标准包括狼疮抗凝物和抗磷脂抗体阳性,可以出现假性 APTT 延长。患者目前检验依据不足,尚需结合进一步检查和随访情况,一般要求随访抗磷脂抗体持续 12 周为阳性。以此标准,目前患者尚不能确诊 APS。APS 的特点为,血栓可发生在大、小血管及动、静脉,多以静脉栓塞为主。该患者无心肌梗死、脑梗死等动脉栓塞事件发生,与常见 APS 临床特征不太相符。另外,临床疑诊的 APS 患者在随访过程中可发现潜在病因,如肿瘤、感染等。原发病得以控制后,APS 相关抗体滴度可相应下降或转阴,最终诊断为继发性 APS 或假性 APS。所以对 APS 的诊断需要慎重,长期的随访和观察很关键。从患者目前的检验、检查、影像、临床表现分析,感染仍然存在,故对于血小板降低的原因,除了需考虑 APS 和 HIT 之外,还需要考虑感染;抗凝治疗方面,由于患者存在消化道出血及既往有小肠切除术史,使用利伐沙班等抗凝剂时需要慎重。另外,患者静脉血栓的原因不明,建议行出凝血遗传基因检测排查其他病因。

**田庄主任医师**(北京协和医院,心血管内科)

根据患者多部位血栓、狼疮抗凝物阳性、短时间内多器官受累等分析,初步考虑 CAPS 诊断成立。患者胰腺反复血栓栓塞可导致其局部水肿、坏死,进而形成巨大囊肿,导致糖尿病的发生,并在此基础上形成继发感染。结合腹部 CT、PET/CT,患者胰头周围炎性渗出明显;同时,肿瘤标志物不高,故认为胰头肿瘤可能性不大,而感染的可能性更大。血小板下降有可能是 CAPS 导致的,应注意复查、随访。建议还需加强对风湿免疫原发病的治疗,积极使用免疫抑制剂或激素。

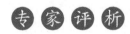

专 家 评 析

**杨媛华主任医师**(首都医科大学附属北京朝阳医院,呼吸与危重症医学科)

患者多发动、静脉血栓且反复发生,肠系膜动脉血栓导致小肠切除。入院后查抗磷脂抗体,提示狼疮抗凝物阳性,但 ACA、抗 $\beta_2$ 糖蛋白 I 抗体阴性;患者伴有严重的腹腔感染,目前考虑感染导致 APS 加重的可能性大。感染和恶性肿瘤都可导致狼疮抗凝物阳性,故现阶段不宜单用狼疮抗凝物阳性来诊断 APS,建议在感染得到控制 12 周后再复查抗磷脂抗体,以判断是否确为 APS。

　　患者入院后出现血小板下降(当时未用肝素抗凝),经抗感染治疗后,血小板可升至正常水平,故考虑血小板下降与感染相关。至于治疗后期血小板减少的原因,不考虑为 HIT 所致,理由如下:① HIT 一般出现在使用肝素的 10~14 天,表现为血小板逐渐下降,临床上很少出现像该患者这样的断崖式下降,且降至如此低的水平;② HIT 患者体内为高凝状态,血小板下降的同时可伴有动、静脉血栓的形成,但该患者有出血性疾病的表现,如皮肤瘀斑、消化道出血,故暂不考虑 HIT。关于抗凝治疗,建议选用磺达肝癸钠,待血小板上升至正常范围,再联合使用华法林。此外,利伐沙班不建议用于 APS 患者。据临床观察,利伐沙班在治疗 APS 的过程中容易导致患者发生复发性 VTE,主要是因为其谷浓度无法达到有效的治疗浓度,且利伐沙班半衰期短,如一定要使用,则建议口服使用(10 mg,bid),还应同时监测利伐沙班的血药浓度。

　　此外,考虑到患者感染灶在腹腔,继发败血症,建议延长抗生素的使用时间,以防造成腹腔慢性脓肿。CTPA 示右肺动脉狭窄,可见附壁血栓、管壁增厚,全身 PET/CT 未见血管壁放射性摄取,但仍不能排除大动脉炎,因为大动脉炎在非活动期可不出现放射性摄取。建议进一步行 MRA 检查(磁共振具有更好的识别肺动脉的形态,以及判断血管壁是否增厚、血栓是否纤维化的能力)。

　　(1) 反复发生动、静脉多处血栓,狼疮抗凝物阳性,注意 APS 可能。由于感染和恶性肿瘤可以导致狼疮抗凝物继发升高,可于 12 周后复查,明确 APS 的诊断。

　　(2) 多发栓塞合并血小板下降,应排除感染和 HIT。抗凝治疗时,建议选用磺达肝癸钠,待血小板上升至正常范围,再联合使用华法林。

　　(3) 利伐沙班在治疗 APS 的过程中容易导致患者发生复发性 VTE,不建议在 APS 患者中使用。

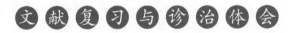

　　APS 是一种累及全身多系统、器官和组织的复杂疾病,主要临床表现为血栓事件及产科事件,与抗磷脂抗体介导的血栓和炎症机制相关。目前流行病学数据提示,APS 的患病率为 0.05%,年发病率为 0.021%[1]。APS 可以累及全身任何组织、器官的血管,包括动脉、静脉及微血管,其中下肢深静脉和大脑动脉是最常见的血栓形成部位[2,3]。CAPS 是 APS 中一种严重的亚型,以短期内出现多发血栓性微血管病、多发的血管栓塞和高滴度抗磷脂抗体为特征,累及肾、肺、脑、心脏、皮肤、胃和肠道等器官,可引起多器官功能障碍综合征(MODS);同时,细胞因子的释放可导致非血栓性的临床表现,如 SIRS,在约 1/4 的 CAPS 患者中可以观察到弥散性血管内凝血(DIC),预后较差,据国外报道,死亡率可高达 50%[4]。

2002 年，第十届国际抗磷脂抗体会议制定了 CAPS 的初步分类标准[5]，并在 2010 年进行了修订和确认，后又于 2012 年再次更新。目前的诊断标准要点包括：① 有 APS 病史或存在抗磷脂抗体，如狼疮抗凝物、ACA、抗 $\beta_2$ 糖蛋白 I 抗体持续阳性；② 各器官受累时间＜1 周；③ 有小血栓形成的组织病理学证据；④ 多器官血栓和（或）微血栓形成的其他表现[6]。需要鉴别的疾病有 DIC、血小板减少综合征（HELLP 综合征），以及血栓性血小板减少性紫癜（TTP）、溶血尿毒症综合征、HIT 和恶性肿瘤伴随的血栓性微血管病。CAPS 治疗主要表现在两个方面，即抗凝治疗与抑制炎症因子风暴的免疫治疗。其中，抗凝治疗对于治疗血栓事件及后续治疗至关重要。此外，抗凝治疗＋激素治疗＋血浆置换和（或）丙种球蛋白的三联疗法，被认为是治疗 CAPS 的重要手段[7]。

本例患者以败血症急性起病入院，伴随心功能、肾功能、胰腺功能受损，全身多发血栓，抗磷脂抗体中的狼疮抗凝物阳性，故需要考虑 CAPS。经积极地抗感染、抗凝后，患者病情缓解，予出院。临床上遇到疑似 CAPS 的患者要高度重视，首先应针对性地治疗可疑诱因（如感染、坏疽、恶性肿瘤），并且尽可能地避免抗凝治疗的中断以及对抗凝治疗的干扰，以期取得更好的治疗效果。

## 参·考·文·献

[1] Duarte‐García A, Pham M M, Crowson C S, et al. The epidemiology of antiphospholipid syndrome：A population-based study[J]. Arthritis & Rheumatology, 2019, 71(9)：1545‐1552.

[2] Giannakopoulos B, Krilis S A. The pathogenesis of the antiphospholipid syndrome[J]. New England Journal of Medicine, 2013, 368(11)：1033‐1044.

[3] Schreiber K, Sciascia S, de Groot P G, et al. Antiphospholipjd syndrome[J]. Nature Reviews Disease Primers, 2018, 4(1)：1‐20.

[4] van den Hoogen L L, Fritsch-Stork R D E, Versnel M A, et al. Monocyte type I interferon signature in antiphospholipid syndrome is related to proinflammatory monocyte subsets, hydroxychloroquine and statin use[J]. Annals of the Rheumatic Diseases, 2016, 75(12)：e81.

[5] Asherson R A, Cervera R, De Groot P G, et al. Catastrophic antiphospholipid syndrome：international consensus statement on classification criteria and treatment guidelines[J]. Lupus, 2003, 12(7)：530‐534.

[6] Cervera R, Espinosa G. Update on the catastrophic antiphospholipid syndrome and the "CAPS Registry"[C] //Seminars in thrombosis and hemostasis. New York：Thieme Medical Publishers，2012, 38(4)：333‐338.

[7] Cervera R, Rodríguez-Pintó I, Colafrancesco S, et al. 14th international congress on antiphospholipid antibodies task force report on catastrophic antiphospholipid syndrome[J]. Autoimmunity Reviews, 2014, 13(7)：699‐707.

（廖庆峰　新余市人民医院）

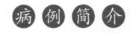

# 病例 3. 真菌性肺栓塞

## 病例简介

患者女性,67岁,因咳嗽、胸闷、胸痛8月余,气促6个月,加重1个月,于2019年10月25日入院。8个月前(2019年2月),患者无明显诱因下出现阵发性咳嗽,咳白色黏痰,伴胸闷、心前区胸痛,无发热、咯血、气促、心悸等不适。当地医院行CTPA检查,提示左肺动脉栓塞,双侧肺炎;予华法林、利伐沙班抗凝治疗,上述症状无好转。患者6个月前出现活动后气促,于1个月前(2019年9月)就诊某三甲医院,诊断为:① 肺栓塞(PE);② 肺源性心脏病、三尖瓣重度关闭不全;③ 慢性丙型肝炎。予抗凝(利伐沙班)、利尿、护肝等治疗,患者气促仍呈进行性加重。同月转深圳市某医院,行心脏MRI,示主肺动脉内占位,病灶环壁生长、局部管壁浸润,具有恶性倾向,伴附壁血栓形成,三尖瓣中-重度反流,肺动脉高压。PET/CT示肺动脉主干及右心室入口处片状稍低密度影,见环状放射性摄取增高,考虑恶性肿瘤可能。患者在全麻低温体外循环下行肺动脉占位病变切除+三尖瓣成形术(Devega法),术中见肺动脉与主动脉间有紧密粘连,病变位于主肺动脉,呈环状向腔内生长,鱼肉状、色白、质韧,远端至肺动脉分叉处,近端至肺动脉瓣,已无明显肺动脉瓣结构。术后病理示大片凝固性坏死,呈慢性肉芽肿性改变,符合真菌感染表现。患者术后仍有阵发性咳嗽伴活动后气促,为求进一步治疗转入我院。起病以来,患者饮食差,精神一般,体重无明显下降,大、小便正常。

平素体健,否认高血压病、糖尿病病史,无食物、药物过敏史。曾于2015年行宫颈锥切术。个人史、婚育史、月经史、家族史无特殊。

**【入院体格检查】**

T 36.5℃,P 75次/分,R 23次/分,BP 107/67 mmHg,SpO$_2$ 100%(鼻导管吸氧,2 L/min)。神志清醒,双肺呼吸音粗,左上肺闻及湿啰音,余未闻及干、湿啰音。心律齐,胸骨左缘第3、4肋间可闻及3/6级收缩期吹风样杂音。腹部、双下肢无明显异常。

**【入院前检查】**

1. 胸部CTPA(2019年7月) 肺动脉主干近段管腔内充盈缺损影,考虑为PE;左肺动脉主干近段迂曲狭窄,远端扩张,考虑为先天发育畸形;左肺上叶尖后段、前段未见显影。

2. 双下肢静脉彩超、双侧颈动脉彩超、椎动脉彩超 未见异常。

3. 心脏超声(2019年7月) ① 右心房、右心室增大;② 肺动脉瓣上血栓形成并狭窄;③ 肺动脉增宽、肺动脉高压;④ 三尖瓣关闭不全(重度)。RA 45 mm,RV 41 mm,LA 33 mm,LV 30 mm;三尖瓣反流面积10.4 cm$^2$,反流的最大流速为535 cm/s;EF 73%。

4. 24小时动态心电图(2019年7月15日) ① 窦性心律;② 不完全性右束支传导阻滞;③ 偶发房性早搏;④ 偶发室性早搏;⑤ 全程T波改变。

5. PET/CT(2019 年 9 月 24 日)　① 肺动脉主干及右心室入口处片状稍低密度影，PET 见环状放射性摄取增高，考虑为恶性肿瘤可能性大；② 右心室体积增大，PET 见环状放射性摄取增高(图 3-1)。

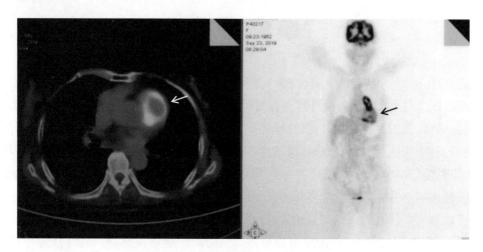

**图 3-1　PET/CT(外院)(见彩色插页)**

肺动脉主干及右心室入口处可见片状稍低密度影，环状放射性摄取增高(白色箭头)，考虑为恶性肿瘤可能性大。右心室体积增大，伴环状放射性摄取增高(黑色箭头)

6. 全麻低温体外循环下行肺动脉占位病变切除＋三尖瓣成形术(Devega 法)(2019 年 10 月，外院)　术中见肺动脉与主动脉间有紧密粘连，病变位于主肺动脉，呈环状向腔内生长，鱼肉状、色白、质韧，远端至肺动脉分叉处，近端至肺动脉瓣，已无明显肺动脉瓣结构。术后病理示大片凝固性坏死，呈慢性肉芽肿性改变，符合真菌感染表现。

**【入院诊断】**

(1) 真菌性 PE。

(2) 肺源性心脏病。

(3) 慢性丙型肝炎。

**【实验室检查】**

1. 血常规　WBC $6.97×10^9$/L，NEUT $1.9×10^9$/L，NEUT% 27.9%(↓)，Hb 112 g/L，PLT $240×10^9$/L。

2. 血气分析($FiO_2$ 29%)　pH 7.4，$PaCO_2$ 40.7 mmHg，$PaO_2$ 130.0 mmHg(↑)，$HCO_3^-$ 26.1 mmol/L(↑)。

3. 凝血功能　PT、INR、APTT、FIB 正常；D-二聚体 4 863 ng/mL(↑)。

4. 心梗鉴别六项　LDH 333.0 U/L(↑)，cTnI 0.07 μg/L(↑)。

5. 心功能　NT-proBNP 944.10 pg/mL(↑)。

6. 血生化八项　K 3.28 mmol/L(↓)。

7. 肝功能　Alb 34.7 g/L(↓)，TBIL 22.5 μmol/L(↑)，AST 75.0 U/L(↑)，

ALT 56.3 U/L(↑)。

8. 甲状腺功能、粪便常规、尿常规、HbA1c　正常。

9. 感染相关指标　PCT 0.07 ng/mL(↑)，CRP 77.53 mg/L(↑)，G 试验 195.11 pg/mL(↑)。血培养、痰真菌涂片、曲霉抗原检测、隐球菌抗原检测、痰抗酸杆菌涂片(3 次)、结核分枝杆菌感染 T 细胞检测、一般细菌涂片检查均未见异常。

10. 风湿免疫相关检测指标　RF 29.8 IU/mL(↑)，ESR 69 mm/h(↑)。免疫球蛋白、补体、ANA 谱、血管炎三项、抗 CCP 抗体未见异常。

11. 肿瘤标志物　NSE 26.02 ng/mL(↑)，CA125 41.72 U/mL(↑)。

【其他辅助检查】

1. 心电图　窦性心律，不完全性右束支传导阻滞。

2. 胸部 CTPA(2019 年 12 月)　肺动脉占位病变切除＋三尖瓣成形术后：右心室流出道及肺动脉根部、左肺动脉干近段不规则狭窄，考虑为术后改变或合并感染、附壁血栓；左固有上叶肺动脉不显影，考虑为肺动脉栓塞或手术所致；双肺上叶、右肺中叶、左肺下叶背部段多发病变，考虑为特殊菌感染并右中叶轻度支气管扩张。纵隔多发淋巴结炎性增生可能性大。肝动脉，双肾动脉，双侧髂总动脉及髂内、外动脉未见异常(图 3-2)。

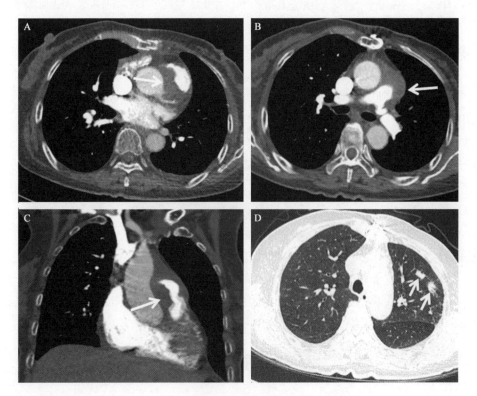

**图 3-2　CTPA**

A(横断位)和 C(冠状位). 肺动脉主干内不规则充盈缺损(白色箭头)，突破管壁，管腔不规则狭窄，累及肺动脉瓣及肺动脉分叉；B. 左肺动脉干起始部扭曲(白色箭头)；D. 左肺上叶多发结节状、斑片影(白色箭头)

3. 腹部动脉 CTA  腹主动脉硬化；肝动脉、双肾动脉、双侧髂总动脉，以及髂内、外动脉未见异常。

4. 血管彩超  双下肢动脉(股-腘段)内膜粗糙。

5. 病理(外院)  术后肺动脉占位切片可见大量菌丝和孢子，考虑为毛霉和曲霉(图3-3)。

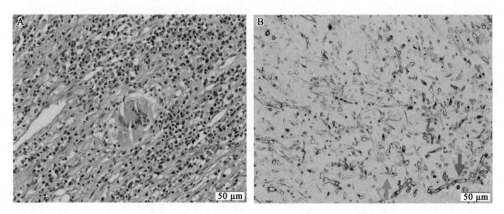

图3-3  肺动脉占位切片(外院术后病理切片，见彩色插页)

A. 送检血管组织可见管壁大片不规则凝固性坏死，大量中性粒细胞渗出，脓肿形成，周围可见肉芽肿增生(HE染色)；B. 血管壁可见大量菌丝及孢子，部分有分割，呈锐角分枝，菌丝均匀，考虑曲霉(橙色箭头)；部分分隔不明显，呈直角分枝，菌丝粗大，考虑毛霉(红色箭头)，GMS(+)

【诊治经过】

患者入院后完善体格检查、实验室检查、影像学及其他辅助检查，诊断为真菌性 PE，使用两性霉素 B 脂质体联合泊沙康唑抗真菌，并予抗凝、护肝、祛痰等对症支持治疗。

【出院诊断】

(1) 真菌性 PE 合并肺动脉瓣心内膜炎。

(2) 肺源性心脏病，右心室扩大，右心房扩大，三尖瓣成形术后，心功能Ⅲ级。

(3) 慢性丙型肝炎。

(4) 低蛋白血症。

(5) 低钾血症。

【随访】

患者在当地医院继续静脉滴注(简称静滴)两性霉素 B 脂质体治疗，疗程满 3 个月后停药，自诉咳嗽、气促症状明显好转，一般情况良好，可从事轻体力工作。因处于新型冠状病毒流行期间，暂未回我院复查(截至汇报病例时)。

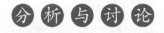

分 析 与 讨 论

**雷永霞主治医师**(广州医科大学附属第一医院，放射科)

患者肺部 CT 显示两肺多发随机分布肺结节，沿细支气管分布斑点状模糊影，右中叶支气管扩张,余支气管通畅。肺动脉可见起始部管腔变窄,内侧与主动脉之间有软组织影,外侧有凸向腔内的充盈缺损。管腔外壁显示不清,右心室流出道正常,肺动脉起始部充盈缺损,腔内外均有病灶,管壁有突破,外壁不规则。上肺动脉分支可见充盈缺损。左肺动脉迂曲改变,局部变窄,远端血管分支正常。对比治疗前、后 CT,可见管腔内病灶缩小,肺内结节、支气管扩张变化不大。

**王欣璐主任医师**(广州医科大学附属第一医院,核医学科)

患者 PET/CT 显示右肺动脉主干环形放射性摄取增高,全身 MIP 可见肺动脉主干长条形病变,边缘均匀,中央缺损。结合病理结果,考虑为真菌感染。患者 PET/CT 可见提示良性病变的征象,如壁上环形病变均匀、规则,并非厚薄不均的病变(恶性肿瘤通常表现为偏侧发生,坏死不均匀,以实变为主)。单纯从 CTPA 上很难将该病变与肺动脉肉瘤相鉴别,因两者均有侵袭血管壁的表现。[18]F－FDG 为非特异性的示踪剂,故不能将其结果作为真菌感染的特异性诊断依据。对于可疑感染可考虑使用 PET/CT 筛查。通常认为病灶 SUVmax>2.5 时恶性病变的可能性大,极易被误诊为恶性肿瘤。

**马伦超主治医师**(广州医科大学附属第一医院,心脏外科)

术前明确诊断对于手术方式的选择意义重大。为明确诊断,可行外科手术取活体组织检查(简称活检),在胸骨左缘第二肋间做 1～2 cm 的小切口,通过活检针取出组织(肺动脉)送检,这种方法的创伤相对较小。该患者 CT 显示病灶累及范围大,手术可能无法完整切除。

**杨涛主治医师**(中国医学科学院阜外医院,心血管内科)

根据 CT、PET/CT 和外院活检结果,倾向于考虑该患者为真菌感染。如何在术前明确是真菌感染,以及如果取活检? 由于患者可能会合并血栓,若要取活检,怎样才能取到理想的组织? 这些问题都需要仔细考虑。此外,该患者病变不仅累及肺动脉,还累及右心室流出道。单纯从肺动脉充盈缺损的形态来看,难以排除肿瘤、血栓和其他病因。

**杨苏乔副主任医师**(首都医科大学附属北京朝阳医院,呼吸与危重症医学科)

该患者为什么会存在血管内真菌感染? 需要明确术前肺实质病变与肺血管病变有无直接关系。患者右肺中叶支气管扩张,有可能存在气道内真菌感染,但若仅凭此认为感染由气道播散到血管,则暂无明显依据。支气管扩张可能是造成患者免疫力低下的原因,结合患者的慢性丙型肝炎病史,认为真菌感染可能与其为丙型肝炎病毒携带者有一定关系。综上所述,支气管扩张、丙型肝炎的病史可能与该患者肺内真菌感染有关,但在解剖学上,可能无法较好地解释血管病变。

**潘欣副主任医师**(上海市胸科医院,心血管内科)

患者超声显示病变并非源自心脏,而是源于肺。至于病灶是由外往里浸润,还是由里往外浸润,这一点存在疑问;如果可能,还需要进一步活检确诊。不过,血管内感染来源于肺内真菌的可能性较大。从对手术的描述来看,病变位于主肺动脉,呈环状向腔内生长、鱼肉状、色白、质韧,远端浸润至肺动脉分叉处,近端至肺动脉瓣(已无明显肺动脉瓣结构,说明病变已侵犯肺动脉瓣)。术中见肺动脉与主动脉紧密粘连,提示有炎症。

**王欣璐主任医师**(广州医科大学附属第一医院,核医学科)

真菌感染引起菌栓会导致血管狭窄、堵塞,少有血管壁扭曲的表现,而该患者左侧胸腔体积小,左肺动脉迂曲、狭窄,提示可能存在先天性血管异常。针对该患者感染病灶播散方向,首先应考虑的是,该患者以主肺动脉内病变为主,肺内病变表现为零散的结节,不符合肺内病变向血管侵犯的表现。因此,该患者感染病灶的播散方向更有可能是由血管内向肺内。

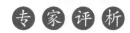

**洪城主任医师**(广州医科大学附属第一医院,呼吸与危重症医学科)

根据患者病史特点,外院及本院影像学、病理学等辅助检查结果,考虑诊断为真菌性 PE 合并肺动脉瓣心内膜炎。根据影像学病灶形态等,考虑病灶原发于肺动脉,由腔内向腔外播散。若病灶位于血管腔外,向腔内生长,应主要表现为血管受压改变,而非环形包绕血管壁。患者左肺动脉起始段狭窄、扭曲,考虑为血管先天变异。患者既往存在足部浅表真菌病,不排除菌群随血流进入狭窄肺血管局部形成菌栓的可能。目前尚无对腔内菌栓行经皮血管内活检的报道,PET/CT 对于病变性质的诊断有一定帮助,但难以从形态上将其与肺动脉肉瘤等恶性病变相鉴别。对于该患者,除规范给予全身抗真菌药物治疗外,还可考虑选择辅助性手术切除病灶。

(1) PET/CT 对于真菌性 PE 的诊断有一定帮助,但难以从形态上将其与肺动脉肉瘤等恶性病变相鉴别,需要结合病原学检查结果明确诊断。

(2) 对部分真菌性 PE 患者,除规范给予全身抗真菌药物治疗外,可考虑选择辅助性手术切除病灶。

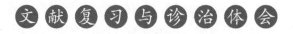

脓毒症性肺栓塞(SPE)是一种少见的 PE,其特征为含有病原体的菌栓阻塞肺动脉导致肺动脉栓塞和局灶性肺脓肿,通常与右心心内膜炎有关。常见的 SPE 危险因素包括脓毒症性血栓性静脉炎(牙周、盆腔、皮肤软组织等部位)、免疫功能受损、静脉注射药物(静脉药瘾

者)、血管内植入假体及人工装置感染等。Sakuma 等人报道,在 11 367 例尸检发现 PE 的病例中,SPE 的发生率为 2.2%(247 例),其中真菌栓塞率高于细菌栓塞率。真菌主要包括曲霉、毛霉和念珠菌[1]。李小鹰等人的回顾性分析中发现,在 1980—1998 年的 1 450 例非选择性尸检中,发现 PE 31 例,其中真菌性栓塞 5 例(肺毛霉 2 例,肺曲霉 3 例),占 PE 总数的 16.1%[2]。白血病、淋巴瘤等血液系统恶性肿瘤患者发生真菌性 PE 的风险很高。真菌性 PE 的主要致病机制有:① 真菌菌团机械性阻塞血管;② 真菌病原体直接侵犯血管壁,破坏血管内膜完整性,有利于血小板聚集,真菌菌丝及毒素激活凝血途径促进血栓形成,或者全身炎症反应促进凝血发生,导致局部血栓形成。在侵袭性肺真菌病中,肺部受累最常见,其次为消化道。侵袭血管是真菌感染的重要病理学特点,可表现为血栓、菌栓、血管炎等[3]。深部真菌感染、凝血障碍被认为与 SPE 的高死亡率有关[4]。SPE 患者的临床和影像学表现无特异性,常延误诊断。菌栓阻塞中央动脉时,肺梗死不常发生;而当菌栓阻塞外周血管时,常常发生肺梗死[5]。传统血液培养、胸部 CT、超声心动图对评估疑似 SPE 的患者十分重要。SPE 的典型影像学表现为:双肺多发大小不等的结节影、团片影、楔形影,以胸膜下区为主,可伴有空洞、气囊及血管滋养征。需要与肺炎、肺转移瘤、肉芽肿性血管炎、血栓性 PE 等其他疾病相鉴别。

SPE 的治疗包括针对性的抗感染治疗和病因治疗。对于人工主动脉瓣毛霉病,Sanchez-Recalde 等人推荐采用外科切除术＋两性霉素治疗[6]。术前进行抗真菌治疗至少 1 周被认为可有效减轻手术真菌负荷[7]。由于真菌性血栓黏附于肺血管内膜,因此可考虑行 PEA 治疗。PEA 是治疗慢性血栓栓塞性肺动脉高压(CTEPH)的有效方法,但仅有少数病例报道了其在 SPE 中的应用。Minhas 等人[8]报道了 1 例免疫正常的、发生三尖瓣曲霉性心内膜炎合并鞍状肺动脉栓塞的患者,采用 PEA＋两性霉素 B 脂质体＋卡泊芬净联合抗真菌治疗,预后良好。而 Heiberg 等人[9]报道了 2 例肺动脉瓣心内膜炎继发感染性 PE 患者,由于无法确定剥离平面,PEA 治疗均未成功,可能与血管壁中层胶原形成以及纤维化改变有关。对于这类 SPE 患者,作者认为应谨慎选择 PEA,建议使用长期的抗生素和外科瓣膜置换术来替代 PEA。

该病例特点大致如下。患者免疫功能正常,出现真菌性 PE 合并肺动脉瓣心内膜炎,同时合并毛霉、曲霉感染,目前原因尚不清楚。对该患者采取手术[肺动脉占位病变切除＋三尖瓣成形术(Devega 法)]联合足疗程、足剂量的两性霉素 B 脂质体抗真菌治疗,疗效满意,恢复良好。关于真菌性 PE 合并肺动脉瓣心内膜炎的处理,目前尚缺乏高质量的临床证据指导治疗,也尚无统一的诊疗标准。该例患者的成功救治,为该类疾病的手术、药物治疗提供了宝贵的经验。

### 参·考·文·献

[1] Sakuma M, Sugimura K, Nakamura M, et al. Unusual pulmonary embolism septic pulmonary embolism and amniotic fluid embolism[J]. Circulation Journal, 2007, 71(5): 772-775.

［2］李小鹰,王春江,戴成祥,等. 真菌性肺动脉栓塞的临床病理特点(附五例尸检资料)［J］. 临床误诊误治,2002,15(3):2.

［3］Dignani M C. Epidemiology of invasive fungal diseases on the basis of autopsy reports［J］. F1000Prime Reports,2014,6:81.

［4］Jiang J,Liang Q,Liu L,et al. Septic pulmonary embolism in China:clinical features and analysis of prognostic factors for mortality in 98 cases［J］. BMC Infectious Diseases,2019,19(1):1-12.

［5］Dalen J E,Haffajee C I,Alpert J S,et al. Pulmonary embolism,pulmonary hemorrhage and pulmonary infarction［J］. New England Journal of Medicine,1977,296(25):1431-1435.

［6］Sanchez-Recalde A,Merino J L,Dominguez F,et al. Successful treatment of prosthetic aortic valve mucormycosis［J］. Chest,1999,116(6):1818-1820.

［7］Shah S,Suresh P V,Maheshwari S,et al. Cardiac mucormycosis with T-cell immunodeficiency［J］. Indian Pediatrics,2009,46(3).

［8］Minhas H S,Jain G,Mangukia C,et al. Pulmonary endarterectomy for saddling pulmonary embolism by Aspergillus fungus in an immunocompetent patient［J］. Indian Heart Journal,2014,66(5):539-542.

［9］Heiberg J,Ilkjær L B. Pulmonary endarterectomy after pulmonary infectious embolisms［J］. Interactive Cardiovascular and Thoracic Surgery,2013,16(4):556-557.

（刘　达　南华大学附属长沙中心医院）

## 病例 4 肺动脉内曲霉栓

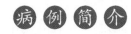

病 例 简 介

患者女性,53 岁。因反复发热、咳嗽伴左胸痛 1 年余,再发 10 天,于 2019 年 1 月 23 日入院。1 年余前(2017 年 3 月)患者无明显诱因出现阵发性咳嗽,咳中等量黄白色黏痰,伴高热、少量咯血、活动后气促。在云南省某医院就诊,行胸部 CT 检查,提示双肺支气管血管束增粗,左肺胸膜下散在厚壁空洞形成,较大者位于前基底段。经皮穿刺左下肺活检,考虑肺曲霉病,予伏立康唑抗真菌治疗,症状好转后出院。出院 1 个月后,患者咳嗽后出现左侧胸痛,再次到当地医院就诊,行胸部 CTPA 检查,提示大范围肺栓塞,肺动脉高压,右肺散在小斑片模糊影,左肺空洞灶,考虑真菌感染。予低分子肝素、华法林、卡泊芬净治疗,胸痛无好转。2017 年 9 月,患者于我院就诊,复查 CTPA,提示肺动脉高压、完全性肺动脉栓塞、左肺多发感染性病变伴空洞形成,符合肺曲霉病表现。其间请病理科会诊外院左下肺组织玻片,考虑肺曲霉病。患者被诊断为:① 肺曲霉病;② 类风湿性关节炎;③ 系统性红斑狼疮。住院期间予伏立康唑(抗真菌)、泼尼松(抗炎)及对症支持治疗,患者咳嗽、胸痛症状好转后出院。出院后继续口服伏立康唑(200 mg,bid)、泼尼松(7.5~15 mg,qd)。2018 年 2 月,患者在云南某医院发现右肾脓肿;2018 年 9 月,行右肾切除术,予两性霉素 B 治疗(具体时间不详)。2018 年 10 月,患者停用伏立康唑及泼尼松。2019 年 1 月,患者咳嗽加重,咳少许黄绿色脓痰,伴午后潮热、活动后气促及左侧胸背部刺痛,最高体温 38.5℃,于云南省某医院就诊。复查胸部 CT,左肺上叶及下叶可见团片状、结节状密度增高影,上叶病灶内见空洞影。予哌拉西林舒巴坦(抗感染)、伏立康唑静滴(抗真菌)治疗,症状无好转。因心脏彩超提示左心房内回声增强团块影性质待查,再次转我院我科治疗。起病以来,患者精神、饮食一般,睡眠一般,大、小便如常,体重无明显变化。

有类风湿性关节炎病史 16 年,系统性红斑狼疮病史 3 年。曾使用非甾体消炎药、环磷酰胺、氨甲蝶呤、泼尼松等药物治疗,因肺纤维化停用氨甲蝶呤、环磷酰胺,后持续使用泼尼松(2.5~60 mg,qd)。否认高血压病、糖尿病等疾病。个人史、家族史无特殊。

**【入院体格检查】**

T 36.2℃,P 88 次/分,R 20 次/分,BP 96/60 mmHg,SpO$_2$ 98%(吸空气下)。神志清楚,对答切题,双侧臀部、右大腿上段可扪及多发皮下结节,大小约 3 cm×1 cm,中等偏硬,可活动,无压痛,与皮肤无粘连。颈软,胸廓正常对称,呼吸平稳,听诊可闻及双肺双相干啰音,未闻及湿啰音。四肢肌力、肌张力正常,病理征阴性。

**【入院诊断】**

(1) 左心房内占位性病变:菌栓? 肿瘤? 血栓?

（2）系统性红斑狼疮。

（3）类风湿性关节炎。

【实验室检查】

1. 血常规 WBC $9.4 \times 10^9$/L，NEUT% 92.3%（↑），Hb 80 g/L（↓），PLT $335 \times 10^9$/L。

2. 感染相关指标 CRP 14.17 mg/dL（↑），ESR 72 mm/h（↑），PCT 0.09 ng/mL（↑）。痰细菌涂片（$G^+$球菌、$G^-$杆菌）、痰细菌培养，痰抗酸杆菌涂片，痰＋BALF TB-DNA，痰＋BALF Gene X-pert，结核分枝杆菌感染 T 细胞检测，血培养，呼吸道病原体 IgM 抗体，血 G＋GM 试验，BALF GM 试验，BALF 隐球菌抗原，呼吸道病毒全套（甲、乙型流感病毒，禽流感病毒，巨细胞病毒，腺病毒等）均阴性。痰真菌涂片阴性；痰真菌培养检出烟曲霉，对伏立康唑敏感。烟曲霉 IgG 抗体大于 500 AU/mL。

3. 免疫指标 RF 334.5 IU/mL（↑），ANA 定量 18.13 U/mL（↑），抗 CCP 抗体＞200.0 U/mL（↑）。血管炎、ACA、直接/间接抗人球蛋白试验、血免疫球蛋白 IgG4 未见异常。

4. ANA 谱十一项 抗核小体抗体（＋＋＋）。

5. TH1/TH2 细胞因子检测 IL-6 37.75 pg/mL（↑）。

6. T 淋巴亚群及绝对计数 T 辅助/抑制细胞 0.75（↓），T 淋巴细胞（$CD3^+$、$CD45^+$）绝对计数 426/μL（↓），T 辅助淋巴细胞（$CD3^+$、$CD4^+$）绝对计数 155/μL（↓），T 抑制淋巴细胞（$CD3^+$、$CD8^+$）绝对计数 207/μL（↓）。

【其他辅助检查】

1. 心电图 窦性心律，右束支传导阻滞。

2. 心脏彩超 左心房内占位性病变，考虑左肺动脉起始段栓塞可能（图 4-1），二尖瓣反流（中度），三尖瓣反流（中度），左心室收缩功能正常。

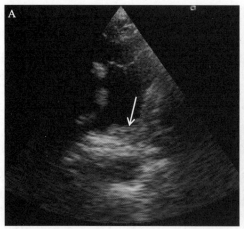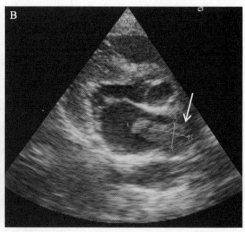

图 4-1 心脏彩超

A. 左肺动脉起始段管腔不完全栓塞（白色箭头）；B. 左心房内附壁团块，大小约 31 mm×19 mm，无活动度（白色箭头）

3. 胸部CTPA 左肺动脉起始部及其各叶段肺动脉不规则充盈缺损影,管腔闭塞,累及左上肺静脉;左下肺、左上肺多发空洞,洞内结节形成,结节无强化(图4-2)。

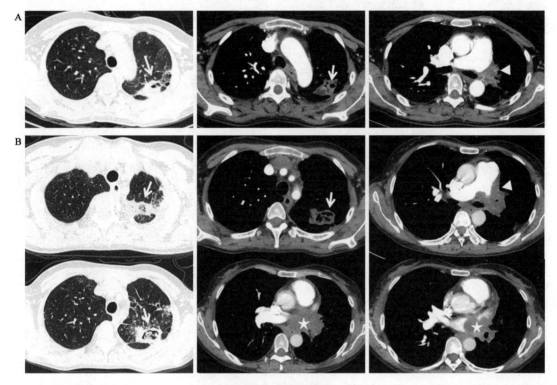

**图4-2 CTPA图像**

A. 2017年我院胸部CTPA,左上肺空洞性病变(白色箭头),考虑曲霉菌感染,左肺动脉干完全性栓塞,狭窄闭塞(白色三角);B. 2019年我院胸部CTPA,左上肺空洞性病变较前增大(白色箭头),左肺动脉干栓塞,狭窄闭塞并向肺动脉主干延伸(白色三角),左肺静脉、左心房受累,左心房内见大块充盈缺损(白色星星)

4. PET/CT 左肺动脉主干及左心房团块状高代谢病灶,考虑为感染性栓塞形成(真菌);左肺多发空洞及斑片条索影,其中左上肺病灶代谢轻度不均匀增高,考虑为真菌感染伴空洞形成。双侧臀部、右大腿上段皮下、左肾下方、左侧腹直肌、右侧大腿上段肌间隙、左侧大腿肌肉内多发高代谢结节病灶,均考虑为皮下及软组织内感染性栓子形成;第3胸椎(T3)右侧附件、第12胸椎(T12)局灶性糖代谢增高,考虑为感染性病变所致;右肾缺如,术区及右肾后方结节、条片状影,糖代谢增高,考虑为感染所致(图4-3)。

5. 支气管镜 镜下见左主支气管塌陷。

6. BALF病原体检测+EBUS-TBNA 送检左肺门血凝块及淋巴组织,内见少许孢子及呈锐角的真菌菌丝分枝;特殊染色结果:GMS(+),PAS(+),革兰染色(-),AFB(-)(图4-4A)。肺泡灌洗液镜下见少许曲霉;特殊染色结果:GMS(+),PAS(+),AFB(-),革兰染色(-)。

7. 臀部B超 臀部皮下多发低回声团,血流信号稍丰富。

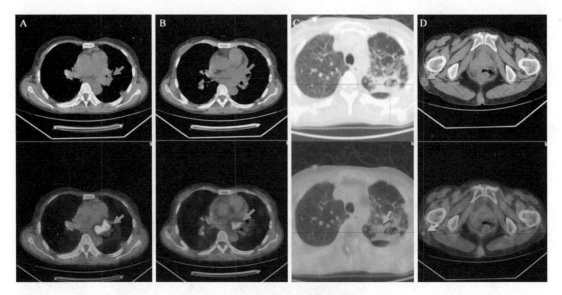

**图 4-3　PET/CT 图像(见彩色插页)**

A 和 B. 左肺动脉主干及左心房见团块状不规则放射性摄取增高,SUVmax 约 9.1(红色箭头),相应部位 CT 见不规则软组织密度肿块,向下延伸至左心房,累及左主支气管及分支;C. 左肺上叶见多发厚薄不一空洞影,最大位于左肺上叶尖后段,大小约 5.9 cm×3.0 cm,放射性摄取不均匀增高,SUVmax 约 4.7(蓝色箭头);D. 右侧臀部皮下见软组织密度结节,放射性摄取增高,SUVmax 约 4.6(橙色箭头)

8. 超声引导下穿刺活检(右侧臀部低回声团)　灶性凝固性坏死,其内见菌丝及孢子样物。特殊染色结果:GMS(+),PAS(+),AFB(−),革兰染色(−)(图 4-4B、C)。

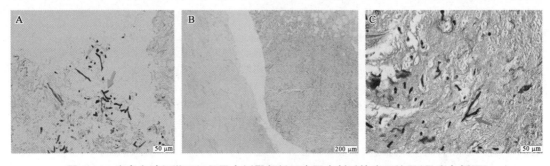

**图 4-4　患者左肺门淋巴组织及右侧臀部低回声团穿刺活检病理结果(见彩色插页)**

A.(左肺门)送检血凝块及淋巴组织内见少许孢子及呈锐角分枝的真菌菌丝(橙色箭头),GMS(+),考虑曲霉;B 和 C.(右臀部)皮下包块送检纤维脂肪组织可见灶性凝固性坏死(HE);其内可见菌丝及孢子样物(红色箭头),GMS(+),考虑曲霉

**【诊治经过】**

2017 年 9 月至 2018 年 10 月,予静滴+口服伏立康唑(200 mg,bid),口服泼尼松(7.5~15 mg,qd)。2018 年 6 月,予两性霉素 B 静滴治疗(具体不详)。

2019 年 1 月,入我院完善体格检查,以及实验室、影像学和其他辅助检查,诊断为播散性曲霉病(肺、纵隔、肺动脉、左心房、皮下组织、肌肉、肾),先使用伏立康唑联合卡泊芬净(2019 年 1 月 25 日至 2019 年 2 月 22 日)静滴治疗,后改用伏立康唑(2019 年 2 月 22 日至 2019 年

4月1日)。口服抗真菌、抗凝、护肝、祛痰等药物对症支持治疗,疗效欠佳。

**【出院诊断】**

(1) 播散性曲霉病(肺、纵隔、肺动脉、左心房、皮下组织、肌肉、肾)。

(2) 系统性红斑狼疮。

(3) 类风湿性关节炎。

(4) T细胞免疫缺陷。

**【随访】**

患者出院时无发热、咳嗽、胸痛,一般活动后无气促,皮下结节有缩小,继续口服伏立康唑治疗。2019年4月1日,因感染未得到有效控制去世。

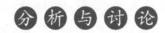

分 析 与 讨 论

**邓宇主任医师**(广州医科大学附属第一医院,放射科)

肺部真菌感染有多种形式,可表现为急性、侵袭性、寄生性、慢性纤维空洞性、变态反应性,该患者影像学改变符合肺部侵袭性真菌感染的特征。对于闭塞肺血管,应进行以下鉴别诊断:① 先天性发育异常,表现为单侧肺动脉近端截然中断,往往合并肺发育不良;② 纤维性纵隔炎(FM),病变呈向心性狭窄,而该患者表现为血管内团块样占位病灶,不符合FM患者的影像学改变;③ 血管内肉瘤,病变可侵袭气管、肺动脉、心脏,若未经治疗生存期较短。本例考虑肺内侵袭性真菌感染,空洞伴有曲霉寄生。曲霉罕向大气道、肺动脉侵袭,仅见于个案报道。

**王欣璐主任医师**(广州医科大学附属第一医院,核医学科)

从PET/CT上看,患者头颈部未见病变;左锁骨上窝可见淋巴结肿大;左肺上叶出现斑片影,代谢不均匀增高,空洞代谢不高;左肺上叶、左肺门、左侧纵隔出现高代谢病变(类似肿瘤代谢),但是一些感染性病变,如结核病、炎性假瘤也会出现病灶代谢增高,因而不能从代谢上判断病因。根据患者增强CT(强化程度)、PET/CT影像(代谢情况),判断其病灶为活动性病变。2017—2019年,患者肺部病变与纵隔病变演变平行,从肺部病灶来说,肺部多发空洞,空洞内可见条索、线状影(俗称"洞丝征"),考虑为真菌菌丝或坏死物,是比较典型的真菌感染影像学改变,故血行感染的可能性大。

**杨媛华主任医师**(首都医科大学附属北京朝阳医院,呼吸与危重症医学科)

病理上,该患者已被证实为曲霉感染。通常,曲霉需要与毛霉相鉴别,鉴别要点为:毛霉菌丝呈宽带状,无分隔,有不规则状广角分枝;曲霉菌丝细而均匀,间隔规则,有规则的锐角分枝,壁均匀。毛霉感染患者多有咯血症状,未经治疗,可能因大咯血死亡;肺部CT可见多个结节病灶,合并胸腔积液。患者免疫受损,无咯血症状,同时合并曲霉、毛霉感染的可能性小。在抗真菌治疗过程中,左下基底段病灶的空洞伴壁结节、纤维条索影有所吸收,提示抗曲霉治疗有效。

**马伦超主治医师**(广州医科大学附属第一医院,心脏外科)

根据上述病史介绍,患者左心房、肺动脉内为同一病灶,均考虑为血管内曲霉感染。治疗上建议采用抗真菌感染,暂无外科治疗指征。病变需与先天性血管异常相鉴别。先天性疾病多累及右肺动脉,支气管动脉及其侧支形成增多,可伴同侧肺发育异常,而该患者影像学改变不支持先天性疾病的诊断。对于该病灶,是否可行介入活检仍需讨论。

**洪城主任医师**(广州医科大学附属第一医院,呼吸与危重症医学科)

肺血管病变活检方式的选择主要有以下三种:① 经皮血管内活检;② EBUS-TBNA;③ 外科手术活检。EBUS-TBNA 能安全、成功地获取发生于肺门和纵隔淋巴结转移后的病变组织,但经肺血管壁取活检可能有肺动脉破裂、纵隔内大出血压迫气管进而导致窒息的风险。患者纵隔未见淋巴结肿大,因此使用 EBUS-TBNA 活检风险较高。经皮血管内活检相对安全,还可以多次钳取,阳性率较高。但针对感染性病变,因病灶本身结构比较松散,故操作过程中有导致感染扩散的风险。

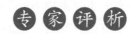

**杨媛华主任医师**(首都医科大学附属北京朝阳医院,呼吸与危重症医学科)

从影像上看,患者病灶在血管腔内,沿血管生长,原发点在左肺门、左肺动脉主干处,不在左心房,需与急性肺栓塞(PE)鉴别。急性 PE 常多发,多为双侧性,好发于右下肺叶,很少累及单支血管。感染导致的炎症性改变可引起肺血管原位血栓形成,以附壁血栓、单发血栓为主。对于左心房内病变,需要考虑血流因素,血流局部流动缓慢,存在菌栓上附着血栓可能,需要鉴别。但仅通过超声、CT 鉴别感染与血栓病变存在一定局限性,PET/CT 可提供部分帮助。对于感染性栓塞,常规抗凝治疗可能导致感染扩散,属于禁忌证。该患者长期服用激素、免疫抑制剂,容易合并感染,病情迁延不愈可能与免疫力低下有关,不排除长期服药不规范的可能性,后续可以考虑静滴伏立康唑,规范用药。曲霉感染侵袭大血管的病例较少见,该患者的病灶靠近左肺门,可能是病变局部生长侵犯压迫血管,造成血管闭塞(病灶内未见血流供应)。对于这种情况,抗真菌治疗相对安全,引起再出血的可能性不大。

(1) 超声、CT 鉴别感染、血栓有困难时,可采用 PET/CT,有助于鉴别诊断。

(2) 对于感染性栓塞,常规抗凝治疗可能导致感染扩散。感染性栓塞是常规抗凝治疗的禁忌证。

（3）肺血管病变活检的方式中，经皮血管内活检相对安全，可以多次钳取，阳性率较高。但对感染性病变，应仔细操作，避免感染扩散。

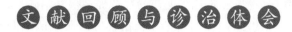

非血栓性肺栓塞（NTPE）是指由有机物或无机物，主要为脂肪细胞、肿瘤细胞、细菌、真菌、气体或无机颗粒物，部分或完全性阻塞肺血管系统为基本病因的疾病或临床综合征[1]。不同亚型 NTPE 的致病机制复杂多样。除机械性血管内栓塞外，NTPE 也可能导致肺、肺循环乃至全身严重的炎症反应。NTPE 是急性或慢性 PE 被忽视的重要因素，可导致急性或慢性肺动脉高压，致死率极高。因其临床症状常危及生命，影像学缺乏特异性，因此，NTPE 的诊断对于临床医生而言极具挑战性。取病灶组织进行直接病原菌镜检、培养以及病理学检测仍是确诊的金标准[2]。

该患者因胸痛就诊外院，查心脏彩超提示左心房占位性病变，为了确诊转入我院。经左肺门取血凝块及淋巴组织送检，内见少许孢子及呈锐角分枝的真菌菌丝；右臀穿刺物病理示灶性凝固性坏死，内见菌丝及孢子样物，患者得以确诊为播散性曲霉病（累及肺、纵隔、肺动脉、左心房、皮下组织、肌肉、肾）。曲霉已成为严重免疫受损患者最常见的感染性死亡原因之一，曲霉定植和侵入性感染均与高病死率相关，其中，急性白血病和造血干细胞移植相关患者的死亡率高达 40%～50%[3,4]。侵袭性真菌感染的临床危险因素包括先天性免疫缺陷、长期（＞10 天）粒细胞显著减少（＜$0.5 \times 10^9$/L）、同种异体干细胞移植、使用皮质类固醇及免疫抑制药物引起 T 淋巴细胞功能障碍等，以及重症监护患者、结构性肺病和（或）复杂流感患者[4]。常见的曲霉感染部位为肺和鼻窦，菌丝侵袭肺组织，甚至还可以播散到其他组织、器官[5]。曲霉具有强烈的嗜血管性，其菌丝可侵入血管壁，形成栓塞，导致器官梗塞、出血甚至坏死，但多以累及小血管为主。曲霉侵袭血管主要有两种方式：① 从血管外向血管内侵袭，在原发性肺真菌病中，曲霉从肺组织向血管内皮细胞侵袭，部分菌丝脱落入血导致播散至其他部位；② 血液中的菌丝黏附在管腔内皮表面，侵袭生长，穿透并破坏血管壁，引起周围组织感染[6]。然而，播散性曲霉感染引起肺动脉主干及肺静脉完全闭塞则十分少见。本例患者除播散性曲霉病，还合并有真菌感染性心内膜炎，增加了病情的复杂性。诊断侵袭性曲霉病对于临床医生来说是一项挑战，特别是在免疫受损患者中，这些患者的症状和体征不典型，难以与细菌感染及其他侵袭性疾病区分开来，血培养通常阴性，且较难行侵入性诊断操作。虽然培养和显微镜检查仍然是诊断的金标准，但结果多不敏感[7]。对于复杂性感染，需要由呼吸科、心内科、心胸外科、影像科、感染科、药学科专家组成多学科团队诊治，手术和药物治疗是治疗的基石[8]。但对于一些免疫缺陷或极度衰竭的患者，诊断明确时往往已失去了手术机会。

本例患者为中年女性，同时患有类风湿性关节炎、系统性红斑狼疮两种结缔组织疾病，长期口服激素及免疫抑制剂,细胞免疫、体液免疫均处于低下状态,早期感染症状不明显。外院发现肾脓肿时,未予重视,未规范抗真菌治疗,导致病情持续进展、加重。患者入我院时已出现全身播散性感染,死亡原因主要与未及时诊治、感染范围大、进展快相关。PET/CT无法完全鉴别肿瘤与感染性病变,但高代谢改变往往提示疾病活跃,具有一定临床意义。目前普遍开展的宏基因组二代测序技术,有助于播散性肺真菌病的早期诊治。对于感染性栓塞,根据专家经验,目前不建议常规抗凝治疗。

## 参·考·文·献

[1] Asah D, Raju S, Ghosh S, et al. Nonthrombotic pulmonary embolism from inorganic particulate matter and foreign bodies[J]. Chest, 2018, 153(5): 1249 - 1265.

[2] Jorens P G, Van Marck E, Snoeckx A, et al. Nonthrombotic pulmonary embolism[J]. European Respiratory Journal, 2009, 34(2): 452 - 474.

[3] Brown G D, Denning D W, Gow N A R, et al. Hidden killers: human fungal infections[J]. Science Translational Medicine, 2012, 4(165).

[4] von Lilienfeld - Toal M, Wagener J, Einsele H, et al. Invasive fungal infection: new treatments to meet new challenges[J]. Deutsches Ärzteblatt International, 2019, 116(16): 271.

[5] Takazono T, Sheppard D C. Aspergillus in chronic lung disease: Modeling what goes on in the airways[J]. Sabouraudia, 2016, 55(1): 39 - 47.

[6] Kamai Y, Chiang L Y, Lopes Bezerra L M, et al. Interactions of Aspergillus fumigatus with vascular endothelial cells[J]. Medical Mycology, 2006, 44(Supplement_1): S115 - S117.

[7] Lass-Flörl C. How to make a fast diagnosis in invasive aspergillosis[J]. Medical Mycology, 2019, 57 (Supplement_2): S155 - S160.

[8] Pasha A K, Lee J Z, Low S W, et al. Fungal endocarditis: update on diagnosis and management[J]. The American Journal of Medicine, 2016, 129(10): 1037 - 1043.

(刘　达　南华大学附属长沙中心医院)

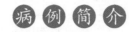

病 例 简 介

----

  患者男性,70岁,因反复发热伴气促3周,咯血2周余,于2019年12月入院。3周前(2019年11月),患者无明显诱因发热,体温最高达39.5℃,伴畏寒、寒战,伴轻微活动后气促,伴阵发性咳嗽、咳痰(黄脓痰,约15 mL/d),无咯血,无关节肿痛,无皮疹、脱屑,无腹痛、腹泻等不适,发热当天至深圳某医院就诊,行胸部CT,提示左肺上叶近肺内团块影,考虑合并肺部感染,先后予泊沙康唑混悬液、头孢哌酮钠舒巴坦钠、盐酸多西环素、伏立康唑、美罗培南、盐酸万古霉素、莫西沙星、利奈唑胺、哌拉西林钠舒巴坦钠、阿米卡星、头孢他啶、米卡芬净等抗感染治疗。用药后患者仍反复发热(不规则热),体温最高达39℃。2周前(2019年12月),患者突然咯鲜红色血丝痰,无特殊不适,予止血药对症处理后咯血症状无缓解,咯血量较前明显加重,伴寒战、高热,气促加重,并发心房颤动(以下简称房颤)。复查胸部CT见双肺新发多处斑片密度影,考虑肺部感染、肺水肿;左肺上叶近肺内团块影,双侧少量胸腔积液。遂予氨甲环酸、垂体后叶素止血,胺碘酮抗心律失常等治疗。经治疗后患者病情好转,但仍反复发热,体温波动于38~38.5℃,伴气促,阵发性咳嗽,无咯血。现为进一步诊疗至我院,门诊以发热查因收入我科。自起病以来,患者精神、睡眠、饮食一般,大、小便一般,体重下降近10 kg。

  患者1年前体检时发现血常规异常,后于2019年8月确诊为慢性粒-单核细胞白血病(CMML),曾行3程阿扎胞苷化疗,末次化疗时间为2019年10月29日。2019年11月18日,行骨髓细胞形态学检查+铁染色提示骨髓增生活跃,原始细胞3%,嗜酸性粒细胞及单核细胞明显增高(25%)。流式细胞分析示送检标本可见2.6%髓系原始细胞和约42.4%单核系细胞。有高血压病史10余年,最高收缩压为160 mmHg,未规律服用降压药。既往胃镜提示患者有慢性非萎缩性胃炎伴多发糜烂、十二指肠球炎。否认患有冠心病、糖尿病等慢性病。患者为建筑公司老板。吸烟50余年,2~3包/日。家族史无特殊。

**【入院体格检查】**

  T 36.3℃,P 60次/分,R 21次/分,BP 127/85 mmHg,SpO$_2$ 93%(吸空气下)。神志清楚,呼吸急促,自动体位,对答切题。皮肤黏膜无黄染,全身浅表淋巴结未触及。双肺呼吸音粗,未闻及干、湿啰音及胸膜摩擦音。心律不齐,心率171次/分。双下肢未见明显浮肿。

**【入院诊断】**

  (1)发热查因:肺部感染?血液病进展?

  (2)CMML。

**【实验室检查】**

1. 血常规　见表 5-1。

表 5-1　患者血常规变化

| 指　标 | 日期（2019 年 12 月） | | | | | | | | | | |
|---|---|---|---|---|---|---|---|---|---|---|---|
| | 19 日 | 20 日 | 21 日 | 22 日 | 24 日 | 25 日 | 27 日 | 28 日 | 29 日 | 30 日 | 31 日 |
| WBC($10^9$/L) | 20.10 | 16.01 | 20.90 | 18.10 | 13.95 | 18.00 | 17.62 | 22.63 | 20.70 | 20.55 | 21.99 |
| NEUT(%) | 39.2 | 45.2 | 31.0 | 30.4 | 30.2 | 35.0 | 31.3 | 40.4 | 33.4 | 33.2 | 33.2 |
| LYMPH(%) | 11.2 | 10.1 | 12.9 | 11.0 | 12.2 | 7.5 | 10.7 | 6.4 | 6.1 | 8.3 | 8.1 |
| MONO(%) | 41.8 | 33.5 | 48.0 | 52.1 | 48.0 | 55.7 | 47.7 | 52.4 | 59.1 | 54.0 | 51.4 |
| EO(%) | 7.5 | 10.8 | 7.8 | 6.2 | 9.2 | 1.5 | 10.0 | 0.8 | 1.1 | 4.6 | 7.3 |
| RBC($10^{12}$/L) | 2.35 | 2.46 | 2.17 | 2.07 | 1.71 | 2.07 | 1.95 | 1.86 | 2.27 | 2.21 | 1.99 |
| Hb(g/L) | 70 | 75 | 67 | 62 | 52 | 64 | 61 | 59 | 70 | 68 | 61 |
| PLT($10^9$/L) | 7 | 38 | 20 | 38 | 9 | 26 | 12 | 74 | 33 | 78 | 86 |

2. 凝血功能　见表 5-2。

表 5-2　患者凝血功能变化

| 指　标 | 日期（2019 年 12 月，2020 年 1 月） | | | | | | |
|---|---|---|---|---|---|---|---|
| | 19 日 | 21 日 | 22 日 | 25 日 | 31 日 | 3 日（2020 年） | 7 日（2020 年） |
| PT(s) | 16.1 | 15.8 | 15.6 | 18.5 | 16.6 | 16.5 | 15.6 |
| INR | 1.29 | 1.26 | 1.24 | 1.53 | 1.33 | 1.33 | 1.24 |
| APTT(s) | 51.3 | 54.6 | 48.9 | 49.8 | 40.6 | 34.2 | 42.3 |
| TT(s) | 13.8 | 14.0 | 13.8 | 14.4 | 14.5 | 14.7 | 14.7 |
| FIB(g/L) | 4.28 | 4.71 | 4.98 | 4.79 | 4.34 | 4.22 | 4.31 |
| D-二聚体(ng/mL) | 743 | 820 | / | 759 | 815 | 640 | 540 |
| PTR | 1.49 | 1.58 | 1.42 | 1.44 | 1.18 | 1.02 | 1.22 |

3. 血气分析（$FiO_2$ 21%）　pH 7.386，$PaCO_2$ 47.0 mmHg，$PaO_2$ 99.6 mmHg，$HCO_3^-$ 27.5 mmol/L(↑)。

4. 心梗鉴别六项　AST 13.1 U/L，CK 33.3 U/L，CK-MB 3.0 U/L，LDH 187.3 U/L，cTnI 0.00 μg/L，Myo 25.8 μg/L。

5. 心功能　NT-proBNP 1 570.00 pg/mL(↑)。

6. 肝功能　Alb 34 g/L(↓)，ALT 13 U/L。

7. 肺肿瘤指标　NSE 9.46 ng/mL，CEA 2.32 ng/mL，CA125 54.65 U/mL（↑），CA153 12.79 U/mL，CYFRA21-1 1.91 ng/mL。

8. 感染相关指标　ESR 96 mm/h（↑），PCT 0.30 ng/mL（↑），CRP 109.31 mg/L（↑）。九项呼吸道感染病原体 IgM 抗体检测结果均为阴性。巨细胞病毒（CMV-DNA）定量<5.0×$10^2$ copies/mL。真菌抗原二项血清检测中，曲霉抗原 0.272 µg/L，隐球菌抗原<3.2 µg/L。痰培养、血培养、骨髓穿刺液培养、气管镜刷检结核分枝杆菌涂片结果均为阴性。（痰+肺泡灌洗液）结核分枝杆菌快速分子鉴定及利福平耐药基因检测结果为阴性。（痰+肺泡灌洗液）结核分枝杆菌核酸（TB-DNA）结果为阴性。（肺泡灌洗液）NGS（DNA+RNA）：皮特不动杆菌 90.94%，副血链球菌 6.40%，金黄色葡萄球菌 2.66%。

【其他辅助检查】

1. 心电图　① 心房扑动呈 3∶1 下传；② T 波改变。

2. 24 小时动态心电图　① 窦性心律；② 阵发性快速性房颤；③ 阵发性心房扑动；④ 偶发房性早搏、室性早搏；⑤ 偶尔加速的室性逸搏；⑥ 发作性 ST 段压低。

3. 心脏彩超　LA 31 mm，LVDd 49 mm，RA 横径 32 mm，RV 19 mm，估测 PASP 44 mmHg。提示：① 三尖瓣反流（轻度），肺动脉高压（轻度）；② 主动脉瓣、二尖瓣退行性变；③ 左心室收缩功能未见异常。

4. 双侧下肢、下腔及髂静脉超声　未见异常。

5. 冠状动脉平扫+增强+三维重建　右冠状动脉近段局限性钙化斑，相应管腔狭窄 50%~69%。左冠状动脉主干至左前降支近中段弥漫性混合斑，狭窄率大于 70%。左回旋支中段局限性钙化斑，相应管腔狭窄 25%~49%，左回旋支远段节段性混合斑，相应管腔最狭窄率大于 70%。左钝缘支节段性混合斑，第一对角支节段性混合斑，第二对角支局限性混合斑。左优势型冠状动脉。

6. 胸部平扫+肺动脉血管增强+三维重建（2019 年 12 月）　① 左肺动脉主干、左下肺动脉及左上肺动脉栓塞，左上肺动脉闭塞；② 左上肺门区团块灶及左上肺小叶间隔增厚；③ 右上肺尖段、右中肺内侧段、左上肺尖后段多个实性小结节；④ 左上肺纵隔旁肺大疱形成；⑤ 两侧肺门、纵隔内多发小淋巴结（图 5-1A）。

7. 骨髓穿刺涂片　骨髓有核细胞增生活跃，粒细胞系增生活跃，各阶段细胞均可见。原始细胞占 1.5%，嗜酸性粒细胞增多，红细胞系少见，淋巴细胞占 13.5%，形态未见异常，单核细胞增多。全片未见巨核细胞，血小板散在分布。未见寄生虫。综上所述，此为 CMML 骨髓象的可能性大。

8. 支气管镜病理　（11L）送检物为破碎的淋巴样组织，未见肉芽肿及肿瘤。

【诊治经过】

抗感染及抗炎：替考拉宁［400 mg，qd（2019 年 12 月 20 日至 2020 年 1 月 24 日）］、卡泊芬净［50 mg，qd（2019 年 12 月 20 日至 2020 年 1 月 24 日）］；患者仍反复发热，体温波动于 36~37.8℃，2019 年 12 月 27 至 2020 年 1 月 6 日加用甲泼尼龙（40 mg，qd）抗炎。

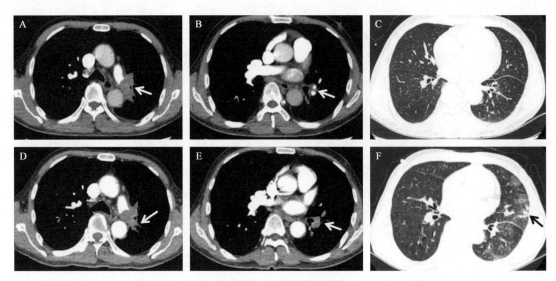

**图 5-1 胸部 CT 影像**

A～C. 2019 年 12 月首次 CTPA 示左肺动脉主干及左上、下肺动脉栓塞(白色箭头),左上肺动脉充盈缺损突破管壁形成左上肺肺门区团块灶(A,白色箭头);D～F. 2020 年 1 月 2 日 CTPA 复查示左肺动脉主干及左上、下肺动脉栓塞较前进展(白色箭头),左肺间质增厚,散在渗出灶较前增多(黑色箭头)

抗凝、升血小板、预防出血:依诺肝素钠[0.3 mL,qd(2019 年 12 月 20 日至 22 日);0.55 mL,qd(2019 年 12 月 22 日)];注射用重组人白细胞介素 11[1.5 mg,qd(2019 年 12 月 20 日至 2020 年 1 月 20 日)];肾上腺色腙[2.5 mg,tid(2019 年 12 月 23 日至 2020 年 1 月 14 日)]+反复输血小板、红细胞悬液。此外,予去乙酰毛花苷、呋塞米、螺内酯强心、利尿,以及 20%人血白蛋白、丙种球蛋白针增强免疫、提供营养支持。

2019 年 12 月 25 日下午,患者突发胸闷、气促伴咯血,血氧饱和度下降,改为无创辅助通气(此前为低流量吸氧)。经治疗后,患者气促症状减轻,活动时仍感气促,偶咳血丝痰,无发热等不适。体格检查发现睑结膜、口唇苍白。双肺呼吸音粗,双下肺闻及湿啰音。2020 年 1 月 2 日复查 CTPA,提示:① 左肺动脉主干、左下肺动脉及左上肺动脉栓塞伴血管周少量渗出,较前进展;② 左肺间质增厚、散在渗出灶较前增多,考虑为间质水肿,不排除存在炎症和(或)肺梗死灶(图 5-1B)。

复查 CTPA 提示肺栓塞范围较前无吸收,不排除存在肺动脉恶性肿瘤。为确诊肺动脉栓塞原因,拟行肺动脉腔内活检术。详细与患者家属沟通病情,反复沟通行活检术的必要性及风险,患者家属表示理解并同意手术,遂于 2020 年 1 月 7 日行肺动脉内肿物活检术(图 5-2)。

**【补充辅助检查】**

肺动脉内肿物活检病理(2020 年 1 月 7 日):组织改变符合髓系肉瘤(MS)病理(图 5-3)。免疫组化结果:CD163(+),CD43(+),Ki-67(约 80%阳性),MPO(+),CD34(-),CK(-),CD117(-),SMA(-)。

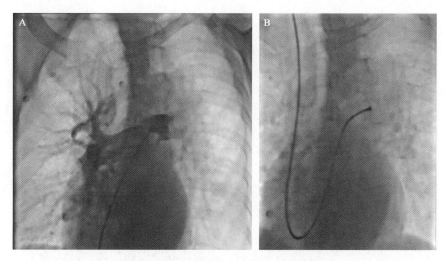

**图 5－2　肺动脉腔内活检术过程示意图**

A. 肺动脉造影显示左肺动脉完全闭塞；B. 活检钳送至左肺动脉开口处活检

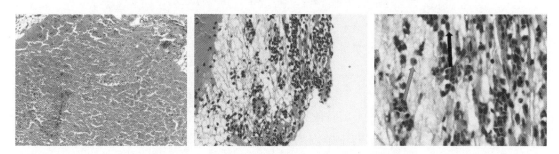

**图 5－3　肺动脉内肿物活检病理结果（见彩色插页）**

（左肺动脉内开口）物镜下见纤维组织，另见较多的小圆形细胞弥漫分布（黑色箭头），这些细胞呈核圆形、椭圆形、个别扭曲，可见小核仁；还可见一些嗜酸性粒细胞（蓝色箭头）

**【修正诊断】**

（1）左肺动脉 MS。

（2）左肺动脉原位血栓形成。

（3）双侧肺炎。

（4）CMML，血小板减少症，重度贫血。

（5）冠心病，阵发性房颤，阵发性心房扑动，心功能Ⅳ级。

**【调整治疗方案】**

2020 年 1 月 10 日至 2020 年 1 月 14 日，予地西他滨（25 mg，qd）化疗并继续予替考拉宁＋卡泊芬净抗感染，患者白细胞明显下降但仍有反复发热。2020 年 1 月 15 日起，加用甲泼尼龙（40 mg，qd）静滴。继续间断予强心（去乙酰毛花苷）、利尿（呋塞米、螺内酯）治疗，以及注射 20％人血白蛋白、丙种球蛋白针和反复输血小板、红细胞悬液等对症支持治疗。

**【治疗转归】**

患者仍有发热，体温波动于 37～39℃，不排除为白血病进展所致，复查血常规提示白细胞总数较前明显下降,胸部 CT 提示病灶增多、进展。再次请血液内科会诊,考虑为对原发病的治疗失败,建议患者及其家属再次行骨髓穿刺及 PET/CT 评估全身情况,调整治疗用药,评估骨髓移植的可行性,患者及其家属拒绝检查并要求出院。

**【出院诊断】**

(1) 左肺动脉 MS。

(2) 左肺动脉原位血栓形成。

(3) 双侧肺炎。

(4) CMML,血小板减少症,重度贫血。

(5) 冠心病,阵发性房颤,阵发性心房扑动,心功能Ⅳ级。

**【随访】**

出院后随访,患者曾于外院化疗,其间肺部多处出现新发病灶,病情恶化死亡。

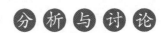

分 析 与 讨 论

**邓宇主任医师**(广州医科大学附属第一医院,放射科)

解读患者肺部影像学变化,患者 2019 年 12 月 20 日的 CTPA 显示左上肺门区团块状影,边界欠清楚,大小约为 4.1 cm×2.7 cm,密度稍欠均匀,增强欠均匀,增强前后 CT 值约 41/87/75 HU;邻近左上肺及左下肺背段见少量斑片状磨玻璃样密度影,左上肺小叶间隔增厚,左侧斜裂增厚;右上肺尖段、右中肺内侧段、左上肺尖后段见多个实性结节,直径约 2～3 mm;局部胸膜增厚并有牵拉凹陷改变。肺动脉造影重建图像显示,左肺动脉主干及左下肺动脉管腔有偏心性结节状、条状充盈缺损影,管腔明显狭窄;左上肺动脉管腔内亦见充盈缺损、管腔闭塞。2020 年 1 月 2 日复查 CTPA 显示,左肺动脉主干远端充盈缺损影较前增大,周缘伴模糊影,显影肺动脉较前增粗。

**孟莹主任医师**(南方医科大学南方医院,呼吸与危重症医学科)

对于有白血病基础疾病,反复发热且肺部浸润的患者,首先需要鉴别发热及肺部浸润是感染性还是非感染性病变所致,建议尽早完善全身 PET/CT 检查。因为该患者入院时 PCT 不是很高,结合外院使用多种广谱抗生素进行治疗但效果欠佳来看,考虑该患者反复发热及肺部浸润是由基础疾病,即白血病,肺部浸润导致的可能性大。为明确上述推断,可选择气管镜或者经皮肺穿刺等传统手段。但该患者气管镜下淋巴结针吸活检病理为阴性,如果行经皮肺动脉肿物穿刺风险较大。因此,行经皮血管腔内活检对该患者的诊断起到至关重要的作用。后续治疗建议积极控制原发病——白血病。

**王春燕主任医师**(广州医科大学附属第一医院,血液内科)

CMML 要接受长期的血液治疗和化疗,且预后较差。该患者在外院进行了三次化疗,但效果欠佳，未达到完全缓解，其原因包括以下两个方面。一方面，该患者入院时血小板明显减低；另一方面，该患者入院后骨髓穿刺结果提示原始细胞达 10%，据此认为该患者病情处于进展期，预后较差。但肺动脉原发 MS 非常罕见，也无相关文献报道。MPO 是髓系原始细胞肿瘤的特异性标记，该患者肺动脉肉瘤活检病理提示 MPO 阳性。根据目前资料难以判断该患者肺动脉 MS 是原发的还是白血病浸润肺部进而侵犯肺动脉所致。临床中在白血病基础上并发其他部位 MS 常见于皮肤和乳腺。肺部原发的 MS 非常罕见。对于具有白血病基础疾病又出现肉瘤的情况，不称之为白血病的转移（因为转移是指实体肿瘤的转移），而称之为浸润（对于白血病或淋巴瘤）。由于该患者处于白血病进展期，因此建议继续化疗。

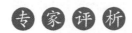

**施举红主任医师**（北京协和医院，呼吸与危重症医学科）

该患者的肺动脉 MS 为肺动脉腔原发进而膨胀性向外生长的可能性大，不太可能为血管外肺部病灶侵犯肺动脉所致，即肺动脉内 MS 不是白血病细胞播散导致的。第一，如为肺内癌细胞脱落并向外转移扩散至血管所致，则应在沿途管壁上留下"痕迹"，但是从该患者的影像中可以看到这个病灶相对独立，并没有从肺动脉延伸出来。第二，在使用了治疗白血病的药物后白细胞有所下降，但是发热等类似感染的情况并未得到缓解，这也支持肺动脉内新生肉瘤的解释，而不认为肺动脉内肉瘤是由 CMML 引起的。对从该占位性病变取到的组织进行病理检查发现其为增值指数非常高的高度恶性组织，且分化程度较低，较为原始，所以未能确定其为哪一类型的肉瘤。从致病机制的角度，也比较难解释 CMML 的肺转移如何直接长到肺动脉内，所以这很可能是一个原发的髓系肺动脉肉瘤。

（1）对于有白血病基础疾病，出现反复发热及肺部浸润的患者，需要鉴别患者发热及肺部浸润是感染还是非感染，全身 PET/CT 检查可以协助诊断。

（2）对于肺动脉肿物，除可利用气管镜取组织或者经皮肺穿刺活检等传统手段，经皮血管内活检也是一种方法。

（3）肉瘤多为平滑肌肉瘤、微分化肉瘤以及横纹肌肉瘤，MS 比较罕见。

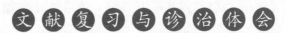

MS 是罕见的由原始的或不成熟的粒细胞在髓外增生和浸润所形成的肿瘤，又名粒细胞肉瘤、髓外白血病或绿色瘤等。因幼稚的粒细胞中含有过氧化物酶而使肿瘤切片在空气中易被氧化而呈绿色，1811 年，Burns 首次报道了"髓系肉瘤"并将其称为绿色瘤。2001 年，

WHO 将其命名为 MS；2008 年，又确定了其定义，即发生在骨髓外解剖部位，伴有或者不伴有成熟迹象的髓系原始细胞的软组织肿块[1,2]。欧洲血液学学会将 MS 细分为四型：① 1 型，为合并急性髓系白血病（AML）；② 2 型，为 AML 的髓外复发（包括在骨髓移植后以 MS 形式复发的白血病）；③ 3 型，为骨髓增殖性肿瘤或 CMML 爆发/转化阶段；④ 4 型，为孤立性 MS，其骨髓活检和外周血涂片正常，并且没有髓系肿瘤病史。前三型统称为白血病性 MS，临床上多数为白血病性 MS，最常见于 AML 患者[2-4]。

MS 的临床表现具有多样性，其症状和体征主要取决于髓外病灶的位置和大小，髓外肿块的压迫及伴随的严重疼痛、出血症状最常见。常见的受累部位包括皮肤、软组织、骨骼、腹膜、淋巴结、睾丸、胃肠道等，较少累及中枢神经系统，肺动脉受累极其罕见，目前未有文献报道。在儿童 MS 患者中，最常见的受累部位是皮肤和眼眶[1, 4, 5]。血液疾病的肺部病变包括感染性病变和非感染性病变，前者因免疫功能低下导致，如重症肺炎等；后者包括肿瘤细胞浸润性病变、肺泡出血、急性呼吸窘迫综合征（ARDS）、肺水肿，以及与治疗有关的药物性肺损伤、放射性肺损害、移植物抗宿主病等特发性肺部病变[6]。CT 和 MRI 检查广泛用于辅助诊断 MS，但其影像学表现无特异性，目前尚未建立 MS 的影像学诊断标准。CT 和 MRI 主要用来评估肿瘤的位置和大小，并与血肿、脓肿相鉴别。对于脊柱、中枢神经系统、肌肉、骨骼的病变，MRI 优于 CT[10]。

组织形态学上，MS 病灶浸润细胞分为粒细胞、单核细胞或者粒-单核细胞，显微镜下瘤细胞多呈片状弥漫分布，形态较一致且单一，小至中等大小，大小一致，胞质少、淡染，部分胞质呈嗜酸性颗粒状、核圆形或不规则形，有一定的异型性，核膜厚，可见核仁，部分可见肾形核，核分裂相易见，瘤细胞内可见散在分布的幼稚嗜酸性粒细胞。有文献报道，根据髓外表现分型的四型 MS 在组织形态学上无明显差异。MS 中常见的细胞表面抗原主要包括 MPO、溶菌酶、CD68 - KP1、CD117、CD99、CD33、CD34、CD56、CD163、TdT、CD61、CD30、血型糖蛋白和 CD4 等。另外，CD13、CD33、CD117、MPO 阳性常提示肿瘤细胞有髓系分化，CD14、CD163、CD11c 阳性提示有单核幼稚细胞分化。MPO 阳性在髓外恶性细胞中非常常见，能快速诊断 MS 并排除其他肿瘤，CD68 - KP1 是仅次于 MPO 的敏感标志物[7,8]。

MS 的治疗方法主要包括全身化疗、局部治疗、造血干细胞移植、分子靶向及免疫治疗。有髓外表现的 CMML 预后较差，需要积极治疗。然而，目前尚无针对有髓外表现的 CMML 治疗的随机试验证据，仅有病例报告。其中，髓外表现是被视为 CMML 的进展还是 CMML 转化为急性白血病对于制定治疗方案很重要，如果被认为是 CMML 的进展，患者应首先接受去甲基化药物治疗，待症状缓解后尝试进行 HCT，这是唯一潜在的治疗方法[9]。

在本病例中，患者左肺动脉病变与左肺门团块病灶关系密切，根据经皮肺动脉腔内活检结果（病理和免疫组化结果），最终确诊为 MS。鉴于该患者既往有 CMML 基础，该患者肺动脉内病变是原发肺动脉内肿瘤还是白血病基础上的浸润，这一点值得思考。我们认为该患者肺部病变及肺动脉病变为 CMML 累及，即一元论，理由如下。第一，患者 CMML 虽经过规范化疗，但疾病控制欠佳，未达到完全缓解。后患者改用地西他滨（25 mg,qd）化疗（2020 年 1 月 10 日至 2020 年 1 月 14 日），复查血常规提示白细胞总数较前明显下降，但患者仍有发热,体温波动于 37～39℃;复查胸部 CT 提示病灶增多、进展,再次请血液内科会诊,认为原发病治疗失败。第二,结合既往文献,白血病累及肺动脉极其罕见,但该患者肺部病灶多发间质改变符合白血病肺部浸润影像特点。不过,患者入院后虽完善了骨髓穿刺,但未进一步行骨髓流式细胞检测及骨髓活检,从病理上无法证实肺动脉 MS 与患者的 CMML同源。虽然之后建议患者及其家属再次行骨髓穿刺及 PET/CT 评估全身情况,调整治疗用药,评估骨髓移植的可行性,但患者及其家属拒绝行检查并要求出院。出院后对其随访,患者曾于外院化疗,其间肺部多处出现新发病灶,病情恶化死亡,这是本病例最遗憾之处。临床中,如遇到类似有白血病基础合并肺部及肺动脉病变者,建议尽快行骨髓穿刺＋活检全面评估原发病,同时积极行肺部或肺动脉内病灶活检,评估肺部病灶性质,争取尽快针对病因治疗。

## 参·考·文·献

[ 1 ] Almond L M, Charalampakis M, Ford S J, et al. Myeloid sarcoma: presentation, diagnosis, and treatment [J]. Clinical Lymphoma Myeloma and Leukemia, 2017,17(5): 263 - 267.

[ 2 ] 汪纯洁,谢道海. 髓系肉瘤的 CT 和 MRI 影像学分析[J]. 放射学实践,2019,34(12): 1380 - 1384.

[ 3 ] 何合胜,苏贵平,姚军萍,等. 髓系肉瘤患者的临床特点分析[J]. 中国实验血液学杂志,2020,28(5): 1491 - 1495.

[ 4 ] Shahin O A, Ravandi F. Myeloid sarcoma[J]. Current Opinion in Hematology, 2020, 27(2): 88 - 94.

[ 5 ] Magdy M, Abdel Karim N, Eldessouki I, et al. Myeloid sarcoma[J]. Oncology Research and Treatment, 2019,42(4): 224 - 229.

[ 6 ] 张长志,骆仙芳,王会仍. 血液疾病的肺部病变[J]. 国际呼吸杂志,2009(12): 749 - 751.

[ 7 ] 高彬彬,楼晓,陈虎. 髓系肉瘤的诊断与治疗[J]. 中华内科杂志,2018,57(5): 370 - 373.

[ 8 ] 肖红燕,虎明明,樊学敏. 髓系肉瘤 14 例临床病理探讨[J]. 宁夏医学杂志,2020,42(12): 1132 - 1134.

[ 9 ] Patnaik M M, Tefferi A. Chronic Myelomonocytic Leukemia: 2020 update on diagnosis, risk stratification and management[J]. American Journal of Hematology, 2020, 95(1): 97 - 115.

（刘　妮　广州医科大学附属第一医院）

## 病例 6 肺动脉炎性肌纤维母细胞瘤

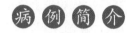

病 例 简 介

患者女性,34岁。因反复咳嗽、气促伴胸痛1年余于2017年9月入院。1年余前(2016年3月),患者感冒后出现咳嗽,咳白色黏痰,咳嗽剧烈时痰中带血丝、气促伴胸痛(右侧为主),于当地医院查胸部平片,未见明显异常,拟诊断为支气管炎,予阿斯美、止咳糖浆等药物治疗后,患者咳嗽、咳痰有好转,但症状反复发作,且咳嗽及气促呈渐进性加重,爬楼梯至2层即出现明显气促,伴盗汗,3个月体重下降近7 kg。2016年5月,患者再次于当地医院就诊,行胸部CT检查,提示右肺结节、淋巴结肿大,治疗后症状缓解(具体治疗不详)。2016年6月,复查胸部CT示病灶较前增多,合并少量胸腔积液,不排除肺曲霉病。遂经验性给予伊曲康唑治疗近1个月,复查胸部CT示炎症病灶明显吸收。后因胃部不适停药,痰涂片可见抗酸杆菌,考虑为肺结核,予吡嗪酰胺、乙胺丁醇、利福平、异烟肼四联抗结核药物治疗。2016年下半年,复查胸部CT,病灶大致同前,胸腔积液消失。患者不规律服用抗结核药物,仍反复咳嗽、咳痰及气促。2017年8月,患者出现左侧胸痛(平卧位明显),外院查胸部CTPA示右肺动脉主干及其分支栓塞,左肺动脉主干部分栓塞,左下肺动脉中远段部分栓塞,右肺上叶尖段、后段数个增殖灶,考虑为肺栓塞(PE)。予尿激酶溶栓,然后以华法林(低分子肝素桥接)抗凝治疗1个月后,复查胸部CTPA,肺动脉血管内栓塞未见明显吸收;PET/CT检查示左、右肺动脉主干走行区及右上肺动脉、右下肺动脉代谢异常活跃,考虑为恶性肿瘤;右肺上叶后段、右肺中叶散在炎症。为进一步诊治,收住我院。既往史、个人史、家族史无特殊。

**【入院体格检查】**

T 36.9℃,P 104次/分,R 21次/分,BP 106/74 mmHg,$SpO_2$ 95%(吸氧2 L/min)。胸廓对称,无压痛,双肺叩诊呈清音,左肺呼吸音粗,右肺呼吸音减弱,未闻及干、湿啰音。心界无扩大,心率104次/分,心律齐,肺动脉瓣听诊区可闻及3级吹风样收缩期杂音。腹部未见异常,四肢活动正常,无肿胀、疼痛。

**【入院诊断】**

(1)肺动脉内占位性病变:恶性肿瘤? 机化性血栓形成?

(2)肺结核。

**【实验室检查】**

1. 血常规 WBC $8.5×10^9$/L,Hb 107 g/L(↓),PLT $516×10^9$/L(↑)。

2. 血气分析($FiO_2$ 21%) pH 7.437,$PO_2$ 78.5 mmHg(↓),$PCO_2$ 33.7 mmHg(↓),$HCO_3^-$ 22.4 mmol/L。

3. 凝血功能　PT 16 s(↑)，INR 1.3(↑)，PTA 67%(↓)，FIB 8.45 g/L(↑)，APTT 51.4 s(↑)，TT 17.9 s，D-二聚体 171 ng/mL。

4. 心功能　NT-proBNP 12.23 pg/mL；肌钙蛋白在正常范围内。

5. 血传播八项　HBsAg＞250 IU/mL(↑)，HBeAb 0.01 s/co(↓)，HBcAb 10.98 s/co(↑)，HBV-DNA $9.55×10^2$ IU/mL(↑)。

6. 风湿免疫　ESR 124 mm/h(↑)，ANA 定量 6.62 U/mL，ANA 谱十一项均为阴性，血管炎三项均为阴性。

7. 肿瘤指标　NSE、CEA、CA125、CA153、CYFRA21-1 均在正常范围内。

8. 痰细菌＋真菌＋结核分枝杆菌培养/涂片　阴性。

9. 感染相关指标　PCT、G 试验、GM 试验、结核分枝杆菌感染 T 细胞检测均未见明显异常。

【其他辅助检查】

1. 心脏彩超　心内结构以及血流未见明显异常(AO 23 mm，LA 23 mm，RV 16 mm，IVS 厚度 8 mm，LVDd 39 mm，LVDs 25 mm，LVPW 8 mm，RA 22 mm，SV 46 mL，EF 88%)，左心室收缩功能未见异常。

2. 腹部脏器＋下肢静脉彩超　肝内未见占位病变，血流未见异常。胆囊结石声像，胆总管上段未见明显扩张。脾不大，血流未见异常。双下肢深静脉及大隐静脉近段血流缓慢，探及超声自显影现象。

3. 头颅 MRI　未见异常。

4. 胸部 CTPA(2017 年 9 月 11 日)　右肺散在少许炎症，部分慢性改变。主肺动脉分叉前、左肺动脉主干近端、右肺动脉主干及其分支可见低密度影，考虑为肺动脉肉瘤的可能性大。可见左肺动脉部分分支不完全性栓塞，肺动脉肉瘤转移待排(图 6-1A、B)。

【诊治经过】

入院后予止咳、化痰、抗凝等治疗。2017 年 9 月 20 日，在体外循环下行右全肺切除术＋肺动脉成形术，术后病理结果示炎性肌纤维母细胞肉瘤(图 6-2)。术后转入 ICU 治疗，辅助通气，同时予抗感染、护胃、补液等治疗。患者症状好转，予以出院。

【出院诊断】

(1) 肺动脉炎性肌纤维母细胞瘤。

(2) 肺结核。

(3) 乙型肝炎病毒携带者。

【随访】

出院后定期门诊随访，术后 1 个月、5 个月复查胸片(图 6-1C、D)，未见复发。

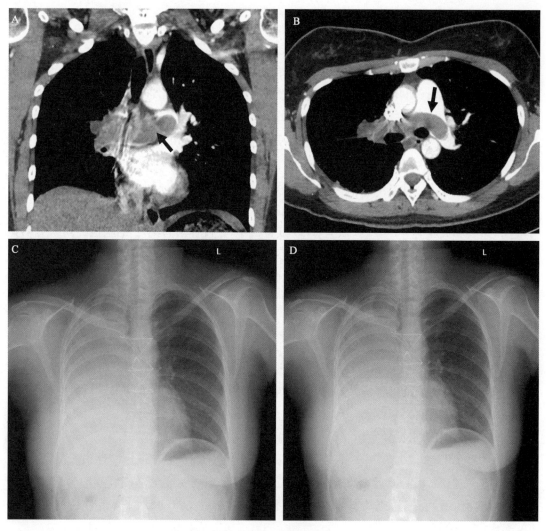

**图 6 - 1  CTPA 和胸部正位片**

A(冠状位)和 B(横断位). 主肺动脉分叉、右肺动脉干及左肺动脉干近端大的块状充盈缺损(黑色箭头),向右肺各叶段肺动脉延伸;C. 术后 1 个月胸片;D. 术后 5 个月胸片,示肺动脉肿瘤切除术后、右肺全切术后改变,左肺未见明确异常,心影居中

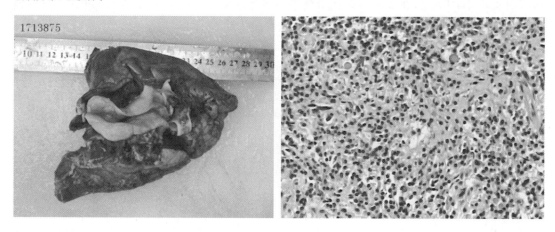

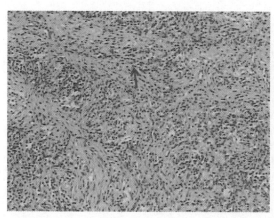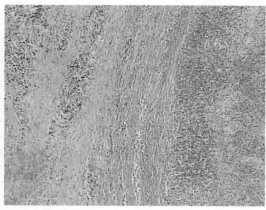

图6-2　术后病理(见彩色插页)

(右肺)送检肺组织中可见数个大血管中充满梭形细胞及大量淋巴细胞(红色箭头),以及浆细胞、组织细胞组成的肿瘤组织(绿色箭头);梭形细胞形态温和,核分裂相罕见,排列成片巢状或穿插于淋巴细胞、浆细胞之间,部分区域瘤细胞浸润至血管壁及周围肺组织(蓝色箭头),结合免疫组化符合肺动脉肉瘤组织改变,肉瘤类型较符合炎性肌纤维母细胞肉瘤(肿瘤未累及支气管组织)。免疫组化:CK(-),VIM(+),波形蛋白(-),CD68(组织细胞阳性),肌动蛋白(+),ALK(D5F3)(部分阳性),Ki-67(约5%阳性),CD20(淋巴细胞阳性),CD79a(淋巴细胞阳性),CD3(淋巴细胞阳性),CD38(淋巴细胞阳性),CD138(-),$k/\lambda$(浆细胞阳性),CD43(淋巴细胞阳性),CD34(血管阳性)。弹力纤维染色(动脉壁弹力纤维阳性),PAS、AB、GMS、抗酸染色均阴性

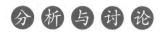

分 析 与 讨 论

**雷永霞主治医师**(广州医科大学附属第一医院,放射科)

患者CTPA具有以下特点:① 血管内充盈缺损病灶形态不规则,有结节突破管壁,血栓无此征象;② 血管内充盈缺损可见血管影,血栓则无血管影,右上肺及肺门结节考虑是血管远端软组织影的播散/膨胀生长而突破管壁所致;③ 肺静脉似乎可见充盈缺损,应考虑肿瘤转移的可能性,可能是肺动脉内恶性肿瘤。

**邓宇主任医师**(广州医科大学附属第一医院,放射科)

CTPA显示,右上肺门肺动脉管腔的病变呈膨胀性生长,延伸至右上肺动脉远端及右上肺结节,可与血栓栓塞相鉴别。但肺动脉肉瘤病变堵塞管腔情况往往较重,该患者的管腔充盈缺损可见造影剂通过,充盈缺损病灶对血管壁突破不明显,未见纵隔侵犯,呈骑跨、条状,游离端光滑,与肺动脉肉瘤的不规则形状有所区别。故病变为介于血栓、肺动脉肉瘤间的交界性改变。另外,需要注意与呼吸运动伪影的鉴别,因左下肺受呼吸运动和心脏运动的双重影响,故评价血管病变一定要排除呼吸、心脏运动的假性充盈缺损。该患者左下肺静脉内充盈缺损考虑为呼吸运动伪影。该患者CTPA影像与肺动脉肉瘤所呈现的影像表现有所不同。

**王欣璐主任医师**（广州医科大学附属第一医院，核医学科）

患者 2017 年 9 月 6 日 PET/CT 示锁骨上窝、腋窝及上纵隔淋巴结无肿大，在肺动脉主干后方病灶呈高代谢，分叉处病灶代谢明显增高，边界清晰，病灶与 CTPA 充盈缺损病灶边缘极度吻合，无溢出效应，右肺动脉病灶全程高代谢并延续到右肺门膨胀生长处，右肺门病灶代谢高，最大 SUV 值达 8.1。该病灶特点：① PET/CT 与 CTPA 所显示病灶范围一致，延续到右下肺动脉主干；② 病灶内部代谢均匀，为沿肺动脉走行的高代谢病变。从 PET/CT 代谢看，考虑恶性肿瘤，首先考虑肺动脉内膜肉瘤，有些肺动脉肉瘤合并血栓，肉瘤病灶代谢高而血栓代谢不高；或者黏液瘤，其代谢不高。而该病例病灶代谢非常高，鉴别诊断上应考虑能引起代谢增高的感染性病变，但至今未发现该患者有感染性病变的依据，故在诊断方面首先考虑肺动脉内膜肉瘤。

**杨苏乔副主任医师**（首都医科大学附属北京朝阳医院，呼吸与危重症医学科）

该病例首先应与肺动脉内占位性疾病鉴别，包括良、恶性疾病，首先考虑肺动脉肉瘤，其次需与静脉内平滑肌瘤病相鉴别，后者为增殖性疾病，多数患者有子宫平滑肌瘤病史或做过子宫平滑肌瘤手术。有个案报道静脉内平滑肌瘤的 PET/CT 也会显示 FDG 代谢增高。在无子宫平滑肌病的前提下，也有发生静脉内平滑肌瘤病的可能性，此时病变在病理学上是良性的，但生物学行为表现为恶性。静脉内平滑肌瘤一般生长快，难控制。静脉内平滑肌瘤生长包括两种机制：① 从子宫平滑肌向脉管内侵袭；② 子宫静脉壁平滑肌组织异常增生。该患者主要考虑肺动脉肉瘤，其次在病理上考虑与静脉平滑肌瘤病鉴别。

**王育凯副主任医师**（汕头市中心医院，风湿免疫科）

该患者为青年女性，既往无腮腺、眼睛、颌下腺肿大，无肺外受累及风湿疾病症状、体征，以肺血管内病变为主。自身抗体均为阴性，基本可排除自身免疫性疾病，ESR 明显偏高，球蛋白正常，IgG、IgM 及 CRP 均正常。目前暂未发现风湿免疫相关性疾病证据。

**马伦超主治医师**（广州医科大学附属第一医院，心脏外科）

该患者病史近 1 年，根据 CTPA 及 PET/CT 结果，考虑为肺动脉肉瘤的可能性比较大，病变范围大，累及右侧肺动脉主干及其分支，故目前考虑恶性肿瘤可能性大。如行单纯性肺动脉内膜剥脱手术，无法彻底切除病灶，遂行右侧肺动脉内膜剥脱＋右侧肿瘤切除＋右全肺切除。术后见肉瘤外观光滑，质地不坚硬，肺动脉分支处肉瘤与周围肺组织有粘连，与右肺动脉及左肺动脉壁无粘连。该患者至今生活质量依旧较好，后续未做放、化疗。

**顾莹莹主任医师**（广州医科大学附属第一医院，病理中心）

该患者病程比较长，预后比较好，术后未进行放、化疗等后续治疗，且目前患者无不适，可以正常工作，预后较好。若为肉瘤，那么其恶性程度非常高，并可通过血液扩散。所以很多患者在术后的半年到一年内(若不经过治疗),会很快发生全身转移,从而导致死亡;而且,肉瘤血运比较丰富,多呈鱼肉状改变,但是此例中,病变表面比较光滑,未见鱼肉样改变。综上所述,认为该患者病变的恶性程度不高。

肺动脉肉瘤恶性程度高,根据组织起源,可分为壁间肉瘤及内膜肉瘤。其中内膜肉瘤分为未分化型和分化型,后者包括平滑肌肉瘤和纤维肉瘤。未分化型肉瘤的细胞分化程度较低,幼稚细胞未向其他组织分化,包括横纹肌、平滑肌或者纤维组织,所以未分化型肉瘤预后很差;而分化型肉瘤恶性程度相对较低。肺动脉肉瘤最重要的标记是平滑肌的肌源性标记,主要是 SMA、结蛋白和钙调蛋白,该患者免疫组化结果不支持为恶性肿瘤。从增殖指数上看,指数越高,说明恶性程度越高,而该患者 Ki‐67 少量表达,说明病灶为良性肿瘤的可能性大。病理结果示肌源性标记阳性,淋巴细胞、组织细胞增生,CD68、CD163、CD20/CD79α阳性。结合特殊染色结果,考虑这是一个肌源性病变,不考虑肉瘤病变。

该患者病变需与静脉内平滑肌瘤病、IgG4 相关性疾病(IgG4‐RD)、肌纤维母细胞肉瘤相鉴别,静脉内平滑肌瘤病患者多有静脉性子宫肌瘤病史,且病变形态多呈良性改变,但生物学表现为恶性。IgG4‐RD 除了有大量的浆细胞、淋巴滤泡,还具有以下三个特点:① 为硬化性病变,伴胶原纤维增生,呈席纹状或玻璃样变;② 淋巴细胞浸润,常导致静脉闭塞性静脉炎;③ IgG4⁺浆细胞/IgG⁺浆细胞>40%,且在一个高倍镜视野下可见 10 个或 10 个以上 IgG4⁺浆细胞。肌纤维母细胞肉瘤以往被认为是炎性假瘤,目前被认为是低度恶性或恶性潜能未定的肿瘤,好发于肺的胸膜下,可以单发或多发,且多发于儿童、青少年,文献上报道该病的平均发病年龄是 10 岁,中位发病年龄为 9 岁,CT 上可见边界清晰的病灶,主要由纤维母细胞和肌纤维母细胞、炎症细胞组成,不会形成脓肿;会表达肌源性标记,Ki‐67 指数可达到 1%~3%,可见大量纤维母细胞、梭性细胞、黏液样背景、纤维化区域。该患者肌源性标记均为阴性,Ki‐67 指数仅有少量表达阳性,因此,考虑此为恶性潜能未定的肿瘤性病变。

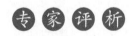

**杨媛华主任医师**(首都医科大学附属北京朝阳医院,呼吸与危重症医学科)

该患者以反复咳嗽、胸痛、气促伴有盗汗、消瘦为主要表现,痰中可见抗酸杆菌,且不规律接受抗结核治疗,但胸痛、气促无明显改善,易被考虑为反复肺结核活动造成的症状反复发作。对于不能解释的胸痛、气促,需完善 CTPA,鉴别是否存在 PE、肺动脉腔内占位性病变。发现肺动脉内充盈缺损,是否一定就是 PE,是否有溶栓指征,应结合多方面情况进行考虑。该患者影像学上,CTPA 示主肺动脉分叉前、左肺动脉主干近端及右肺动脉主干及其分支低密度影;症状上,无右心功能不全表现、血压下降,不太像急性 PE 的特点。根据肺血栓栓塞症危险分层,该患者血压无下降,心肌损伤标志物及 BNP 正常,心脏彩超未见右心室扩大,在危险分层上未达到中危,不具备溶栓指征。患者外院行溶栓治疗后胸痛、气促仍未改善,进一步完善 PET/CT,发现右肺动脉病灶全程高代谢并延续到右肺门膨胀生长处,右肺门病灶代谢很高,SUV 值达 8.1,故考虑为肺动脉肉瘤。肉瘤通常呈膨胀性生长,与血管壁连接紧密。该病例的特点是,影像学及术后病理见左、右肺动脉内占位性病变与血管壁无紧密连接,右肺动脉病灶全程高代谢并延续到右肺门膨胀生长处,右肺门病灶代谢很高,故考虑病灶并不是起源于主肺动脉,而是起源于右肺门,向右肺动脉、左肺动脉进展。该病变在病理上有恶性肿瘤的生物学特点、行为,根据病灶的大小、沿血管壁生长等特点,考虑为肺动脉恶性肿瘤,治疗上宜采取积极手术、化疗的方式。

（1）炎性肌纤维母细胞瘤(inflammatory myofibroblasic tumor,IMT)起病隐匿,多无特征性临床表现,易与结核病、真菌感染等混淆。肺动脉 IMT 常发生于右侧肺动脉,多为孤立病变,少见转移病灶。CTPA 难以鉴别 IMT、PE 及肺动脉肉瘤,PET/CT 很难鉴别肺动脉肉瘤与 IMT。确诊依赖于病理和免疫组化。

（2）IMT 治疗上应采取积极手术的方式,避免复发,大多数患者预后较好。放、化疗的使用目前尚存在争议。

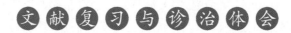

IMT 被 WHO 定义为由分化的肌纤维母细胞性梭形细胞组成,常伴大量浆细胞和（或）淋巴细胞的一种间叶源性肿瘤[1],并将其归为纤维母细胞/肌纤维母细胞肿瘤（中间性,少数可转移类）,其具有中间性或低度恶性本质,偶尔可发生转移。IMT 多见于内脏和软组织,最常见于肺[2],也可发生于腹腔、腹腔后、盆腔、四肢及躯干,以及上呼吸道、中枢神经系统、皮肤等[3]。根据镜下形态,IMT 的组织类型可分为富于黏液的结节性筋膜炎样型、细胞密集排列的富于细胞型,以及间质胶原化的纤维瘤病样型 3 种结构[3]。免疫组织化学可以明确 IMT 中肌纤维母细胞的免疫表型,以与其他肿瘤相鉴别,波形蛋白、SMA、肌特异性肌动蛋白(muscle specific actin, MSA)及 ALK 常为阳性,其中波形蛋白阳性反应通常很强,常弥漫于梭形细胞胞质。SMA 和 MSA 阳性反应可以是灶性或弥漫性[4]。该病例病理特点属于梭形细胞密集型,免疫组化见波形蛋白阳性。

鉴别诊断方面,肺动脉内 IMT 具有如下特点:① 肺动脉内 IMT 常发生于右侧肺动脉,左侧较少见,而 PE、肺动脉肉瘤在左、右肺动脉干均可发生;② 肺动脉内 IMT 均为孤立病变,少见转移病灶,而肺动脉肉瘤常发生肺门淋巴结或肺内转移;肺动脉肉瘤贴壁生长,恶性程度高,表现为菜花样改变,而肺动脉内 IMT 除了起始部位贴壁,外延生长部分多游离于管腔中;③ PET/CT 检查对肺动脉肉瘤及肺动脉内 IMT 鉴别意义不大,因为两者均表现为高代谢,但 PET/CT 有助于排除肺动脉内转移瘤及 PE,肺动脉肉瘤和 IMT 可以出现葡萄糖浓聚,而 PE 病变中一般不出现葡萄糖浓聚;④ PE、肺动脉肉瘤、肺动脉内 IMT 的 CTPA 均可见肺动脉内充盈缺损,但是 PE 起病急,而肺动脉肉瘤及肺动脉内 IMT 起病较为隐匿。

IMT 的首选治疗方式为手术治疗,手术切除肿瘤后大部分患者预后良好,但患者术后应定期随诊、复查。对于 IMT 能否行放、化疗,目前尚有争议[5]。有研究指出,对于复发、转移、不易手术且 ALK 阳性的 IMT 患者可用 ALK 抑制剂克唑替尼治疗,抑制肿瘤的进一步进展[6,7]。IMT 治疗的预后与肿瘤位置、切除范围以及病理分型密切相关,局部复发率约 14%,远处转移率约 5%,最常见的转移部位是肺、脑、肝、骨[1]。

## 参·考·文·献

[ 1 ] WHO Classifation of Tumours Editorial Board. Soft tissue and bone tumours: WHO classification of tumours: Volume 3[M]. 5th ed. WHO, 2020.

[ 2 ] Coffin C M, Watterson J, Priest J R, et al. Extrapulmonary inflammatory myofibroblastic tumor (inflammatory pseudotumor). A clinicopathologic and immunohistochemical study of 84 cases[J]. The American Journal of Surgical Pathology, 1995, 19(8): 859 – 872.

[ 3 ] 朱岩,丁颖,宋国新,等. 炎性肌纤维母细胞肿瘤临床病理学分析[J]. 中华病理学杂志,2021,50(3): 194.

[ 4 ] 张江鸽,高黎,易俊林,等. 58 例炎性肌纤维母细胞瘤临床特点与疗效分析[J]. 中华放射肿瘤学杂志,2017, 26(6): 646 – 649.

[ 5 ] Dishop M K, Warner B W, Dehner L P, et al. Successful treatment of inflammatory myofibroblastic tumor with malignant transformation by surgical resection and chemotherapy[J]. Journal of Pediatric Hematology/Oncology, 2003, 25(2): 153 – 158.

[ 6 ] Butrynski J E, D'Adamo D R, Hornick J L, et al. Crizotinib in ALK-rearranged inflammatory myofibroblastic tumor[J]. New England Journal of Medicine, 2010, 363(18): 1727 – 1733.

[ 7 ] Theilen T M, Soerensen J, Bochennek K, et al. Crizotinib in ALK+ inflammatory myofibroblastic tumors—current experience and future perspectives[J]. Pediatric Blood & Cancer, 2018, 65(4): e26920.

（綦婷婷　广东省第二中医院黄埔医院）

# 第二章 肺动脉高压相关疾病

## 第一节

## 动脉性肺动脉高压

### 病例 7 肺静脉闭塞症

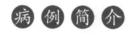

#### 第一次入院

患者男性,35 岁,因活动后气促、干咳 4 个月,加重 1 个月,于 2020 年 5 月 26 日入院。4 个月前,患者无明显诱因下出现活动后气促,快步行走约 50 米、上坡时可出现气促,伴干咳、口唇发紫,偶有双侧胸部轻微隐痛,休息后可逐渐缓解,无头晕、晕厥,无胸闷、咯血,无双下肢水肿等不适,到当地医院就诊,行胸部 CT 等检查(未见报告、具体不详)后未治疗,未予重视。1 个月前,患者气促症状逐渐加重,上三层楼即可出现,休息后可逐渐缓解,遂到当地市人民医院住院治疗,查胸部 CT 提示双肺弥漫性病变,肺动脉增宽,左心室及右心稍大,心脏彩超估测 PASP 55 mmHg,提示肺动脉高压,予抗感染、利尿治疗后症状未见明显改善,为进一步诊治转诊我院。

平素健康状况良好。否认高血压病、糖尿病、心脏病、肝炎、结核病、伤寒等病史。原籍出生长大,无外地居住史,无疫区居住史,无疫水、疫源接触史。吸烟约 10 年,2~3 支/天,无嗜酒史,无冶游史,无放射性物质、毒物接触史。余既往史、婚育史及家族史无特殊。

**【入院体格检查】**

T 36℃,P 89 次/分,R 20 次/分,BP 109/71 mmHg,SpO₂ 89%(吸空气下)。神志清楚,对答切题,全身浅表淋巴结未触及肿大,双肺呼吸音清,未闻及干、湿啰音。心律齐,P2>A2,未闻及心脏杂音。双下肢未见明显浮肿。

**【入院诊断】**

(1)肺动脉高压:肺静脉闭塞症(PVOD)? 肺毛细血管瘤病(PCH)?

（2）右心功能不全，心功能Ⅱ级。

【实验室检查】

1. 血常规 WBC $10.40 \times 10^9/L(\uparrow)$，NEUT% 70.1%（↑），Hb 163 g/L（↑），PLT $207 \times 10^9/L$。

2. 血气分析（$FiO_2$ 29%） pH 7.391，$PaCO_2$ 32.7 mmHg（↓），$PaO_2$ 92.1 mmHg（↑），$HCO_3^-$ 20.1 mmol/L（↓）。

3. 肝功能 AST 40.2 U/L（↑），ALT 70.6 U/L（↑），LDH 264.3 U/L（↑）。

4. 同型半胱氨酸 16.7 μmol/L（↑）。

5. 心功能 NT-proBNP 828.3 pg/mL（↑）。

6. （血）全外显子测定 无真核生物翻译起始因子 2α 激酶 4（eukaryotic translation initiation factor 2 alpha kinase 4，EIF2AK4）基因突变。

7. 风湿免疫相关检测指标 ANA 谱十一项、ANA 定量、类风湿指标、ACA、血管炎三项、易栓症三项均为阴性。

8. 其他 尿常规、甲状腺功能、肺肿瘤指标、血传播八项均正常。

【其他辅助检查】

1. 6 分钟步行试验 6MWD 327 米。

2. 胸部 CTPA（2020 年 5 月 24 日，门诊） ① 两肺弥漫病变，考虑为 PVOD 或 PCH，前者可能性大；② 考虑肺动脉高压，亚段以上肺动脉未见明确栓塞；③ 两侧肺门、纵隔多发淋巴结肿大，考虑为淋巴回流受阻所致；④ 右主支气管稍变窄，考虑为肺动脉增宽压迫所致（图 7-1）。

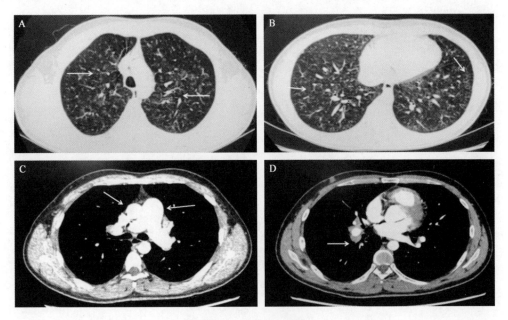

图 7-1 CTPA 图像

A. 可见双肺弥漫磨玻璃结节病灶（白色箭头）；B. 增厚的小叶间隔线（白色箭头）；C. 主肺动脉与主动脉直径比为 2：1（白色箭头）；D. 肺门淋巴结肿大（白色箭头）

3. 冠状动脉平扫+增强　① 冠脉 CT 造影检查未见异常；② 冠状动脉右优势型；③ 右心房、右心室增大。

4. 心脏彩超　右心增大(RA 37 mm，RV 25 mm)。LA 26 mm，LVDd 37 mm，SV 42 mL，三尖瓣反流束面积 2.0 cm²，VP 425 cm/s，PG 72 mmHg，估测 PASP 82 mmHg。提示中-重度肺动脉高压，三尖瓣轻度反流。左心室收缩功能未见异常。

5. 肺功能检查　① 肺通气功能大致正常；② 弥散功能重度下降，DLCO 30.39%。

6. 其他　双侧下肢深静脉彩超、髂静脉彩超、下腔静脉彩超未见明显异常。

【诊治经过】

患者入院后仍有活动后气促，无明显咳嗽、咳痰，结合病史及肺部 CT，考虑为 PVOD 或 PCH 的可能性大，予低流量吸氧、利尿(呋塞米、螺内酯)，进一步完善右心导管、肺动脉造影明确病情，联系外科拟行左肺电视辅助胸腔镜手术(video-assistant thoracoscopic surgery，VATS)。

2020 年 5 月 28 日，行右心导管检查，提示毛细血管前性肺动脉高压(表 7-1)。

表 7-1　右心导管检查

| 指　　标 | 基础状态下 | 吸氧后(6 L/min) |
| --- | --- | --- |
| HR(bpm) | 93 | 68 |
| BP(mmHg) | 124/80/95 | 121/81/94 |
| SVC(mmHg) | 9/7/8 | 10/8/9 |
| RAP(mmHg) | 10/4/7 | 10/7/8 |
| IVC(mmHg) | 10/6/7 | 11/7/8 |
| PAP(mmHg) | 91/41/58 | 93/38/56 |
| PAWP(mmHg) | 12/9/11 | 12/9/11 |
| DPG(mmHg) | 30 | 27 |
| AO：PA | 1.6 | 1.7 |
| CO(Fick's 法) | 2.8 | 2.9 |
| CI(Fick's 法) | 1.9 | 2.0 |
| PVR(WU，Fick's 法) | 16.5 | 15.3 |
| TPR(WU，Fick's 法) | 20.4 | 19.0 |
| SVR(WU，Fick's 法) | 30.8 | 29.4 |
| PA(%) | 63.8 | 70.8 |
| SVC(%) | 63.4 | 70.6 |
| IVC(%) | 66 | 79.4 |
| SaO₂(%) | 94 | 100 |

行双肺动脉造影：肺动脉干增宽，外周肺动脉纤细，血流相对缓慢，未见各叶段肺动

脉狭窄、闭塞、缺失、截断的改变。

胸腔镜活检病理示：（左上肺舌段组织、左下肺组织）送检肺组织可见支气管动脉及部分静脉，管壁肥厚，内膜及中层的平滑肌明显增生，肺间质小静脉肌化，血管内见血栓，小叶间隔轻度水肿，肺泡腔内有大量的组织细胞，部分肺间隔断裂，大疱形成。免疫组化结果：CD68（组织细胞阳性），CK（上皮细胞阳性），SMA（血管阳性）。特殊染色结果：银染色（＋），弹力纤维染色（血管阳性），铁染色（弱阳性），Masson 三色染色（少量阳性）；组织改变符合肺动脉高压（Ⅲ级）表现（图 7－2）。

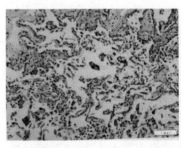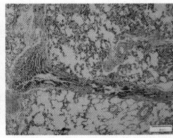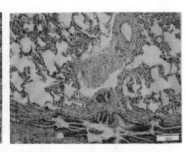

图 7－2　胸腔镜活检病理（见彩色插页）

综合分析患者病史及检查结果，考虑为 PVOD 或 PCH 引起肺动脉高压的可能性大，不排除特发性肺动脉高压（IPAH）。出院后予降肺动脉压[他达拉非（10 mg，qd）]、利尿（呋塞米、螺内酯）、吸氧等治疗。

**【出院诊断】**

（1）肺动脉高压Ⅰ型（重度，中危组，右心房、右心室增大，心功能Ⅱ级）。

（2）PVOD 可能，PCH 待排。

**【随访】**

患者服用他达拉非（10 mg，qd）未觉不适，按嘱逐渐增加肺动脉高压靶向药，调整为他达拉非（20 mg，qd）＋安立生坦（5 mg，qd）＋利尿药物（呋塞米、螺内酯）治疗，自觉气短症状改善，可爬 4 楼。

2020 年 8 月 27 日，于我院复诊，复查胸部 CT 平扫提示：① 两肺弥漫间质性病变同前，两肺肺动脉高压同前；② 考虑两肺门、纵隔多发淋巴结肿大；③ 右主支气管稍变窄，考虑为肺动脉增宽压迫所致，较前变化不大。根据检查结果及患者症状，认为当前治疗效果尚可，可继续口服靶向药物治疗，予调整药物剂量：安立生坦（5 mg，qd），西地那非（25 mg，tid）。

## 第二次入院

2021 年 1 月 25 日，患者无明显诱因出现气促，较前加重；活动耐量下降，不能爬楼梯；无双下肢水肿，无夜间阵发性呼吸困难，为求进一步诊治再次入院。患者神志清楚，精神尚可，食欲、睡眠欠佳,近期体重无明显改变。

**【实验室检查】**

1. 血常规　WBC $11.40 \times 10^9/L$($\uparrow$),NEUT% 68.9%,Hb 156 g/L,PLT $177 \times 10^9/L$。

2. 血气分析(FiO$_2$ 29%)　pH 7.397,PO$_2$ 60.9 mmHg($\downarrow$),PCO$_2$ 31.1 mmHg($\downarrow$),HCO$_3^-$ 20.1 mmol/L($\downarrow$)。

3. 肝功能　AST 52.8 U/L($\uparrow$),ALT 77.7 U/L($\uparrow$),LDH 338.2 U/L($\uparrow$)。

4. 心功能　NT-proBNP 2 302.00 pg/mL($\uparrow$)。

**【其他辅助检查】**

1. 6分钟步行试验　6MWD 238米。

2. CTPA　① 两肺弥漫病变较前增多,考虑可能为 PVOD 或 PCH,前者可能性更大;② 考虑肺动脉高压,亚段以上肺动脉未见明确栓塞;③ 两侧肺门、纵隔多发淋巴结肿大,考虑为淋巴回流受阻所致;④ 右主支气管稍变窄,考虑为肺动脉增宽压迫所致。

3. 肺灌注显像　双侧肺灌注显影清晰,放射性分布不均,可见多发放射性分布稀疏缺损改变,以左上肺及右上、中肺为主。

4. 心脏彩超　右心房、右心室增大(LA 26 mm,LVDd 35 mm,RA 50 mm,RV 46 mm,SV 39 mL,PASP 108 mmHg)。三尖瓣反流(中度),肺动脉高压(重度)。少量心包积液。左心室收缩功能未见明显异常(表7-2)。

表7-2　两次入院心脏彩超结果比较

| 指　标 | 第一次入院 | 第二次入院 |
| --- | --- | --- |
| RA(mm) | 37 | 50 |
| RV(mm) | 25 | 46 |
| SV(mL) | 42 | 39 |
| LA(mm) | 26 | 26 |
| LVDd(mm) | 37 | 35 |
| PASP(mmHg) | 82 | 108 |

5. 肺功能检查　① 小气道功能障碍(患者配合欠佳);② 弥散功能重度下降(DLCO 38.2%)。

**【诊治经过】**

入院后予降肺动脉压[安立生坦(5 mg,qd),西地那非(25 mg,tid)]、利尿[螺内酯(20 mg,bid)、呋塞米(20 mg,qd)]、吸氧、护肝等治疗,并完善右心导管检查,检查结果见表7-3。

表 7-3 复查右心导管

| 指 标 | 2020 年 5 月 28 日 | 基础状态下(本次) |
|---|---|---|
| HR(bpm) | 93 | 81 |
| BP(mmHg) | 124/80/95 | 102/67/79 |
| SVC(mmHg) | 9/7/8 | 20/10/14 |
| RAP(mmHg) | 10/4/7 | 19/13/15 |
| PAP(mmHg) | 91/41/58 | 91/62/76 |
| PAWP(mmHg) | 12/9/11 | 11/9/10 |
| DPG(mmHg) | 30 | 52 |
| AO∶PA | 1.6 | 1.0 |
| CO(Fick's 法) | 2.8 | 3.3 |
| CI(Fick's 法) | - | 2.1 |
| PVR(WU,Fick's 法) | 16.5 | 21.3 |
| TPR(WU,Fick's 法) | 20.4 | 24.5 |
| SVR(WU,Fick's 法) | 30.8 | 20.5 |
| PA(%) | 64 | 64 |
| SVC(%) | 63 | 61 |
| RA(%) | 66 | 64 |

因药物治疗效果不佳(患者活动后气促加重,复查胸部 CT 提示双肺磨玻璃影明显增多、氧合下降、BNP 明显升高),建议患者行肺移植,家属表示理解但暂未同意,予出院,嘱其规律用药[安立生坦(5 mg,qd),他达拉非(20 mg,qd),螺内酯(40 mg,bid),呋塞米(40 mg,qd)]。3 个月后随访,患者自诉活动后气促较前改善,能缓慢爬 3 层楼。

**【最终诊断】**

(1) PVOD。

(2) 肺动脉高压Ⅰ型(重度,高危组,右心房、右心室增大,心功能Ⅲ级)。

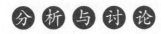

分 析 与 讨 论

**雷永霞主治医师**(广州医科大学附属第一医院,放射科)

从影像学表现来看,PCH 患者的 CT 可见以小叶为中心弥漫性分布的磨玻璃结节,边界清楚,一般不伴小叶间隔增厚,无胸腔积液及明显的淋巴结增大(纵隔淋巴结及肺门淋巴结);而 PVOD 患者的 CT 常伴小叶间隔增厚、增宽,肺门及纵隔淋巴结增大,病变多累及下叶,可伴胸腔积液。该患者双肺可见小叶中心型的磨玻璃影和磨玻璃结节,分布较均匀,边界相对清楚,呈弥漫多发斑片状,密度低,两肺下叶小叶间隔稍增厚明显,两肺门淋巴结增大,肺动脉主干增宽、右心房和右心室增大(存在肺动脉高压),无胸腔积液,诊断上倾向于考虑 PVOD,需要与 PCH 鉴别。

**顾莹莹主任医师**(广州医科大学附属第一医院,病理中心)

该患者取样部位贴近胸膜、左上肺舌段组织、左下肺组织,低倍镜下可见支气管旁的支气管动脉平滑肌数目增多,细胞核肥大且增多;支气管动脉平滑肌纤维的增生使管腔变窄,肺泡间隔静脉增生、血管扩张充血;可见部分小血管、微细动脉机化,管壁明显增厚甚至闭塞,某些大血管内膜平滑肌明显增生,管腔堵塞、狭窄,以上(血管狭窄、偏位、小血管扩张充血)均为肺动脉高压的表现。肺组织小叶间隔疏松,染色较淡,正常情况下仅有少量胶原纤维,但目前整个组织稀疏(说明存在水肿);同时,可见淋巴管及静脉扩张,扩张的静脉内膜增生、管腔狭窄;周围肺组织可见大量含铁血黄素细胞。高倍镜下可见小静脉壁有钙铁盐构成的弹性纤维垢附着(表明存在出血),弹力纤维染色后,可以看到肺泡间隔内细小血管的内弹力板破坏、纤维组织增生及管壁增厚,还可见部分静脉内膜增生后堵塞管腔,以上均为 PVOD 的表现。有文献报道,动脉型肺动脉高压存在共同的病理学改变,包括肺细小动脉中层肌性肥厚,肺微细动脉肌型化,动脉内膜纤维性增生、增厚[向心性、偏心性、非板层状和(或)板层状内膜增生致管腔狭窄、闭塞,可并发新鲜血栓形成]。综上所述,动脉型肺动脉高压的诊断基本成立,但尚未达到重度肺动脉高压水平(重度肺动脉高压组织中可见肺细小动脉丛状病变、扩张性改变及纤维素坏死)。PVOD 的病理表现为广泛的大小不一的肺细小静脉纤维性阻塞,阻塞的纤维组织可为松散的水肿样结构,含有不同类型的细胞,或者表现为致密的、无细胞性结构,又或者表现为多发性、偏心性结构(源于血栓机化)。所以该患者的病理表现更符合动脉型肺动脉高压中 PVOD 的病理特征。

**龚娟妮副主任医师**(首都医科大学附属北京朝阳医院,呼吸与危重症医学科)

对于肺动脉高压患者,高分辨率 CT 检查极为重要,阅片时不要忽略微小血管(包括肺小静脉、肺毛细血管)的病变。该患者为青年男性,发病急,肺部 CT 显示叶间裂增厚和小叶中心磨玻璃结节,双侧淋巴结增大,伴有严重的肺动脉高压和弥散功能降低。从影像上来看,更倾向于 PVOD 的诊断,因其淋巴结增大的情况比 PCH 更明显。PVOD 和 PCH 的进展程度与两者症状上的差异紧密相关。例如,某些患者发病时间较短,其病理或影像检查结果中尚看不到明显的 PVOD 或 PCH 的特征,而随着疾病的进展,患者的病理及影像学特征越来越明显,因此疾病的进展程度可能直接影响到患者的临床表现及影像、病理特征。对于该患者,病理上未见多发毛细血管阻塞的表现,主要表现出肺小静脉和肺毛细血管的扩张,肺小动脉平滑肌明显增厚,结合其临床表现,考虑其患有 PVOD 的可能性较大,后期随着疾病的进展,其影像学或病理表现可能会更典型。所以对于 PVOD 或 PCH,如果有某一方面证据提示可能,即应及早考虑,无须等所有征象显著表现时才做诊断。

**范粉灵副主任医师**（西安交通大学第一附属医院，心血管内科）

结合影像学和病理检查结果，考虑该患者兼有 PVOD 和 PCH。有研究报道，约73％的患者兼有 PVOD 和 PCH 的病理特点，患者一般会以某一类型早发而后继发另外一种，所以结合该患者病史、影像学及病理学综合分析，PVOD 和 PCH 可能同时存在，但更倾向于PVOD。因为肺静脉闭塞后会逐渐导致越来越多的肺毛细血管扩张，进而形成毛细血管瘤样改变。PCH 和 PVOD 可能为一个疾病不同阶段的表现，因此，若该患者控制不佳，后续可能会发展到 PCH 阶段。PVOD 与 PCH 的治疗方法类似，无须严格区分。建议先行对症治疗，因为靶向治疗可能获益不大。指南上指出，对于 PVOD 或 PCH，使用靶向药物没有长期获益且可能引起致命的肺水肿。在对症治疗过程中，如果没有咯血或其他严重并发症，那么控制诱发疾病加重的因素非常重要，如避免剧烈活动、感染、精神打击等；同时，需提前与患者沟通肺移植的相关事宜。

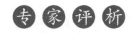

**熊长明主任医师**（中国医学科学院阜外医院，肺血管与综合内科）

近几年 PVOD 和 PCH 越来越受到关注，两者需要与 IPAH 相鉴别，IPAH 一般表现为肺小动脉和微动脉肌型化。本例病理提示该患者既有 IPAH 的表现也有肺静脉闭塞的表现。毛细血管瘤只能说明疾病较重，无法用于鉴别诊断。2018 年的尼斯会议将"PVOD/PCH"改为"具有明显肺静脉/肺毛细血管受累的肺动脉高压"，说明这两个疾病在临床上难以与 IPAH 相鉴别，但它们的影像学征象不同。IPAH 的 CT 表现为肺血流减少，而 PVOD/PCH 往往有弥漫性磨玻璃样改变（病灶往往多发且边界不清）、间隔增厚、淋巴结肿大（虽然 IPAH 亦可出现磨玻璃影及小结节影，但病灶较少且边界比较清晰）。另外，除合并左心衰竭，IPAH 患者较少出现肺门及纵隔淋巴结肿大，这些特征可与POVD 或 PCH 相鉴别。需要注意的是，PVOD 和 PCH 患者的临床表现存在差异，后者咯血更多见；而且，从影像学上看，PCH 中小叶间隔增厚的情况相对较少。从病理角度分析，更倾向于诊断为 PVOD（因为 PCH 一般有多发的毛细血管增生，而本病例病理结果未有相应提示），如果有典型的病理表现，无须基因检测即可直接诊断为 PVOD。治疗方面，目前指南反复强调 PVOD 和 PCH 患者应慎用靶向药物，因为病变累及的部位主要为毛细血管或肺静脉，如果使用靶向药物扩张血管可能会引起肺水肿（特别是扩张静脉的靶向药物）。如果应用靶向药物，目前一般主张先单药治疗 2～3 个月，如果病情进展迅速，应尽快评估是否存在肺移植的指征；如果病情好转，可以尝试联合治疗。对于该患者，已经使用了他达拉非，随访若发现其症状改善、心功能的各项指标明显好转，可在谨慎评估后尝试加用第二个靶向药物进行治疗，延缓肺移植计划；反之，如病情恶化，则应尽快做好肺移植的准备。

（1）在临床上，PVOD/PCH与IPAH难以鉴别，但影像学上各具特点，诊断中应注意把握两者的不同点。

（2）难以鉴别PVOD和PCH时，应依据病理检查结果做出诊断。

（3）PVOD/PCH患者应慎用靶向药物，做到密切随访，必要时行肺移植治疗。

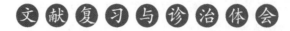

PVOD和PCH是一类罕见且预后不良的肺血管疾病，以毛细血管增殖和（或）肺小静脉闭塞为主要特征，导致肺动脉压力增高和右心衰竭[1]。目前PVOD/PCH的病因尚不明确，但已发现与多种因素有关，如烟草暴露[2]、HIV感染、自身免疫性疾病、结缔组织疾病[3]、药物/毒物[4]（如丝裂霉素、环磷酰胺、三氯乙烯）等。PVOD/PCH表现出一定的家族聚集性，研究发现家族性PVOD/PCH的发生与EIF2AK4的等位基因突变有关[5,6]，与动脉性肺动脉高压（PAH）不同的是，这类患者很少发生BMPR2基因突变。PVOD、PCH的临床表现与PAH相似，主要表现为进行性加重的劳力性呼吸困难和活动耐量下降，也可出现乏力、胸痛、咳嗽、劳力性晕厥等，体格检查可发现杵状指、P2亢进、收缩期三尖瓣反流杂音等。部分患者肺部可闻及湿啰音，而这一特点在PAH中较为少见[2]。此外，相比于其他类型的PAH患者，PVOD/PCH患者多表现出更严重的低氧血症和一氧化碳弥散能力下降，这可能与PVOD/PCH患者的慢性间质性肺水肿和肺毛细血管床受损导致的毛细血管血流量下降、弥散功能降低有关[7]。

肺活检是确诊PVOD/PCH的金标准。肺穿刺活检或外科活检的风险均较高，尤其是在合并有重度肺动脉高压及右心衰时，故而临床实践中活检比例较低。PVOD的病理学特征是肺小静脉弥漫性纤维化闭塞，病变主要累及小叶间隔静脉和小叶间隔前静脉，后者是诊断PVOD的必要条件[8]。PVOD不仅影响毛细血管后静脉和毛细血管，还可影响肺小动脉，主要表现为肺小动脉的同心性和偏心性内膜、中膜肥厚，通常不出现扩张和丛样病变[9]。PCH的主要病理学改变为大量薄壁毛细血管增生并浸润肺泡壁、气道、血管甚至胸膜，偶可侵及纵隔及心包，增生的毛细血管常沿肺泡壁排列，包绕甚至压迫肺血管，从而继发肺小静脉内膜增厚及肺小动脉血管重塑。此外，毛细血管增生还可导致动脉或静脉闭塞及结节性病变，虽不具备恶性肿瘤的组织学特征，但因毛细血管增生及局部浸润，患者常表现为严重的低氧血症及肺动脉高压[10]。

高分辨率CT对于PVOD、PCH的诊断有重要价值，两者均表现出弥漫多发且边界不清的斑片磨玻璃影、多发磨玻璃小结节影、小叶间隔增厚、肺门及纵隔淋巴结肿大、肺动脉主干增宽及右心增大等肺动脉高压的表现。其中，PVOD以多发斑片磨玻璃影为主，小叶间隔增厚、肺门及纵隔淋巴结肿大等表现比较明显,严重者甚至出现叶间胸膜增厚、积液、胸腔积液等CT征象。而PCH以多发磨玻璃小结节影为主,呈小叶中央型分布,小叶间隔增厚、肺门及纵隔淋巴结肿大等表现较轻[11]。

目前关于PVOD/PCH尚无明确有效的治疗方案。治疗PAH的靶向药物,如前列环素、磷酸二酯酶抑制剂及内皮素受体拮抗剂等,是否可用于治疗PVOD/PCH仍存在争议[12,13]。由于上述靶向药物主要作用于肺动脉及毛细血管前阻力动脉,而对肺静脉作用较弱,因此有加重肺毛细血管静水压、引起急性肺水肿的风险。对于有移植条件的PVOD、PCH患者,肺移植仍是目前唯一能提高远期生存率的治疗方案。

对于本例患者,综合临床症状、影像学征象及病理特征进行分析,更倾向于PVOD的诊断,虽然无法排除PCH,但在治疗方面并不受影响。当前指南指出,应用靶向药物治疗PVOD/PCH并无长期获益,而且存在引起严重肺水肿的风险。该患者初期已开始联合使用两种靶向药物进行治疗,但半年后,气促症状明显加重,复查胸部CT提示双肺磨玻璃影明显增多,BNP明显升高,考虑肺水肿加重,且右心导管提示肺动脉压力较前升高,考虑靶向药物的治疗效果不佳,建议行肺移植。

## 参·考·文·献

［1］Simonneau G, Gatzoulis M A, Adatia I, et al. Updated clinical classification of pulmonary hypertension[J]. Journal of the American College of Cardiology, 2013, 62(25)：D34 - D41.

［2］Montani D, Achouh L, Dorfmüller P, et al. Pulmonary veno-occlusive disease：clinical, functional, radiologic, and hemodynamic characteristics and outcome of 24 cases confirmed by histology[J]. Medicine, 2008, 87(4)：220 - 233.

［3］Odronic S I, Narula T, Budev M, et al. Pulmonary capillary hemangiomatosis associated with connective tissue disease：a report of 4 cases and review of the literature[J]. Annals of Diagnostic Pathology, 2015, 19(3)：149 - 153.

［4］Bunte M C, Patnaik M M, Pritzker M R, et al. Pulmonary veno-occlusive disease following hematopoietic stem cell transplantation：a rare model of endothelial dysfunction[J]. Bone Marrow Transplant, 2008, 41(8)：677 - 686.

［5］Eyries M, Montani D, Girerd B, et al. EIF2AK4 mutations cause pulmonary veno-occlusive disease, a recessive form of pulmonary hypertension[J]. Nature Genetics, 2014, 46(1)：65 - 69.

［6］Tenorio J, Navas P, Barrios E, et al. A founder EIF2AK4 mutation causes an aggressive form of pulmonary arterial hypertension in iberian gypsies[J]. Clinical Genetics, 2015, 88(6)：579 - 583.

［7］Humbert M, Sitbon O, Chaouat A, et al. Pulmonary arterial hypertension in France：results from a national registry[J]. American Journal of Respiratory and Critical Care Medicine, 2006, 173(9)：1023 - 1030.

［8］Lourenco A P, Fontoura D, Henriques-Coelho T, et al. Current pathophysiological concepts and management of pulmonary hypertension[J]. International Journal of Cardiology, 2012, 155：350 - 361.

［9］Harch S, Whitford H, McLean C, et al. Failure of medical therapy in pulmonary arterial hypertension：is there an alternative diagnosis？[J]. Chest, 2009, 135(6)：1462 - 1469.

［10］张琪,李玲义,张金龙,等. 临床诊断肺毛细血管瘤病一例报道并文献复习[J]. 实用心脑肺血管病杂志, 2017, 11：113 - 115.

［11］黎剑宇,曾庆思. 肺毛细血管瘤病与肺静脉闭塞症临床CT特点[J]. 放射学实践, 2020, 11：1419 - 1423.

［12］Chaisson N F, Dodson M W, Elliott C G. Pulmonary capillary hemangiomatosis and pulmonary veno-occlusive disease[J]. Clinics in Chest Medicine，2016，37(3)：523 - 534.

[13] Akagi S，Nakamura K，Matsubara H，et al. Epoprostenol therapy for pulmonary arterial hypertension[J]. Acta Medica Okayama，2015，69(3)：129 - 136.

（周梦怡　福州市中医院）

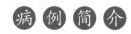

**第一次入院**

患者男性,44岁,因阵发性胸痛1月余,于2020年2月11日入院。1月余前,患者无明显诱因出现阵发性前胸部疼痛,持续时间长短不一,非撕裂样,位置固定,未向其他部位放射,与呼吸、体位改变、运动及劳作无关,无咳嗽、咳痰、声嘶、心悸、气促、咯血,无发热、畏寒、寒战、出汗、乏力、发绀、端坐呼吸,无腹痛、腹胀、恶心、呕吐、反酸、嗳气、腹泻,无晕厥、意识障碍,无反复口腔溃疡、会阴溃疡等不适。于我院门诊就诊,完善CTPA,提示肺动脉高压,肺动脉主干及左肺动脉干瘤样扩张,右心室增大,两侧支气管动脉增粗、迂曲,遂以胸痛查因收住入院。自起病以来,患者精神、睡眠可,食欲正常,大、小便未见异常,体重无减轻。

既往有痔疮史,2个月前行痔疮手术治疗。否认高血压病、冠心病、糖尿病、慢性阻塞性肺疾病等病史。否认疫区居住史,否认疫水、疫源接触史。吸烟10余年,每日20支左右,戒烟2年余,无酗酒史。余既往史、婚育史及家族史无特殊。

**【入院体格检查】**

T 36.9℃,P 95次/分,R 20次/分,BP 131/89 mmHg(双侧血压对称),$SpO_2$ 98%(吸空气下)。神志清楚,配合体格检查,头颅无畸形,全身皮肤黏膜无黄染、皮疹及出血点,视力正常,双眼无病变。颈软,无抵抗,颈静脉无充盈怒张。脊柱无畸形。双侧胸廓对称,无畸形,胸壁未见疱疹,呼吸时运动均匀、一致;双侧语音震颤均等、一致,无增强及减弱;叩诊为清音,双肺听诊呼吸音清晰,未闻及干、湿啰音,Velcro啰音及胸膜摩擦音。心率95次/分,心律齐,A2>P2,各瓣膜未闻及病理性杂音。腹软,腹部无压痛、反跳痛,双下肢无水肿。

**【入院前检查】**

1. CTPA(2020年1月11日,门诊)  ① 右上肺前段、右下肺外基底段实性结节,考虑为炎性结节或肺内淋巴结;② 拟诊为肺动脉高压,肺动脉主干及左肺动脉干瘤样扩张,右心室增大;③ 两侧支气管动脉增粗、迂曲。

2. 胸部CT(2020年2月10日,门诊)  右上肺前段、右下肺外基底段实性结节大致同前,考虑为炎性结节或肺内淋巴结。

**【入院诊断】**

(1)胸痛查因:肺动脉高压?

(2)肺动脉扩张。

**【实验室检查】**

1. 血常规  WBC $4.40×10^9$/L,NEUT% 46.2%,RBC $4.51×10^{12}$/L,Hb 144 g/L,

PLT $160×10^9/L$。

2. 血气分析($FiO_2$ 21%)　pH 7.362，$PaO_2$ 104 mmHg，$PaCO_2$ 42.8 mmHg，$HCO_3^-$ 23.7 mmol/L。

3. 凝血功能　PT、INR、FIB、APTT 正常范围，D-二聚体 6 262 ng/mL(↑)。

4. 甲状腺功能五项　$T_4$ 77.82 nmol/L(↓)，余未见异常。

5. 肿瘤五项　NSE 29.67 ng/mL(↑)，余未见异常。

6. 血传播八项　HBsAb 193.8 mIU/mL(↑)，HBcAb 6.12 s/co(↑)，梅毒抗体、丙肝抗体、HIV-Ag/Ab 未见异常。

7. 血栓弹力图　R 时间 3.2 分钟(↓)，余未见异常。

8. ANA 十一项　抗着丝点 B 蛋白抗体(±)，抗 RO 52 抗体(±)，余未见异常。

9. ANA 定量　21.96 U/mL(↑)。

10. 其他　心梗鉴别六项、NT-proBNP、电解质、肾功能、肝功能及粪便常规、尿常规均未见明显异常。易栓症三项、同型半胱氨酸、抗 CCP 抗体、ACA 三项、血管炎三项亦均未见异常。

【其他辅助检查】

1. 24 小时动态心电图　动态监测未见异常。

2. 心脏彩超　肺动脉瓣流速稍增快，左心室收缩功能未见异常。RA 31 mm，RV 18 mm，EF 63%，SV 45 mL(表 8-1)。

表 8-1　心脏超声检查数据

| 检查日期 | 心脏超声指标 | | | | | |
| --- | --- | --- | --- | --- | --- | --- |
| | LA(mm) | LVDd(mm) | RA(mm) | RV(mm) | SV(mL) | EF(%) |
| 2020 年 2 月 12 日 | 20 | 40 | 31 | 18 | 45 | 63 |
| 2020 年 9 月 4 日 | 25 | 45 | 33 | 20 | 70 | 76 |

3. 双下肢深静脉血管彩超　右腓静脉增宽，血流缓慢；余双下肢深静脉及大隐静脉未见明显异常声像。下腔静脉未见异常声像。双侧髂静脉血流通畅(髂内静脉受肠气影响显示不清)。

4. 肝胆胰脾彩超　① 肝内多发强回声点，考虑肝内胆管结石可能；② 胆囊未见结石，胆总管上段未见明显扩张；③ 脾不大，血流未见异常；④ 胰腺不大。

5. 泌尿系统彩超　① 双肾未见结石及积液，双肾血流未见明显异常；② 双侧输尿管上段未见扩张；③ 膀胱内壁毛糙；④ 前列腺稍大。

6. 肺通气/灌注显像　① 双肺多发灌注功能受损区，以右肺上叶、中叶、下叶背段及左肺上叶为主(图 8-1)，与通气显像呈稍欠匹配或大致匹配；② 肺动脉主干及左肺动脉干瘤样扩张，右心室增大；③ 右上肺前段、右下肺外基底段可见炎性肉芽肿；④ 分肺灌注功能测定：左肺占全肺的 55.38%；右肺占全肺的 44.62%。

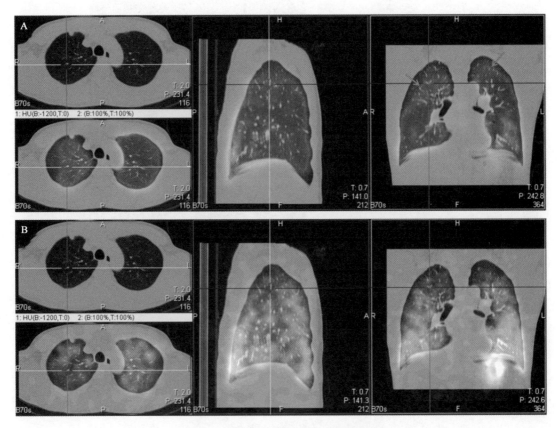

**图 8-1　肺通气/灌注显像（见彩色插页）**

A. 肺灌注显像；B. 肺通气显像。双肺多发灌注功能受损，以右肺上叶、中叶、下叶背段及左肺上叶为主（红色箭头）

7. 全身 PET/CT　① 全身 PET/CT 未见明确高代谢肿瘤征象；右肺上叶前段及右肺下叶外基底段可见实性小结节，糖代谢未见增高，考虑为炎性结节；② 肺动脉主干及左肺动脉干瘤样扩张，糖代谢未见增高；右心室增大；③ 双肺门小淋巴结代谢轻度增高，右中腹肠系膜小淋巴结糖代谢未见增高，均考虑为炎性增生（图 8-2）。

【诊治经过】

入院后予抗凝治疗［依诺肝素钠(0.4 mL,qd)］。2020 年 2 月 1 日，行右心导管检查，提示肺动脉压力正常，肺动脉收缩压与右心室收缩压无明显压差（表 8-2）。经抗凝等对症治疗后患者症状缓解。2020 年 2 月 14 日，复查 D-二聚体(299 ng/mL)，余未见异常，予办理出院。

【出院诊断】

（1）特发性肺动脉扩张。

（2）右肺结节。

（3）鼻窦炎。

（4）肝内胆管结石。

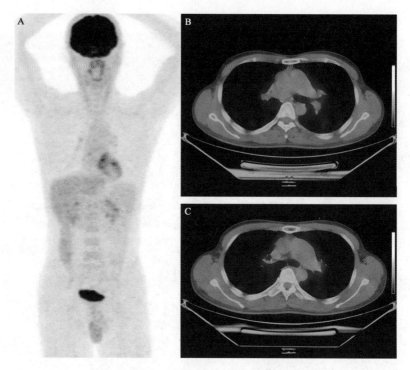

**图 8 - 2    $^{18}$F - FDG PET/CT 显像(见彩色插页)**

A. 全身 MIP 图像;B、C. 横断位融合图像。肺动脉主干、左肺动脉及余全身大动脉管壁未见异常糖代谢增高

## 第二次入院

出院后,患者间断来我院门诊复诊。2020 年 9 月 4 日,患者再次来我院,予复查心脏彩超,提示肺动脉干较前增宽、肺动脉瓣血流速度增快。为进一步评估肺动脉情况,于 2020 年 9 月 22 日,再次收住该患者入院,入院时患者未诉明显不适。

【第二次入院前检查】

1. CTPA(2020 年 9 月 1 日)  ① 右上肺前段、右下肺外基底段实性结节大致同前,考虑为炎性结节或肺内淋巴结;② 拟诊为肺动脉高压,肺动脉主干及左肺动脉干瘤样扩张大致同前;③ 两侧支气管动脉增粗、迂曲同前(图 8 - 3)。

2. 心脏彩超(2020 年 9 月 4 日)  肺动脉增宽(MPA 30 mm),肺动脉瓣口流速加快。左心室收缩功能未见明显异常(EF 76%,SV 70 mL)(表 8 - 1)。

【第二次入院诊断】

(1) 特发性肺动脉扩张。

(2) 右肺结节。

(3) 鼻窦炎。

(4) 肝内胆管结石。

【第二次入院实验室检查】

1. 血常规  WBC $5.10 \times 10^9$/L,NEUT% 59.9%,RBC $4.75 \times 10^{12}$/L,Hb 148 g/L,

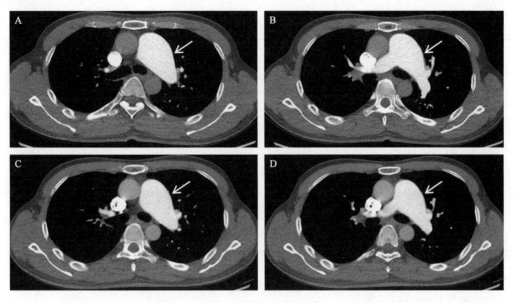

**图 8 - 3　两次 CTPA 对比**

A、B. 2020 年 1 月 11 日 CTPA 检查影像；C、D. 2020 年 9 月 1 日 CTPA 检查影像。两次 CTPA 对比显示肺动脉主干扩张大致相同（白色箭头）

PLT $184 \times 10^9$/L。

2. 血气分析（$FiO_2$ 21%）　pH 7.379，$PO_2$ 106.1 mmHg，$PCO_2$ 45.4 mmHg，$HCO_3^-$ 26.2 mmol/L。

3. 血传播八项　HBsAb 190.93 mIU/mL（↑），HBeAb 0.89 s/co（↓），HBcAb 6.93 s/co（↑），梅毒抗体、丙肝抗体、HIV - Ag/Ab 未见异常。

4. 其他　心梗鉴别六项、NT-proBNP、电解质、肾功能、凝血功能、肝功能均未见明显异常。

**【第二次入院其他辅助检查】**

1. 心电图　窦性心律不齐（心率 64 次/分）。

2. 腹主动脉增强扫描　① 中上腹、盆腔平扫及增强扫描未见异常；② 腹主动脉、双侧髂总动脉及髂内、外动脉未见明确异常。

**【第二次诊治经过】**

此次患者入院时无明显不适，未予特殊治疗。2020 年 9 月 23 日，行右心导管检查，提示肺动脉压力正常（12/5/8 mmHg），本次检查结果与 2020 年 2 月右心导管检查结果对比见表 8 - 2。术程顺利，术后生命体征平稳，于 2020 年 9 月 24 日办理出院。

**表 8 - 2　右心导管检查数据对比**

| 指　　标 | 基础状态（2020 年 2 月） | 基础状态（2020 年 9 月） |
| --- | --- | --- |
| HR(bpm) | 68 | 74 |
| BP(mmHg) | 131/86 | 122/73 |

续　表

| 指　标 | 基础状态（2020 年 2 月） | 基础状态（2020 年 9 月） |
| --- | --- | --- |
| RAP(mmHg) | 4/0/2 | 3/-2/0 |
| RVP(mmHg) | 21/-2/8 | - |
| PAP(mmHg) | 20/6/11 | 12/5/8 |
| PAWP(mmHg) | 7/2/5 | 6/2/3 |
| CI[L/(min·m$^2$)] | 4.5 | 4.4 |
| PA(%) | 77 | 78 |
| SVC(%) | 84 | 74 |
| RA(%) | 83 | 74 |

**【第二次出院诊断】**

（1）特发性肺动脉扩张。

（2）右肺结节。

（3）鼻窦炎。

（4）肝内胆管结石。

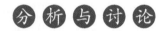

分 析 与 讨 论

**雷永霞主治医师**（广州医科大学附属第一医院，放射科）

对比患者 2020 年 1 月及 2020 年 9 月的 CTPA 影像，该患者主要的影像学异常表现是肺动脉主干上段及左肺动脉扩张（远端肺动脉未见扩张）。段及亚段以上的肺动脉均未见充盈缺损、狭窄、外压等征象，且右心房、右心室不大，亦无 PDA、房间隔缺损、室间隔缺损等征象。总体上未见明显的肺实质病变，如磨玻璃影及肿块等，仅右肺胸膜下见一个小结节，纵隔未见明显异常。患者影像学表现单一，仅以肺动脉扩张为主，根据影像学结果，肺动脉扩张的诊断成立。但是，对于此类疾病，需与先天性心脏病及肺动脉瓣狭窄后所致的肺动脉扩张相鉴别。肺动脉瓣狭窄患者心脏射血需要更高的压力及流速，易形成涡流，从而导致局部肺动脉主干扩张，此类患者多伴有右心房、右心室代偿性增大，但该患者无与此相关的影像学表现，因此认为其患有肺动脉瓣狭窄的可能性不大。

**侯鹏主治医师**（广州医科大学附属第一医院，核医学科）

患者全身 PET/CT 可见肺动脉主干及左肺动脉干有局部瘤样扩张样改变，而肺动脉及其管壁未见高代谢摄取表现；肺实质内可见一个小结节影，无高代谢摄取，考虑为良性结节；腹部、盆腔均未见明显异常；骨和大血管无代谢异常浓聚。肺通气/灌注显像中，通气和灌注融合影像上可见左肺上叶及局部右肺叶有轻度稀疏放射性改变，通气与灌注显像基本匹配,不符合 PE 的典型影像改变(PE 多表现为外周楔形或三角形影,尖端指向肺门)。对于特发性肺动脉高压(IPAH)的影像,一部分患者表现正常;一部分患者可表现为斑片状充盈缺损。

**朱紫阳副主任医师**(武汉市第六医院,呼吸与危重症医学科)

　　肺动脉扩张的患者多合并有肺动脉高压。但经过检查发现,该患者肺动脉压力与肺动脉扩张并不成线性关系,也无一定的规律。该患者做的检查相当充分,其中 PET/CT 检查十分必要,对于鉴别血管炎及原发性肺动脉瘤而言有重大意义。原发性肺动脉瘤在影像学上主要表现为肺动脉远端扩张,但此病例主要表现为肺动脉主干及左肺动脉的近端扩张,更符合特发性肺动脉扩张的影像表现(影像学改变主要与血流的分布有关)。雷教授提到的肺动脉瓣狭窄导致的肺动脉扩张,主要是因为肺动脉瓣狭窄后引起肺动脉血流涡流形成,导致血流剪切力增高,从而引起肺动脉扩张。特发性肺动脉扩张是一种良性病变,无须特殊处理,但建议定期复诊。如果因肺动脉扩张诱发咳嗽、声嘶、呼吸困难等,应积极干预。另外需要补充的是,需要关注脊柱曲度,脊柱曲度消失也可能引起局限性肺动脉扩张,这可能是因为脊柱曲度消失可导致心脏向左、向前移位,压迫肺动脉,造成类似肺动脉瓣狭窄的改变,从而引起肺动脉扩张,但此病例并无相关表现,目前不支持这方面的原因。

　　比较患者前后两次肺动脉 CT 增强扫描影像时,发现肺动脉轻度增宽,而此表现是否真的具有临床意义? 由于肺动脉本身存在一定的弹性,在收缩期和舒张期本来就会有宽度变化,如果成像时肺动脉正好分别处于收缩期或舒张期的不同时期,也会导致两次测量中肺动脉的宽度不同。因此,建议继续观察、随访此患者,观察肺动脉是否有持续增宽的改变,现阶段可暂不予特殊干预。但若患者出现肺动脉夹层或合并其他明显的临床症状,则需要积极干预。

**田庄主任医师**(北京协和医院,心血管内科)

　　肺动脉扩张在临床上经常遇到,通常存在继发的因素,因此有必要完善全身 PET/CT 及相关血管炎症指标的检查。该患者 CT 及超声影像提示存在肺动脉扩张的情况,需要进一步寻找病因。至于如何为患者制定合理的检查,首先要考虑的是与压力及容量有关的疾病,包括肺动脉高压、肺动脉瓣狭窄或一些分流性疾病。因此,患者需要完善超声心动图、胸部影像学及右心导管等检查来进一步明确病因。同时,需要关注血气分析结果,因为长期低氧也可以引起肺动脉的扩张,但是从该患者右心导管血气分析结果中可以看到,右心房的血氧饱和度达到 83%,基本可以排除低氧血症。其次,需要考虑感染性及免疫性指标是否正常。再次,如果上述指标均未见异常,就需要考虑肺动脉本身发育的问题,包括高血压、主动脉瓣狭窄、二尖瓣畸形、马方综合征及与马方综合征类似的疾病等。尤其需要关注马方综合征,其可以导致肺血管的发育异常及肺血流量的异常,增快的肺血流可使发育薄弱的肺动脉发生扩张,不过这需要病理结果的支持,即提示存在肺血管壁发育异常。排除上述疾病后,这类肺动脉扩张可能就归属于特发性肺动脉扩张。

**岁勤主任医师**（中国医学科学院阜外医院，心血管内科）

从影像学分析，该患者主要表现为以肺动脉主干及左侧壁突出为主的肺动脉扩张，心脏超声也提示确实存在肺动脉血流偏快的表现。在临床上，经常可观察到一些轻度肺动脉瓣狭窄的患者伴有明显的肺动脉扩张，而无其他炎症、血栓或肺动脉高压的表现。另外，需要关注血流冲击的方向，若肺动脉瓣跨瓣血流束为偏心，需要考虑是否存在由瓣膜轻度狭窄引起的扩张。此外，还需排除先天性心脏病。除了明确病因，对于特发性肺动脉扩张的患者，最主要的应该是随访，动态观察肺动脉的变化。

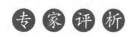

**蒋鑫副主任医师**（北京协和医院，心血管内科）

这是一例在临床上非常罕见的病例，围绕这个病例，各位专家对肺动脉扩张的诊断、鉴别诊断及治疗进行了非常详尽的阐述。在对肺动脉扩张病因的筛查中，首先要有一个明确的思路，其次就是不能一刀切，即不能一发现肺动脉扩张就诊断为肺动脉高压，并给予肺动脉高压的相关治疗。在对肺动脉扩张病因的分析中，首先要判断是否合并肺动脉高压。如果通过超声、CT影像或心电图等提示右心扩大，应该积极排查与肺动脉高压相关的疾病；如果肺动脉压力不高，仅右心室压力升高，那就需要考虑是否存在肺动脉瓣狭窄或靠近肺动脉近端的狭窄等因素继发的肺动脉扩张。临床上也可以见到单纯肺动脉扩张的患者，如梅毒螺旋体感染、血管炎导致的血管瘤患者等。血管炎引起的血管瘤多发生在血管远端部位，如白塞综合征，主要表现为两侧肺动脉末端的瘤样扩张。其次，可以从肺动脉瘤样扩张的角度进行病因分析，除了上文提到过的肺动脉瓣狭窄，还要考虑先天性心脏病，这是最容易导致肺动脉瘤样扩张的疾病，如房间隔缺损和PDA。PDA可产生主动脉血流向肺动脉的直接冲击，因此对肺动脉产生的影响比较大；而房间隔缺损易加重容量负荷，尤其是较大的缺损，应注意是否合并肺动脉瘤样扩张和肺动脉夹层。综上所述，在临床上遇到肺动脉扩张的患者，要注意排除是否有瓣膜狭窄、肺动脉高压因素以及潜在的未诊断的先天性心脏病等情况。另外，还需要考虑是否存在合并症的问题，比如是否合并有肺动脉瓣反流。肺动脉瘤样扩张若累及两侧肺动脉近端，很容易发生原位血栓，如果原位血栓面积较大，容易造成肺动脉分支的堵塞和闭塞，从而进一步加重病情的进展，这个时候需要考虑抗凝治疗。

治疗上，对于单纯肺动脉扩张的患者，如果没有合并心脏扩大、出现压迫症状，可暂不予治疗；若出现症状，则须对症治疗。如果在随访过程中发现肺动脉扩张不断进展且肺动脉扩张大于6cm时，则需要心脏外科或胸外科干预。亦有文献报道，即使肺动脉扩张大于6cm，但患者病情相对稳定且无压迫症状时，也可以不进行手术治疗；不过，如果患者出现症状且呈进行性进展，则需要考虑手术干预。该患者临床症状是胸痛，需考虑是否是肺动脉扩张压迫冠状动脉造成的胸痛,临床是有这种病例报道的,后续可考虑评估冠脉 CT,评估有无冠状动脉受压狭窄的情况。

（1）针对肺动脉扩张,要注意寻找病因并仔细判断有无合并症。

（2）对于单纯肺动脉扩张（无症状）患者,可暂不予治疗;若出现症状,应予对症治疗,密切随访,必要时外科干预。

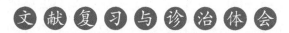

特发性肺动脉扩张是一种少见的疾病,具体病因尚不明确。有研究者认为,肺动脉壁的弹性组织先天性发育缺陷或胚胎发育时肺动脉总干分化不均,使肺动脉增粗呈扩张状;也有研究者认为,是肺动脉壁先天性薄弱导致肺动脉扩张[1]。目前尚无公认的特发性肺动脉扩张的定义,有研究者将其定义为肺动脉主干的扩张,伴或不伴肺动脉分支的扩张,并无其他心脏、肺部病变的一种先天性心血管畸形[2]。根据尸检的资料、数据,Greene 提出以下特发性肺动脉扩张的诊断标准:① 单纯的肺动脉干扩张（肺动脉干直径>30 mm）,伴或不伴其分支的扩张;② 没有异常的心内、心外分流;③ 没有经临床或尸检证实的慢性心、肺疾病;④ 没有动脉疾病,如梅毒性动脉炎、肺动脉及其分支的动脉粥样硬化。

本病为良性疾病,病情进展缓慢,一般不考虑行外科手术干预治疗,但在长期随访中也发现个别病情迅速进展的病例。有文献报道,个别患者扩张的肺动脉形成了动脉瘤,最终因瘤体破裂而死亡。因此,我们建议此类患者定期行心脏彩超或 MRI 等检查并由医生进行评估,如果发现病情有进展,应及时嘱患者就诊,严重时甚至需要进行心外科或心内科手术干预治疗。

参·考·文·献

[ 1 ] Ugolini P, Mousseaux E, Sadou Y, et al. Idiopathic dilatation of the pulmonary artery：report of four cases [J]. Magnetic Resonance Imaging, 1999, 17：933 - 937.
[ 2 ] Ring N J, Marshall A J. Idiopathic dilatation of the pulmonary artery [J]. The British Journal of Radiology, 2002, 75：532 - 535.

（祝金平　深圳市宝安区松岗人民医院）

**病例 9　特发性肺动脉高压肺动脉螺纹样改变**

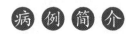

病 例 简 介

患者男性,34 岁,因反复咳嗽、咳痰、咯血 10 年,加重 4 天,于 2020 年 7 月 10 日入院。10 年前,患者无明显诱因下出现咳嗽、咳痰(白黏痰),无明显活动后气促,伴有咯血(约 50 mL/d)。曾来我院就诊,当时诊断为:① 弥漫性肺动静脉瘘,肺动脉高压;② 肺部感染;③ 先天性主动脉瓣二叶畸形并脱垂及轻度反流;④ 双侧支气管动脉扩张并咯血。对症支持治疗后不再咯血,予出院。后曾于 2015 年咯血 1 次(约 10 mL),到当地医院就诊,予对症处理后停止咯血。4 天前,患者无明显诱因再次出现咯血(3~4 mL),伴少量咳嗽、咳痰及活动后气促,至惠东县某医院就诊,行胸部 CT,提示右肺中叶炎症、双肺散在小灶肺泡出血,予抗感染及止血等对症处理后无咯血,今为进一步诊治来我院就诊。

患者家族中(外婆、母亲)有幼年鼻出血病史,成年后自行好转;其兄夭折,病因不详。其阿姨有一小孩因先天性心脏病夭折,具体不详。余既往史、过敏史、个人史无特殊。

**【入院体格检查】**

T 36.0℃,P 61 次/分,R 18 次/分,BP 138/87 mmHg,SpO$_2$ 97%。神志清楚,呼吸平稳,唇甲无紫绀。双肺呼吸音清,未闻及干、湿啰音。心律齐,A2<P2。双下肢无水肿。

**【入院诊断】**

(1) 咯血查因:弥漫性肺动静脉瘘? 支气管扩张?

(2) 肺动脉高压。

(3) 先天性主动脉二叶畸形并脱垂及轻度反流。

**【实验室检查】**

1. 血常规　WBC 7.0×10$^9$/L,Hb 154 g/L,PLT 205×10$^9$/L。

2. 凝血功能　APTT 50.2 s(↑),FIB 1.30 g/L(↓),PT、INR 正常范围内。

3. 甲状腺功能五项　TSH 12.14 μIU/mL(↑)。

4. 易栓症三项　AT-Ⅲ 69%(↓),PC 69%(↓)。

5. 其他　NT-proBNP、心肌酶、血传播八项、ANA 定量、ANA 谱十一项、风湿指标、血管炎指标、ACA 基本正常。尿常规、大便常规未见异常。

**【其他辅助检查】**

1. 心脏超声(2020 年 7 月 12 日)　右心房、右心室稍增大,主肺动脉增宽,肺动脉高压(中度)。先天性主动脉瓣二叶畸形并脱垂及反流(轻度),疑似有二尖瓣后叶脱垂,左心室舒张功能减退。2010—2020 年心脏超声指标变化见表 9-1。

2. 超声右心声学造影(2020 年 7 月 14 日)　微量右向左分流,考虑卵圆孔重开。

3. 其他部位超声检查　下腔静脉、髂静脉未见明显异常声像。泌尿系统超声正常。腹部超声未见异常声像。

4. 右心导管检查　提示毛细血管前性肺动脉高压（表9-2）。

表9-1　2010—2020年心脏超声

| 日　期 | 心脏超声指标 | | | | | | |
|---|---|---|---|---|---|---|---|
| | RA(mm) | RV(mm) | LA(mm) | LVDd(mm) | SV(mL) | EF(%) | PASP(mmHg) |
| 2010年2月 | 47 | 25 | 23 | 42 | 57 | 72 | 73 |
| 2010年6月 | 38 | 24 | 19 | 46 | 66 | 69 | 63 |
| 2012年2月 | 43 | 25 | 21 | 46 | 59 | 61 | 62 |
| 2020年7月 | 46 | 28 | 17 | 45 | 62 | 67 | 62 |

表9-2　右心导管检查

| 指　　标 | 测　量　值 |
|---|---|
| HR(bpm) | 60 |
| BP(mmHg) | 112/79/90 |
| SVC(mmHg) | 12/6/8 |
| RAP(mmHg) | 14/4/8 |
| IVC(mmHg) | 11/5/8 |
| PAP(mmHg) | 92/39/56 |
| 左下肺动脉远端压力(mmHg) | 8 |
| 左下肺动脉近端压力(mmHg) | 91/39/57 |
| 右下肺小动脉楔压(mmHg) | 6 |
| PAWP(mmHg) | 8/5/7 |
| DPG(mmHg) | 32 |
| AO：PA | 1.6 |
| CO(Fick's法) | 3.2 |
| CI(Fick's法) | 2.1 |
| PVR(WU,Fick's法) | 15.4 |
| TPR(WU,Fick's法) | 17.6 |
| SVR(WU,Fick's法) | 25.8 |

5. 肺动脉造影（2020年7月13日）　肺动脉主干走行自然,余肺野中,肺实质不均匀斑片状着色,未见明确静脉瘘（图9-1）。

6. 支气管动脉造影及栓塞（2020年7月13日）　两侧支气管动脉增粗,末梢可见新生血管,未见支气管动脉-肺动脉瘘（图9-2）。

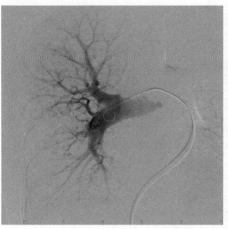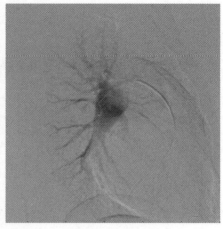

**图 9 - 1　肺动脉造影**

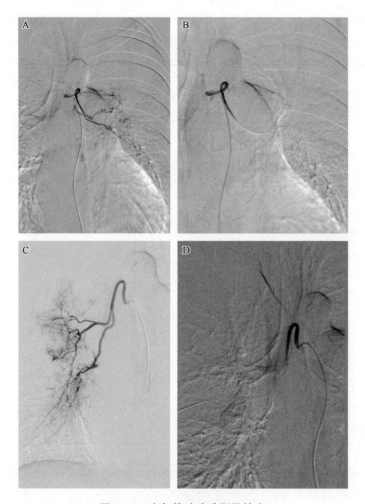

**图 9 - 2　支气管动脉造影及栓塞**

A. 左侧支气管动脉栓塞前；B. 左侧支气管动脉栓塞后；C. 右侧支气
管动脉栓塞前；D. 右侧支气管动脉栓塞后

**【诊治经过】**

入院后予止血、支气管动脉栓塞、补充甲状腺激素(口服优甲乐),以及降肺动脉压[他达拉非(20 mg,qd)及安立生坦(5 mg,qd)]等治疗。经治疗,患者无咯血,气促症状好转,准予其出院。

**【出院诊断】**

(1) 特发性肺动脉高压(IPAH)(Ⅰ型、重度、中危组,右心房、右心室增大,心功能Ⅰ级)。

(2) 分流性疾病待排。

(3) 支气管动脉栓塞术后。

(4) 先天性主动脉瓣叶畸形并脱垂及轻度反流。

(5) 卵圆孔未闭。

(6) 亚临床甲减。

**【随访】**

出院后,患者坚持服用他达拉非(20 mg,qd)及安立生坦(5 mg,qd),无咳嗽、咳痰、咯血。自诉用药前疲乏,服药后体力好转,运动耐力恢复到正常水平。NGS 高通量测序法检测全外显子组示 *TNK2* 基因突变,突变位点为 NM－005781. 4(TNK2):c. 2630G＞A(p. Arg877His),为杂合性突变。

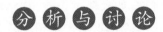

分 析 与 讨 论

**洪城主任医师**(广州医科大学附属第一医院,呼吸与危重症医学科)

患者入院时考虑是否为瓣膜疾病导致其肺动脉高压。如果是瓣膜疾病导致其肺动脉高压,则为第二大类肺动脉高压,即左心疾病相关肺动脉高压,会表现为 PAWP 升高,遂行右心导管检查进一步明确诊断。患者右心导管检查结果显示:BP 112/79/90 mmHg,RAP 14/4/8 mmHg,PAWP 8/5/7 mmHg,右下肺动脉楔压 6 mmHg。经反复、多部位测量,核实 PAWP 测量值均小于 15 mmHg,基本可以排除与左心疾病相关的肺动脉高压。另外,右心导管检查示:PVR 15. 4 WU,CO 3. 2 L/min,CI 2. 1 L/(min・m²),PAP 92/39/56 mmHg。与 10 年前右心导管检查结果(PAP 59 mmHg,平均左肺动脉干压力 51 mmHg,右肺动脉干压力 55 mmHg)相比,变化不明显。为了鉴别有无肺动、静脉分流,进行超选择肺动脉造影并测量不同部位的血氧饱和度,结果显示:肺动脉 64%,上腔静脉 57%,下腔静脉 77%,右心房 65%;左下肺动脉远端 58%,左下肺动脉近端 65%;右下肺动脉远端 64%,右下肺动脉近端 63%;右上肺动脉远端 58%,右上肺动脉近端 64%。根据以上结果,认为患者各肺动脉分支近端血氧饱和度相近,右下肺动脉远端血氧饱和度要高于左下肺动脉远端及右上肺动脉远端。向右肺动脉主干注入造影剂后,观察到右上肺动脉血管显影良好,右中肺动脉、右下肺动脉血管显影正常,肺静脉回流良好,但右上肺灌注不佳;右肺远端血管弯曲,呈弹簧样改变；右上肺血管呈血管团样，向外周扩散。左肺动脉造影示左肺动脉主支、叶、段动脉显影好，远端血管迂曲，呈弹簧样改变，未见狭窄、缺失，未见慢性血栓栓塞性肺动脉高压（CTEPH）样改变，远心端静脉分流好，未见动静脉分流样改变，未见动静脉瘘。导致远心端血管迂曲、呈弹簧样改变的原因，初步考虑很可能是肺动脉压升高。对于 IPAH，如果不及时干预治疗，3 年生存率不超过 30%。但本例患者近乎无症状地生存了 10 年，目前一般状态良好，因此不能单纯用 IPAH 解释该患者的症状。

**邓宇主任医师**（广州医科大学附属第一医院，放射科）

2010 年患者胸部 CT 示马赛克征象，密度不均匀，边界不清楚，病灶呈弥漫性分布（与空气潴留的灶性分布不同），左下肺大片磨玻璃影，提示肺泡积血。同时，左下肺有小叶间隔增厚；右侧支气管动脉增粗，左侧支气管动脉稍细；主肺动脉变粗，直径为 31 mm，而同层面升主动脉直径为 23 mm。2012 年，患者再次咯血住院时的胸部 CT 仍示磨玻璃影，但范围增大，左上肺、右中下肺及左下肺都有肺泡积血改变，考虑出血较严重。另外，外周肺小动脉开始出现扭曲变形，未见明显动静脉瘘的表现；下腔静脉出现反流，室间隔稍向右侧偏移，右心稍增大；支气管动脉增粗，提示既往未行栓塞治疗。对比 2010 年、2012 年、2020 年胸部 CTPA，发现肺动脉逐渐增粗。另外，患者右心也在逐渐增大，左心受压日益明显，下腔静脉有反流且明显较前加重，提示肺动脉高压逐渐加重。虽然 10 年间患者的临床症状无进展，但影像学结果提示其病情不断进展，如果在过去的 10 年里用药干预，应该会有所获益。2020 年，上腹部增强 CT 示患者肝脏灌注均匀，未出现肝淤血改变，脾不大，无腹腔积液，无肠系膜水肿，肝脏小血管未见明显异常，但下腔静脉增粗，余无特殊。在动脉期，肝动脉与门静脉有同时显影，但下腔静脉未显影，可能是显像时相问题，未见明确分流征象，不支持门静脉分流。

**侯鹏主治医师**（广州医科大学附属第一医院，核医学科）

患者全身灌注显像分流率为 16.5%，（该值＞10% 即有临床意义，但该患者甲状腺有摄取，结果可能会比真实值稍高），提示存在轻度分流。胸部 CT 示磨玻璃影，肺灌注提示有多发、弥漫的功能受损，主要分布在双上肺肺尖及右中肺内侧段；有"虫咬状"的斑片影，考虑为小血管受损所致，但因受损面积较小，非楔形改变，不支持 PE 及 CTEPH。

**马伦超主治医师**（广州医科大学附属第一医院，心脏外科）

患者有主动脉瓣二叶畸形，属于比较常见的畸形类型，伴有二尖瓣脱垂。另外，患者左心房、左心室 10 年来无明显变化，提示反流程度较轻，对心脏的影响较小。结合左心房、左心室大小变化及反流情况分析，考虑患者症状与肺动脉高压形成关系不大。但是，自 2010 年以来，患者右心房、右心室逐渐增大，此时考虑其与肺动脉高压有关，而肺动脉高压与二尖瓣畸形并脱垂无关。由于患者 10 年来左心房、左心室无明显扩大，瓣膜反流程度较轻，目前无主动脉瓣的手术指征。

**戴立果主治医师**（广州医科大学附属第一医院，介入科）

患者咯血，支气管迂曲畸形，为明确是否存在支气管动脉瘘，完善了支气管动脉造影，结果显示右侧支气管动脉增粗，末梢分支血管增多、紊乱，肺实质多发斑片状异常染色，末梢分支紊乱及肺实质异常染色较 10 年前加重，这种染色现象出现在 30 余岁的青年中是不正常的。左侧支气管动脉与右侧支气管动脉比邻，共干开口，造影显示左侧两支支气管动脉末梢分支增多、紊乱的情况较右侧少，左侧分支末梢的肺实质染色也比右侧少。总而言之，支气管动脉造影未见肺内支气管动脉畸形，未见体肺分流征象，未见体循环向肺内供血。肺内实质虽有斑片状染色，但未见肺动脉、肺静脉分支显影，未见肺动静脉分流（肺实质斑片状异常染色考虑可能与支气管动脉末梢毛细血管开通致过度灌注有关）。患者咯血量少，间隔时间久，与支气管动脉异常征象不匹配，肺内也无异常分流（如果分流量大，咯血量也较大），暂时无法判断咯血是否与支气管动脉有关。患者有肺动脉高压，需要仔细甄别咯血的罪犯血管。

**王育凯副主任医师**（汕头市中心医院，风湿免疫科）

CREST 综合征表现为结缔组织病皮肤钙质沉着、雷诺现象、食管运动障碍、指端硬化、毛细血管扩张，易累及肺血管继发肺动脉高压。患者无口干、眼干症状，实验室检查自身免疫性抗体、ANA 定量及 ANA 谱十一项、血管炎及风湿指标、ACA 均为阴性，炎性指标（ESR、PCT）正常。手关节活动度正常，无过伸改变。患者有可疑的雷诺现象，但遇冷水或心情激动后未见手脚变红、变白、变紫，另外患者手部皮肤无明显粗糙（技工手），皮肤面部及胸部毛细血管无扩张，胃食管反流及食管蠕动无明显异常，综上所述暂不考虑局限性硬皮病（CREST 综合征）。

**范粉灵副主任医师**（西安交通大学第一附属医院，心血管内科）

患者 10 年前的心电图提示窦性心律，电轴无右偏，P 波无明显高尖及增宽，QRS 波无增宽，不考虑存在室内传导阻滞及右束支传导阻滞，ST - T 段有改变；胸导联改变不明显，只有 Ⅲ 导联 T 波倒置，无临床意义。患者 2020 年心电图 P 波在所有导联均可见，提示为窦性心律；Ⅱ、Ⅲ 导联明显 P 波高尖，稍有增宽，提示右心受累；Ⅰ 导联为 S 波，Ⅲ 导联为高耸的 R 波，提示电轴右偏；QRS 波均增宽，都超过 0.12 s；V1 导联为典型的 M 波，符合完全性右束支传导阻滞表现；Ⅱ、Ⅲ 导联 ST 段下移，T 波倒置；aVL 及 aVR 导联 ST 段上升；胸导联 ST 段下移，T 波倒置。综上所述，2020 年心电图示患者为窦性心律，电轴右偏，有完全性右束支传导阻滞，存在多导联 ST - T 段改变，肺型 P 波，提示右心室高压，右心室肥大。患者有主动脉瓣叶畸形并脱垂，但只是轻度反流；左心房、左心室大小基本正常，右心房、右心室增大，所以目前考虑患者的肺动脉高压与左心疾病相关的可能性小，与瓣叶畸形及脱垂病变无明显相关。此外，应注意询问患者家族病史，如家族有无鼻出血病史，母亲或女性亲属有无流产病史,后者尤为重要。肺毛细血管瘤病(PCH)和肺静脉闭塞症(PVOD)经常合并存在,PCH 是 PVOD 的继发表现。如果患者有鼻出血病史和雷诺现象,伴肺毛细血管前肺动脉高压,而且使用靶向药物后病情控制不佳甚至恶化,应该考虑 PCH 或 PVOD,这需要基因检测进一步确诊。肺活检病理上可见肺毛细血管的阻塞或毛细血管瘤样改变,肺活检结果对诊断也有参考意义。患者无小叶间隔增厚(但不是每个患者都有典型的小叶间隔增厚),胸部 CT 呈现磨玻璃影,临床表现为咯血,支气管动脉造影未见分流。右心声学发泡试验第五个心动周期见到小于 10 个气泡,为少量肺动静脉分流。少量分流见不到影像学改变,不会引起肺动脉高压及咯血。大量肺动静脉分流,有可能引起肺动脉高压,但也会表现出低氧血症作为参考指征。该患者分流量较少,即使有远端肺动脉小血管分流,也不认为是肺动脉高压的病因。同时需要关注到,右心导管检查中,上、下腔静脉血氧饱和度相差 20%,应该进一步再寻找有无其他的体肺分流,如肝动静脉瘘、肝动脉下腔静脉瘘、门静脉下腔静脉瘘等。

**吴艳主任医师**(中国医学科学院阜外医院,心血管内科)

患者目前是肺动脉高压代偿期,主要临床症状是咯血,但其他功能基本正常。令人费解的主要有两点:一是咯血病因;二是患者病史长达 10 年,无积极药物干预,仍能保持心功能良好,这不符合肺动脉高压的进展特点。临床上肺动脉高压伴咯血,常见于特发性肺动脉高压、先天性心脏病、大动脉炎和 CTEPH、PVOD 和 PCH、肺病合并支气管扩张等。肺动脉高压发展速度缓慢,常见于先天性心脏病、门脉性肺动脉高压(POPH)或肺病患者。

患者右心导管检查结果提示上腔静脉 57%,下腔静脉 77%,相差达到 20%,但结果是符合逻辑的,也应是准确的,这种差异提示可能存在房间隔缺损。房间隔缺损分为原发孔型房间隔缺损及继发孔型房间隔缺损,继发孔型房间隔缺损分为四型:卵圆孔型、静脉窦型、下腔静脉型及混合型。下腔静脉型房间隔缺损很容易被忽略。该患者需要进一步排除是否存在下腔静脉型房间隔缺损或肺静脉的畸形引流。下腔静脉型房间隔缺损可以出现固定心音分裂,胸片可以表现为肺内血流增多。患者目前 POPH 可能性小,需要关注是否存在门体分流,门体分流所致的肺动脉高压可以长时间无症状,这需要进一步排除。另外,需要排除遗传性毛细血管扩张症(HHT),但目前证据不足。患者从病情进展上看不太符合肺动脉高压,因为肺动脉高压是持续进展性的。如果可以排除这些继发性病因,有可能诊断为 IPAH。问题在于并不知道患者肺动脉高压有多长时间,咯血可能导致患者肺动脉高压的症状早于检查指标异常被人们察觉。肺动脉造影提示血管末端雾淞样改变,这种改变不是结构改变,而是患者肺动脉高压高灌注所致。

**王剑锋副主任医师**(北京朝阳医院,呼吸与危重症医学科)

从当前资料分析,患者基本排除了继发性病因,目前考虑为 IPAH 可能性大。咯血考虑与肺动脉高压有关,肺动脉高压可以导致支气管伴行血管代偿性增粗、变形,严重时出现血管破裂、咯血。

**潘欣副主任医师**（上海胸科医院，心血管内科）

该患者胸部 CT 示肺动脉呈螺纹样改变，不支持肺动静脉瘘，如果有血管闭塞可形成侧支，如 CTEPH、PVOD、IPAH 继发小血管血栓性闭塞等，就可以出现这样的改变。有些患者肺循环可表现各种侧支循环，如肺动脉到肺动脉的侧支，肺动脉到支气管动脉的侧支，肺动脉到肺静脉的侧支。患者右心声学造影及右心导管数据显然不支持下腔静脉型房间隔缺损。患者 PAWP 正常，脉压差正常，左心无明显结构改变。先天性主动脉瓣二叶畸形并脱垂及反流（轻度）以及可疑二尖瓣后叶脱垂应定期观察，复查心脏彩超。在诊断方面，倾向为 IPAH，或者不典型的 PVOD。IPAH 临床生存期短，但临床也确实观察到有患者不经治疗但右心功能维护良好，可以长期生存。

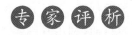

**熊长明主任医师**（中国医学科学院阜外医院，肺血管与综合内科）

患者目前肺动脉高压诊断很明确，但 10 年以来没有治疗干预却保持良好的生存状态的原因不明确。对于患者是否存在先天性心脏病，目前的检查并不支持先天性心脏病的诊断。通过右心声学造影可以比较容易判断是否存在下腔静脉型房间隔缺损，但该患者右心声学造影和心脏超声检查结果均未提示存在下腔静脉型房间隔缺损的表现。虽然下腔静脉血氧饱和度高，但是没有达到房间隔缺损的诊断标准，患者左肺动脉血氧饱和度为 65%，属于正常表现。左心室是正常的，没有左向右分流，而下腔静脉型房间隔缺损会有左向右分流，所以不支持下腔静脉型房间隔缺损。患者生存良好，因此需要排除先天性疾病的可能，患者肺内血管发育异常，形态特殊、迂曲变形，考虑为先天性肺血管发育异常可能性大，而典型 IPAH 表现为中央肺动脉扩张、外周呈残根样闭塞改变。关于患者外周血管迂曲，PVOD、PCH 也会有类似的血管改变，但 PVOD、PCH 不能解释患者长期无症状、疾病无明显进展；患者肺弥散功能 50%，也不支持 PVOD、PCH（如果是该病，患者此时肺弥散功能一般处于 30% 左右）。患者目前主要考虑为肺血管本身的问题，包括 HHT，但临床证据不足。下一步建议完善基因层面检测，包括 *HHT* 基因、*BMPR2* 基因、*EIF* 基因及 *ACVRM* 基因。如 *BMPR2* 基因突变，则支持 IPAH；如为 *EIF* 基因，则为生存期长的 PVOD；如 *ACVRM* 基因突变，则考虑不典型的 HHT。从动态心脏超声分析，患者疾病在进展，需要强化靶向治疗；另外患者有咯血，不建议抗凝治疗。

（1）针对临床上有较多可影响肺动脉压因素的肺动脉高压患者，诊断思路应开阔，可利用影像学检查、功能学检查以及基因检测等手段逐一进行鉴别。

（2）针对进展型 IPAH 患者，应强化靶向治疗。

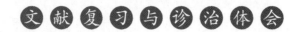

IPAH 的发病率为 0.001 5%[1]。最新研究发现，原发性肺动脉高压与免疫紊乱、离子通道缺陷、线粒体功能缺陷及基因突变有关[2]。对 PAH 患者行基因检测具有重要意义。遗传学诊断有助于 PAH 家系成员明确自己是否携带致病基因，应定期随访携带致病基因但无症状的家族成员。对该患者行全外显子组基因测序示 TNK2 基因突变，突变位点为 NM-005781.4(TNK2)：c.2630G＞A(p.Arg877His)，杂合性突变。TNK2，即酪氨酸非受体激酶 2，也称为 ACK1，其结合多种受体酪氨酸激酶，如 EGFR、MERTK、AXL、HER2 和胰岛素受体。ACK1 基因是多种癌症的致癌基因[3]，位于人类基因组的 3 号染色体的 q29 位置，与血液肿瘤和肾上腺皮质癌有关[4]。目前，利用基因组测序技术，在多种恶性肿瘤（前列腺癌、乳腺癌、肺癌、胃癌、肝细胞癌、肾细胞癌、胰腺癌、白血病、结直肠癌、骨肉瘤、宫颈癌、黑色素瘤等）中均发现 ACK1 基因扩增。目前未见 TNK2 基因杂合突变致肺动脉高压的报道。

IPAH 病因尚不明确。IPAH 主要表现为 PVR 增加引起的持续性肺动脉压力升高[5]，是一种进展性疾病，如果不治疗，最终可导致右心室衰竭和死亡[6]，治疗难度大，预后极差。20 世纪 80 年代，IPAH 的中位生存期约 2.8 年，3 年生存率为 48%[7]。自 1990 年以来，随着医疗技术的不断发展，针对各个不同路径的靶点药物不断被研发出来并得到应用，极大提高了 PAH 的治疗水平，现在已经实现 PAH 中位生存期 7 年[4]。超声心动图可以帮助医生评估患者右心室功能，进行危险分层。心包积液和右心房增大预示患者死亡风险增高[8]。BNP 或 NT-proBNP 是用于肺动脉高压危险分层的主要生物标志物，心功能、炎症指标、心肌标志物、心排血量和（或）外周血氧饱和度也可以监测疾病进展[9]。单独或联合使用 PAH 靶向治疗药物（前列腺素类、磷酸二酯酶 5 抑制剂、ERA 和可溶性鸟苷酸环化酶激动剂），可改善右心功能和血流动力学，并减少住院风险。然而，使用这些血管扩张剂并非 PAH 的特异性治疗方案，而且未显示可以降低病死率，PAH 患者 5 年病死率仍保持在 50% 左右。未来，基因检测可能有助于进一步明确肺动脉高压的病因。

**参·考·文·献**

［1］ Humbert M，Sitbon O，Chaouat A，et al. Pulmonary arterial hypertension in France：results from a national registry[J]. American Journal of Respiratory and Critical Care Medicine，2006，173(9)：1023-1030.

［2］ Tuder R M，Archer S L，Dorfmüller P，et al. Relevant issues in the pathology and pathobiology of pulmonary hypertension[J]. Journal of the American College of Cardiology，2013，62(25S)：D4-D12.

［3］ Prieto-Echagüe V，Gucwa A，Brown D A，et al. Regulation of Ack1 localization and activity by the amino-terminal SAM domain[J]. BMC Biochemistry，2010，11：1-11.

［4］Zhao X，Lv C，Chen S，et al. A role for the non-receptor tyrosine kinase ACK1 in TNF-alpha-mediated apoptosis and proliferation in human intestinal epithelial caco－2 cells［J］. Cell Biology International，2018，42（9）：1097－1105.

［5］樊新生，丁振东，樊飒娟，等.原发性肺动脉高压的早期临床诊断和治疗［J］.国际内科学杂志，2012,35,（7）：376－379.

［6］Humbert M，Sitbon O，Simonneau G. Treatment of pulmonary arterial hypertension［J］. New England Journal of Medicine，2004，351（14）：1425－1436.

［7］Keogh A M，Mayer E，Benza R L，et al. Interventional and surgical modalities of treatment in pulmonary hypertension［J］. Journal of the American College of Cardiology，2009，54（1Suppl）：S67－S77.

［8］Raymond R J，Hinderliter A L，Willis P W，et al. Echocardiographic predictors of adverse outcomes in primary pulmonary hypertension［J］. Journal of the American College of Cardiology，2002，39（7）：1214－1219.

［9］Galiè N，Humbert M，Vachiery J L，et al. 2015 ESC/ERS Guidelines for the diagnosis and treatment of pulmonary hypertension［J］. Russian Journal of Cardiology，2016（5）：5－64.

（吴艳玲　深圳市宝安区石岩人民医院）

## 病例 10 特发性肺动脉高压致严重右心功能衰竭

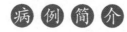

病 例 简 介

患者女性,34岁,因活动后气促6年,双下肢水肿2年,加重3个月,于2020年5月11日入院。6年前,患者无明显诱因出现活动后(爬至1楼后)气促、胸闷,休息后可明显缓解,未引起重视;后由于快步爬至4楼后出现晕厥,至广西某三甲医院就诊,行心脏彩超提示右心房、右心室增大,右心室壁增厚,三尖瓣中度关闭不全,重度肺动脉高压;行右心导管检查及急性血管反应试验,考虑为特发性肺动脉高压(IPAH),予西地那非、盐酸舒地尔治疗。出院后规律口服西地那非(25 mg,qd),后自觉症状好转,自行停药。患者2年前感上述症状加重并出现双下肢水肿,间断不规律口服西地那非及利尿剂后症状好转。近3个月来,患者步行100米后即出现喘息、气促,夜间需高枕入睡,时有夜间憋醒及阵发性呼吸困难,伴咳嗽、咳白色泡沫痰,端坐后症状缓解,有双下肢水肿及腹胀,无痰中带血及咯血,无发热、畏寒及寒战,无心悸、胸闷、胸痛,无恶心、呕吐,无呕血及黑便,无头晕、头痛、黑矇、晕厥,无口腔溃疡、面部红斑、脱发、四肢关节疼痛等不适,自行口服药物后症状缓解不明显,遂来我院就诊,门诊以肺动脉高压收该患者住院。近3个月来,患者精神、饮食及睡眠欠佳,大便如常,小便量少,体重未测。

否认高血压病、糖尿病、冠心病、肝病等病史;无吸烟及嗜酒史。务农,广西人。婚育史、月经史和家族史无异常。

**【入院前检查】**

1. 心脏彩超(2014年,外院) ① 右心房、右心室增大,右心室壁增厚,三尖瓣中度关闭不全,重度肺动脉高压;② 左心室收缩功能正常;③ EF 80%,据三尖瓣反流压差估测 PASP 约105 mmHg,生理盐水发泡试验阴性。

2. 右心导管检查+急性血管反应试验 PAP 86/34/53 mmHg,RVP 89/1/30 mmHg。急性血管反应试验阴性。

**【入院体格检查】**

T 36.7℃,P 104次/分,R 22次/分,BP 106/77 mmHg,SpO$_2$ 98%(吸氧3 L/min)。身高152 cm,体重42 kg。颜面部及胸腹部皮肤可见褐色色素沉着。右侧胸廓稍膨隆,右侧语音震颤减弱,右肺呼吸音低,未闻及干、湿啰音及胸膜摩擦音,叩诊右下肺呈浊音。颈静脉怒张,心界增大,心率104次/分,律齐,P2>A2,二尖瓣瓣膜听诊区可闻及舒张期杂音,余瓣膜听诊区未闻及明显病理性杂音。腹膨隆,无压痛、反跳痛,无腹部包块,肝于剑突下3横指、右肋下2横指可触及,边缘钝,表面光滑,移动性浊音阳性;双下肢重度凹陷性水肿。

【入院诊断】

(1) IPAH(右心房、右心室增大,心功能Ⅳ级)。

(2) 肺部感染。

(3) 腹腔积液。

(4) 低钾血症。

【实验室检查】

1. 血常规　WBC $5.90\times10^9$/L,NEUT% 69.5%,RBC $4.48\times10^{12}$/L,Hb 143 g/L,PLT $210\times10^9$/L。

2. 血气分析(FiO$_2$ 33%)　pH 7.491(↑),PaO$_2$ 72.0 mmHg(↓),PaCO$_2$ 35.0 mmHg,SaO$_2$ 93.7%(↓),HCO$_3^-$ 26.5 mmol/L,ABE 3.8 mmol/L(↑),SBE 3.2 mmol/L(↑)。

3. 心功能　NT-proBNP 4 232.00 pg/mL(↑)。

4. 空腹血糖检测　Glu(空腹) 9.48 mmol/L(↑)。

5. 离子四项　K$^+$ 2.64 mmol/L(↓),Na$^+$ 134.9 mmol/L。

6. 心梗鉴别六项　AST 56.6 U/L(↑),CK 260.1 U/L(↑),CK-MB 23.0 U/L,LDH 463.1 U/L(↑),cTnI 0.78 μg/L(↑),Myo 53.2 μg/L。

7. 凝血功能　PT 20.2 s(↑),INR 1.71(↑),PTA 46.0%(↓),FIB 1.98 g/L(↓),APTT 46.5 s(↑),PTR 1.39(↑),TT 20.3 s(↑),D-二聚体 6 372 ng/mL(↑)。

8. 肝功能　ALT 18.2 U/L,GGT 112.5 U/L(↑),TBIL 79.2 μmol/L(↑),DBIL 37.7 μmol/L(↑)。

9. 肾功能　BUN 10.1 mmol/L(↑),Cr 81.50 μmol/L。

10. 感染及炎症指标　CRP 1.73 mg/dL,血清淀粉样蛋白 A 31.03 mg/L(↑),PCT 0.08 ng/mL(↑),ESR 11 mm/h。

11. 免疫八项　C3 0.802 g/L(↓),C4 0.176 g/L,总补体活性 52.00 U/mL(↑),铜蓝蛋白 0.968 g/L(↑)。

12. 风湿免疫相关检测指标　ANA 定量 3.80 U/mL,抗 nRNP/Sm 抗体弱阳性,抗 CCP 抗体、ACA 均阴性。

13. 易栓症三项　AT-Ⅲ 42%(↓),PC 27%(↓),PS 62%。

14. 尿常规　尿胆红素(+)(↑),尿隐血(++)(↑),尿蛋白(++)(↑),白细胞 151.00/μL(↑),RBC 2 419.00/μL(↑)。

【其他辅助检查】

1. 心电图　窦性心律,怀疑右心室肥大,ST-T 改变,非特异性室内传导阻滞。

2. 胸部 CT 平扫(2020 年 5 月 11 日)　两肺散在渗出,右中肺、左上肺舌段及两下肺散在少量炎症;主肺动脉及两侧肺动脉干增粗,心脏明显增大,符合重度肺动脉高压表现;右侧胸膜腔中量积液并右下叶局部含气不全;心包少许积液(图 10-1)。

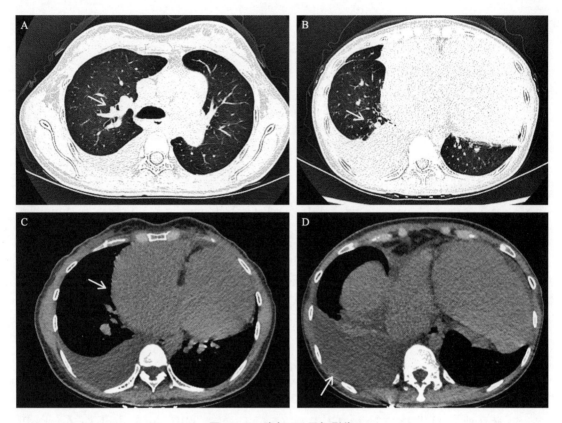

**图 10 - 1 胸部 CT 平扫影像**

A、B. 两肺散在渗出,右中肺、左上肺舌段及两下肺散在少量炎症(白色箭头);C. 右心房、右心室明显增大(白色箭头),心轴明显左旋;D. 右侧胸腔中量积液,右下肺局部含气不全(白色箭头)

3. 心脏彩超(2020 年 5 月 14 日) 右心增大,肺动脉高压(重度),三尖瓣反流(重度),肺动脉瓣反流(中度);左心室 EF 正常,SV 值减低;少量心包积液。LA 34 mm,LVDd 22 mm,RA 70 mm,RV 56 mm,SV 12 mL,EF 72%,PASP 92 mmHg。

4. 腹部 B 超 肝周、肠间隙及盆腔见液性暗区,最大暗区位于盆腔,暗区中央见子宫回声,子宫前方腹腔内暗区深度约 19 mm,后方暗区深度约 15 mm。

5. 其他 肝胆脾胰彩超、泌尿系统彩超、双下肢静脉彩超未见明显异常。因患者病情重,卧位时咳嗽明显,未行 6 分钟步行试验、CTPA、肺动脉造影及右心导管检查。

【诊治经过】

给予心电监测、低流量吸氧、止咳、化痰、补钾、护胃等支持治疗,予左氧氟沙星(0.5 g,qd)抗感染(2020 年 5 月 17—22 日);使用利尿剂、补充白蛋白优化液体状态,减轻心脏前负荷;积极降肺动脉压及右心室后负荷,予静脉注射前列环素[曲前列尼尔,起始剂量为1.25 ng/(kg·min),住院期间逐渐增加至 15 ng/(kg·min)],口服西地那非(25 mg,tid)和马昔腾坦(10 mg,qd);予多巴胺[2020 年 5 月 13—20 日,维持 BP (90~110)/(60~80)mmHg];给予低分子肝素(0.4 mL,qd)预防性抗凝。

治疗后患者症状、体征均较前改善,由端坐呼吸、左侧卧位改善至可平卧,偶有平卧时刺激性咳嗽,低流量吸氧下可在床边进行轻微活动;颈静脉怒张、腹部膨隆、脐部突出、移动性浊音、双下肢重度凹陷性水肿均消失(图 10 - 2)。

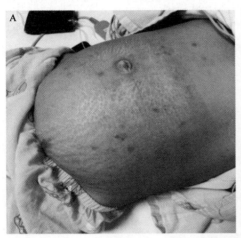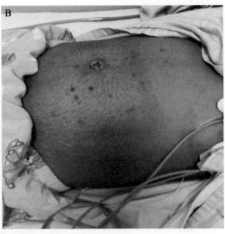

**图 10 - 2 治疗前后患者腹部情况对比(见彩色插页)**

A. 治疗前;B. 治疗后

出院前(2020 年 5 月 22 日)复查心功能指标:NT-proBNP 3 150.00 pg/mL。复查离子四项,其中 $K^+$ 3.62 mmol/L,$Na^+$ 142.3 mmol/L。复查胸部正侧位 X 线片,示肺门区条索影较前明显减少,肋膈角较前尖锐,心影大小基本同前(图 10 - 3)。

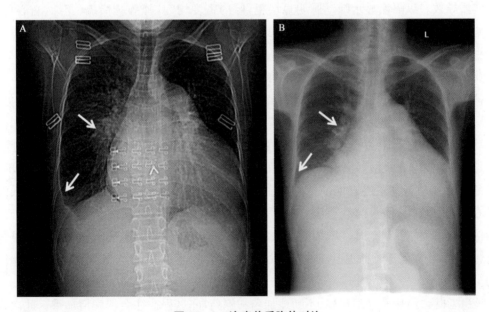

**图 10 - 3 治疗前后胸片对比**

A. 治疗前胸部 CT 定位图,右侧肋膈角变钝,两肺门模糊并渗出影(白色箭头);B. 治疗后,两肺门较前清晰,右侧肋膈角变锐利(白色箭头)

出院前心脏彩超提示患者符合肺心病超声改变：三尖瓣反流（重度），肺动脉高压（重度），肺动脉瓣反流（轻-中度），心包积液（少量），右心室收缩功能减低，左心室收缩功能未见异常。LA 33 mm，LVDd 26 mm，RA 59 mm，RV 49 mm，SV 17 mL，PASP 99 mmHg。

出院后继续家庭氧疗，避免体力活动，控制饮水量。出院方案：因经济原因改用阿司匹林（100 mg，qd）抗血小板预防血栓，螺内酯（20 mg，bid）+ 呋塞米（20 mg，qd）利尿，西地那非（25 mg，tid）+ 马昔腾坦（10 mg，qd）+ 曲前列尼尔[15 ng/（kg·min），微泵静注]降肺动脉压。

**【最终诊断】**

（1）IPAH（Ⅰ型，高危组，右心房、右心室增大，心功能Ⅳ级）。

（2）肺部感染。

（3）胸腔积液。

（4）腹腔积液。

（5）低钾血症。

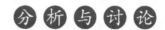

**雷永霞主治医师**（广州医科大学附属第一医院，放射科）

2020 年 5 月胸部 CT 平扫显示双肺磨玻璃影（右肺为主），透亮度不均，伴右侧中量胸腔积液；叶间裂稍增厚（右侧为主），双下肺可见条索影；局部肺不张，考虑由心脏及胸腔积液推压肺实质导致。纵隔窗显示肺动脉明显增粗，腔内密度均匀，肺静脉稀疏、变细，右心房、右心室增大，左心房、左心室受压明显，心包少量积液，符合重度肺动脉高压改变。

**龚娟妮副主任医师**（首都医科大学附属北京朝阳医院，呼吸与危重症医学科）

该患者发病早、病史较长、肺动脉压力高，对于此类年轻女性来说，IPAH 较为常见，且在较短时间内病情可迅速发展。该患者多年不规范接受治疗，近 3 个月症状明显加重，入院时肺动脉压力和血管阻力升高，右心房、右心室明显增大且压迫左心房、左心室，胸腔、腹腔、心包等部位出现积液，均提示该患者处于重度肺动脉高压终末期合并右心功能不全，病情危重。肺动脉高压终末期的特点为血压明显降低、氧饱和度差。其中，血压降低的原因是右心明显增大，增大的右心压迫左心，导致心排血量明显减少。患者的晕厥属于梗阻性的休克，此时往往不能通过增加灌注来升血压，而应在使用血管活性药物，如去甲肾上腺素、多巴酚丁胺等升高血压的前提下，尽快降低心脏前负荷，达到整体降低肺动脉压的目的。

该患者既往治疗非常不规律，不断地加药和停药，此过程往往会使病情加重。此次入院后，为该患者使用了三联降肺动脉压药物以及曲前列尼尔，后者剂量最后增加至 15 ng/（kg·min）。在临床中观察到，曲前列尼尔对于严重的肺动脉高压有一定疗效，但需要达到一定的剂量才开始起效[$>10$ ng/(kg·min)],剂量越高效果越好。

**王岚主任医师**（上海市肺科医院，呼吸与危重症医学科）

该患者前期靶向药物治疗不充分，可能使得机体对药物仍然敏感，使用曲前列尼尔后患者右心功能得到明显改善、体循环淤血减轻可以证实这种假设。D-二聚体的明显增高一般无法用右心衰竭来解释，需要考虑继发性因素，待病情稳定后，应该进一步完善肺灌注显像、CTPA 等检查以探讨病因。另外，还需要考虑患者的经济情况。曲前列尼尔较昂贵，患者可能会因为费用减少用量；然而，后续治疗非常关键，曲前列尼尔使用时间的长短决定了疾病的转归，应密切随访，跟踪患者降肺动脉压药物使用的续贯情况，条件允许的情况下可适当调整为较便宜的靶向药物。

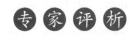

**罗勤主任医师**（中国医学科学院阜外医院，心血管内科）

该患者心脏彩超提示其左心室非常小，左心室舒张受限，CO 明显降低，所以血压明显下降。若不及时降低右心室后负荷，使室间隔回位，很难通过利尿改善血压和病情。在规律治疗后，出院前复查的心脏彩超提示左心室较前稍改善，所以在靶向药物应用方面，建议尽量克服经济上的困难，继续加大曲前列尼尔的剂量，延长曲前列尼尔的使用时间，以进一步改善心脏功能，待左心室恢复得更好一些再降级使用降肺动脉压药物，以便提高成功率。需要注意的是，患者入院时有明显的左心衰竭症状，不能平卧，这是因为其左心室明显减小，左心室充盈受限，导致左心房压、肺动脉压增高；若患者是初次就诊，不能排除毛细血管后性肺动脉高压导致的全心衰竭，故而靶向药物的应用上需谨慎。另外，晚期肺动脉高压患者三尖瓣大量反流，肝淤血特别严重，经常会出现淤血性肝硬化，往往表现为顽固性腹水，双下肢水肿反而不明显；若无明显压迫、严重呼吸困难等症状，不建议积极地抽腹水，因为患者的左心室小，需要依赖一定的前负荷来维持血压，可先依赖药物逐渐减轻水肿情况。此外，淤血性肝硬化可表现为胆红素升高，凝血因子异常，随着肝功能好转可恢复，该患者凝血功能及 PC、PS 的变化可能可用其解释。

（1）肺动脉高压患者若出现利尿效果不佳或血压明显下降，应注意左心室功能情况。

（2）根据左心室功能调整靶向药物应用剂量，应用过程中应注意排除毛细血管后性肺动脉高压导致的全心衰竭。

（3）晚期肺动脉高压的患者出现顽固性腹水，若无明显压迫、严重呼吸困难等症状，不建议积极地抽腹水。

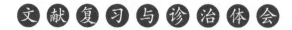

## 文献复习与诊治体会

动脉性肺动脉高压(PAH)是由肺动脉(主要是肺小动脉)病变引起的,PVR 和肺动脉压力升高,而 PAWP 正常;主要包括 IPAH、遗传性肺动脉高压(HPAH)、药物或毒物相关PAH 以及疾病相关性 PAH[1]。PAH 的症状缺乏特异性,主要表现为劳力性呼吸困难、乏力、胸痛、晕厥以及进行性右心衰竭的症状和体征,其中晕厥、右心衰竭和疾病进展是影响预后的重要临床特征[2]。

对于本例患者,心肺同治、迅速改善心肺功能是治疗的关键。重症 PAH 右心衰竭患者常见的诱发因素包括感染、贫血、甲状腺功能障碍、肺栓塞(PE)、心律失常,或者不遵医嘱服药等。感染是右心衰竭最常见的诱因之一,有针对性地寻找感染源和及时给予适当的经验性抗生素治疗至关重要。另外,室上性心动过速也是重症肺动脉高压患者右心衰竭的常见诱因。容量超负荷是心力衰竭的中心环节,既是心力衰竭的结果也是心力衰竭恶化的诱因,必须去除水钠潴留以阻断恶性循环,大多数患者右心室充盈压明显升高,CO 下降,补液可进一步增加右心室充盈压力和心室容积,从而加剧室间隔向左侧移位并增加三尖瓣反流[3],导致左心室充盈压下降和功能进一步恶化。对于这些患者,应静脉注射袢利尿剂,甚至进行血液滤过以寻求容量负平衡。此外,对于失代偿性右心衰竭患者,需要优化 CO 及血压;对于低 CO 患者可使用正性肌力药,多巴酚丁胺是最常用的正性肌力药物;对于血压低的患者,可使用升压药物维持各脏器灌注,去甲肾上腺素是首选的升压药物,可避免心率加快以及左心室充盈减少导致 CO 进一步下降、左心室舒张末期压力升高[4]。靶向药物可用于 PAH 伴发右心衰竭的患者,以降低右心室后负荷。静脉注射前列环素类似物起效快,常作为首选,且应尽快达到治疗剂量,尽早联合血管靶向治疗。新诊断的 PAH 合并右心衰竭患者起始给予三联治疗(静脉注射前列环素类似物、PDE5 抑制剂和 ERA)具有良好的短期和中期效果[5]。

在以上治疗诱因、优化液体状态、降低右心室后负荷、优化 CO、优化血压治疗后,若患者反应不佳或进一步恶化,应尽早考虑转诊至肺移植中心,早期转诊可让患者有时间考虑清楚肺移植的所有后果,并且移植中心可充分评估潜在受者并优化移植前状况。

### 参·考·文·献

[ 1 ] Galiè N, Humbert M, Vachiery J L, et al. 2015 ESC/ERS Guidelines for the diagnosis and treatment of pulmonary hypertension: The Joint Task Force for the Diagnosis and Treatment of Pulmonary Hypertension of the European Society of Cardiology (ESC) and the European Respiratory Society (ERS): Endorsed by: Association for European Paediatric and Congenital Cardiology International Society for Heart and Lung Transplantation (ISHLT) [J]. European Heart Journal, 2016, 37(1): 67 - 119.

[ 2 ] 董琳,何建国,柳志红,等. 成人肺动脉高压疾病特征的多中心临床研究[J]. 中华医学杂志,2012,92(16): 1087 - 1090.

[ 3 ] Ghignone M, Girling L, Prewitt R M. Volume expansion versus norepinephrine in treatment of a low cardiac

output complicating an acute increase in right ventricular afterload in dogs [J]. Anesthesiology, 1984, 60(2)：132 - 135.

[ 4 ] 中国肺动脉高压诊断与治疗指南(2021 版)[J]. 中华医学杂志,2021,101(1)：11 - 51.

[ 5 ] Sitbon O, Jaïs X, Savale L, et al. Upfront triple combination therapy in pulmonary arterial hypertension：a pilot study [J]. The European Respiratory Journal, 2014, 43(6)：1691 - 1697.

（王哲文 广州医科大学附属第一医院）

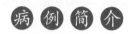

### 第一次入院

患者男性,32 岁。因反复口腔溃疡 4 年,活动后胸闷、气促 2 年,于 2020 年 1 月入院。4 年前,患者无明显诱因反复出现口腔溃疡,每月一次,每次 1～2 个(溃疡),1 周后自行愈合;曾有 1 次疑似出现生殖器溃疡,未予重视,未进行诊治。2 年前,患者无明显诱因出现左下肢肿胀,伴剧烈活动后气促,无胸闷、胸痛等不适,未予重视,未进行诊治。1 年余前(2018 年 5 月),患者活动后气促症状加重,爬 1 楼即出现明显气促,于当地医院就诊,超声检查提示左下肢 DVT 形成;肺灌注显像提示肺栓塞;胸部 CT 提示双肺主干及分支多发充盈缺损,以两下肺为主,考虑为肺栓塞;左下肺背段片状实变影,考虑阻塞性炎症可能;心脏彩超提示右心房、右心室增大,三尖瓣重度反流,估测 PASP 90 mmHg,心包积液。当时诊断为亚急性肺栓塞(PE),左下肢 DVT 形成,肺动脉高压;给予利伐沙班(20 mg,qd)治疗后胸闷症状缓解,但剧烈活动后仍有胸闷、气促发作。为进一步治疗,到北京某医院就诊,考虑白塞综合征可能、慢性血栓栓塞性肺动脉高压(CTEPH),并将利伐沙班换成华法林,建议行 PEA。患者拒绝外科手术治疗,出院后坚持服用华法林,自诉 INR 控制在 2.0～2.1 之间,但是活动后仍气促。患者后到上海某医院就诊,确诊白塞综合征,给予沙利度胺治疗,1 个月后自行停服,随后改用环磷酰胺片,服用过程中曾出现一次口腔溃疡,服用半个月后又停用环磷酰胺,后再未服用免疫抑制剂。半年来,患者仅服用华法林(3.75 mg,qd),不规律监测 INR,仍有活动后气促。2020 年 1 月,患者到我院就医,目前上二楼自觉气促较明显,未出现咯血。自起病以来,无发热、皮疹,无口干、眼干,无雷诺现象,无关节疼痛,精神尚可,胃纳、睡眠欠佳,大、小便正常,体重无明显减轻。

患者诉 20 岁时曾检查出颅内压增高,曾出现头痛、昏厥,具体不详,否认遗留神经系统功能障碍。余既往史、过敏史、个人史、家族史无特殊。

**【入院体格检查】**

T 36.5℃,P 89 次/分,R 22 次/分,BP 125/57 mmHg,SpO$_2$ 94%(吸空气下)。神志清楚,对答切题。口腔、生殖器未见溃疡。双肺呼吸音清,未闻及干、湿啰音。心律齐,P2＞A2,各瓣膜区未闻及病理性杂音。腹软,肝、脾肋下未触及。双下肢未见明显浮肿。

**【入院前检查】**

1. 右心导管检查(2018 年 11 月 16 日)　PAP 79/24/41 mmHg,PAWP 8 mmHg。

2. 狼疮抗凝物质检查　狼疮筛查时间 82.7 s,狼疮筛查比值 2.36%,狼疮确认时间 49 s,狼疮确认比值 1.8%,标准化狼疮比值 1.31。

【入院诊断】

(1) CTEPH（右心房、右心室增大,心功能Ⅲ级）。

(2) 白塞综合征。

【实验室检查】

1. 血气分析(FiO₂ 29%)　pH 7.386,PaO₂ 131.8 mmHg(↑);PaCO₂ 39.8 mmHg,HCO₃⁻ 23.9 mmol/L。

2. 凝血功能　PT 33.1 s(↑),INR 3.26(↑),APTT 51.7 s(↑);D-二聚体 1 053 ng/mL(↑)。

3. 免疫八项　IgG 10.7 g/L,IgA 2.35 g/L,IgM 0.943 g/L,C3 0.723 g/L(↓),C4 0.17 g/L(↓), CH50 68.4 U/mL(↑),β₂微球蛋白 1.83 mg/L。

4. 狼疮抗凝物质筛查　狼疮筛查时间 59.8 s,狼疮确认时间 46.2 s,狼疮确认比值 1.29%。

5. 风湿免疫相关指标　CRP 1.19 mg/dL(↑),ESR、ANA 十一项、ANA 定量、ACA 三项、血管炎三项指标均无异常。

6. 易栓症三项　AT-Ⅲ 67%(↓),PC 26%(↓),PS 23%(↓)。

7. 其他　血常规、生化八项、心梗鉴别六项、NT-proBNP、血传播八项指标基本正常。

【其他辅助检查】

1. CTPA　① 左、右肺动脉主干不完全栓塞,右上肺多发不完全栓塞,右中肺内侧段、右下肺多发肺动脉完全/不完全栓塞;② 右下肺胸膜下区散在炎症,不排除部分为肺梗死灶（图 11-1）。

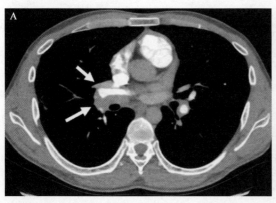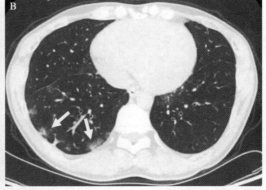

**图 11-1　患者 CTPA**

A. 右肺动脉干远端及右下肺动脉多发血栓,左下肺动脉环形血栓形成(白色箭头);B. 右下肺胸膜下多发斑片状阴影(白色箭头),考虑肺梗死

2. **肺通气/灌注显像**　提示双肺多发灌注受损,以左肺尖、左肺上叶下舌段、左肺下叶各段、右肺上叶各段及右肺中叶为主,通气与灌注不匹配。

3. **心脏彩超**　三尖瓣反流束面积9.5 cm²,估测PASP 97 mmHg,提示三尖瓣反流(重度),肺动脉高压(重度)。RA 49 mm,RV 33 mm,RA 49 mm,LA 25 mm,EF 65%。

4. **下肢静脉超声**　双侧下肢、下腔及髂静脉超声未见异常。

5. **肝、胆、胰、脾及泌尿系统超声**　大致正常。

6. **右心导管检查(2020年1月21日)**　提示毛细血管前性肺动脉高压(表11-1)。

表11-1　BPA球囊扩张前后血流动力学及血氧饱和度

| 指　　标 | BPA术前 | BPA术后 |
|---|---|---|
| HR(bpm) | 62 | 55 |
| BP(mmHg) | 102/67/79 | 110/68/82 |
| SVC(mmHg) | 8/2/4 | 11/5/7 |
| IVC(mmHg) | 6/2/4 | 10/5/7 |
| RAP(mmHg) | 10/2/5 | 11/4/7 |
| PAP(mmHg) | 70/18/36 | 77/24/41 |
| PAWP(mmHg) | 8/4/6 | 9/4/7 |
| BP:PA | 2.2 | 2 |
| CO(Fick's法) | 3.6 | 4.2 |
| CI(Fick's法) | 1.9 | 2.2 |
| PVR(WU,Fick's法) | 8.3 | 8.5 |
| TPR(WU,Fick's法) | 10 | 9.8 |
| SVR(WU,Fick's法) | 20.8 | 17.9 |
| SVC(%) | 62 | 64 |
| IVC(%) | 68 | 70 |
| RA(%) | – | – |
| RV(%) | – | – |
| PA(%) | 62 | 67 |
| SaO₂(%) | 94 | 95 |

7. **DSA肺动脉造影**　双肺多发肺动脉狭窄。

8. **双肺动脉光学相干断层成像**　肺动脉内可见网格样高信号影,低衰减,呈莲藕状改变,质地较均匀;肺动脉内膜未见增厚(图11-2)。

**【诊治经过】**

给予低分子肝素抗凝,醋酸泼尼松(30 mg,qd)抗炎。行选择性肺动脉造影和OCT观察

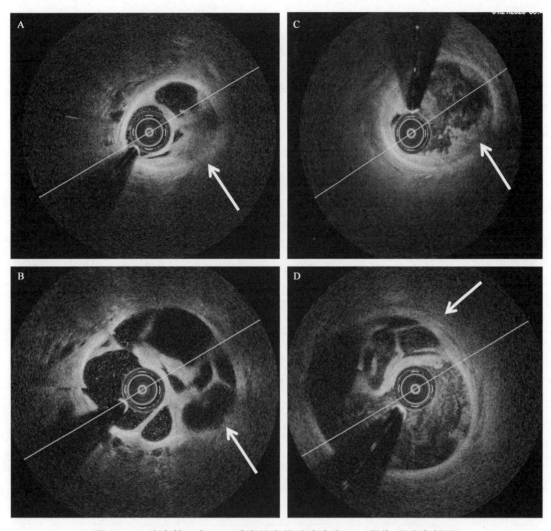

**图 11-2　患者第一次 BPA 球囊扩张前后肺动脉 OCT 影像（见彩色插页）**

A、B. 球囊扩张前，OCT 示肺动脉管壁无明显增厚，边界清晰，管腔内见条状、网格状的高信号影，后方信号部分衰减，质地均匀，为 CTEPH 网状慢性血栓病变（白色箭头）；C、D. 球囊扩张后，OCT 示高信号网状血栓部分破碎，部分血栓碎片漂浮在动脉腔内，质地稍不均匀，部分血栓保持原样，肺动脉内膜完整（白色箭头）

并评估患者外周肺动脉血栓，通过肺动脉造影图像选择了 6 条右肺靶血管，成功进行了 BPA（图 11-3），BPA 术中及术后未发生咯血、肺水肿等并发症。患者术后右心导管检查提示 CO 及 CI 改善（表 11-1），活动耐量改善，NYHA 心功能Ⅱ级，予办理出院。出院带药：华法林[(3.75 mg,qd)，使 INR 维持在 2～3]；环磷酰胺(100 mg,bid)；醋酸泼尼松[(30 mg,qd)1 个月后减量至(15 mg,qd)]。

【出院诊断】

（1）白塞综合征。

（2）CTEPH（右心房、右心室增大，心功能Ⅲ级）。

（3）继发性抗心磷脂抗体综合征。

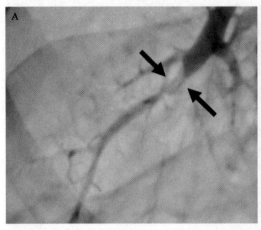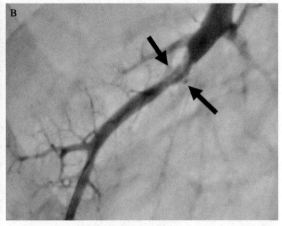

**图 11‑3 患者第一次 BPA 术中右肺中叶内侧段动脉造影图像**

A. 球囊扩张前,动脉中段充盈缺损(箭头),远端动脉显影不良,TIMI 1 级;B. 球囊扩张后复查造影,病变部位对比剂充盈较前明显改善(箭头),远端分支动脉灌注改善,TIMI 3 级

## 第二次入院

患者出院后规律服药,规律监测 INR(控制为 2～3),自觉活动后气促症状改善,活动耐量改善,无口腔溃疡及生殖器溃疡。于 2020 年 6 月再次入院,行第二次 BPA。入院时未见口腔溃疡及生殖器溃疡,NYHA 心功能Ⅱ级。右心导管检查提示毛细血管前性肺动脉高压,PAP、CO 和 CI 较上次入院显著改善(表 11‑2)。

**表 11‑2 患者第二次 BPA 前后血流动力学对比**

| 指　标 | 球　扩　前 | 球　扩　后 |
| --- | --- | --- |
| HR(bpm) | 67 | 62 |
| BP(mmHg) | 118/70/86 | 115/59/78 |
| SVC(mmHg) | 8/4/6 | 8/4/6 |
| RAP(mmHg) | 9/3/6 | 9/1/5 |
| IVC(mmHg) | 8/4/6 | 8/1/5 |
| PAP(mmHg) | 64/24/35 | 63/17/30 |
| PAWP(mmHg) | 10/8/9 | 10/8/9 |
| DPG(mmHg) | 15 | 8 |
| AO∶PA | 2.5 | 2.6 |
| CO(Fick's 法) | 5.1 | 5.7 |
| CI(Fick's 法) | 2.6 | 2.9 |
| PVR(WU,Fick's 法) | 5.1 | 3.7 |
| TPR(WU,Fick's 法) | 6.8 | 5.3 |

续 表

| 指　标 | 球 扩 前 | 球 扩 后 |
|---|---|---|
| SVR(WU,Fick's 法) | 15.6 | 12.8 |
| PA(%) | 71.1 | 73.4 |
| SVC(%) | 64.5 | 72.6 |
| IVC(%) | 76 | 76.2 |
| SaO$_2$(%) | 95 | 95 |

　　此次住院期间,再次通过选择性肺动脉造影评估患者右肺下叶动脉血栓病变,显示患者右肺下叶动脉次全闭塞,远端肺动脉几乎不显影,未见肺静脉回流,TIMI 1 级(图 11-4)。对右肺下叶以及左肺下叶中 8 条靶血管进行了 BPA,术后靶血管以及分支血流灌注改善,可见静脉回流,TIMI 3 级。术后再次行右心导管检查,提示 CO 和 CI 显著改善,平均 PAP 降至 30 mmHg(表 11-2)。患者术后活动耐量显著改善,6MWD 537 米,出院时 NYHA 心功能 Ⅰ 级。患者目前服用泼尼松(15 mg,qd),硫酸羟氯喹(0.1 g,qd),环磷酰胺(100 mg,bid),华法林[(3.75 mg,qd),INR 维持在 2～3]。

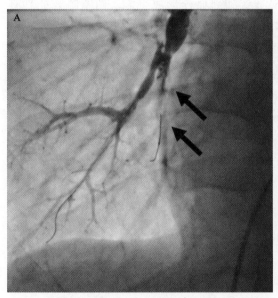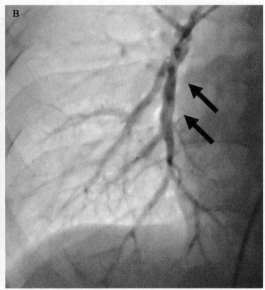

**图 11-4　患者第二次 BPA 术中右肺下叶动脉造影图像**

A. 球囊扩张前,动脉近端可见严重的次全闭塞病变,肺动脉显影不良,TIMI 1 级;B. 球囊扩张后,靶血管对比剂充盈明显改善,肺动脉显影良好,肺静脉回流改善,TIMI 3 级

**【最终诊断】**

(1) 白塞综合征。

(2) CTEPH(右心房、右心室增大,心功能Ⅰ级)。

（3）继发性抗心磷脂抗体综合征。

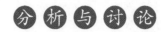

**王育凯副主任医师**（汕头市中心医院，风湿免疫科）

该男性患者反复口腔溃疡 4 年余，有一过性生殖器溃疡，但是病史中未提及患者是否存在眼部病变，该患者也无较为典型的皮肤病变，如针刺试验阳性、结节性红斑或假性毛囊炎等。根据 1990 年白塞综合征诊断标准，该患者尚达不到诊断白塞综合征的标准。但是根据 2014 年国际白塞综合征研究组新的修订诊断标准，该患者需考虑白塞综合征，以血管系统损害为主。白塞综合征的临床表现除了皮肤黏膜的表现，主要表现为全身性、系统性的血管炎，可以累及全身大、中、小动脉和静脉。

白塞综合征患者的肺动脉损伤主要表现为肺动脉瘤样扩张以及附壁血栓形成，该患者影像学检查结果符合上述特征。肺血管炎症可导致肺动脉内原位血栓形成。对于白塞综合征患者而言，抗炎及免疫抑制治疗是关键。因白塞综合征容易形成动脉瘤，抗凝治疗需警惕（可增加患者的出血风险）。该患者的 2 次狼疮抗凝物检查（相隔超过 3 个月）均为阳性，不排除合并继发性抗磷脂综合征（APS）导致肺部血栓形成可能。白塞综合征具有一定的家族聚集倾向，与 $HLA-B51$ 基因密切相关，携带 $HLA-B51$ 基因患白塞综合征风险增加，建议完善 $HLA-B51$ 基因检测。

尽管沙利度胺具有较强的抗炎作用（抗 $TNF-\alpha$），对白塞综合征的复发性口腔溃疡以及皮疹具有较好的疗效。但该药也具有一定毒副作用，如顽固性便秘、周围神经病变以及增加血栓风险等。本例患者已经存在广泛肺动脉附壁血栓，不推荐使用沙利度胺。羟氯喹具有抗炎、调节免疫和抗血小板聚焦作用，能提供多方面保护。此外，对于该患者，也可以尝试肿瘤坏死因子拮抗剂，如英夫利西单抗或阿达木单抗治疗。

**施举红主任医师**（北京协和医院，呼吸与危重症医学科）

目前白塞综合征的诊断主要依据临床症状，缺少特异的血清学指标，需要全面评估患者的身体情况，并排除其他风湿免疫相关疾病。对于此类累及肺动脉的全身血管炎症性疾病，需要对患者进行详细的病史询问以及全面的体格检查，明确是否存在眼部病变、皮肤病变、生殖器溃疡和皮疹等，还需要询问有无消化系统症状，如间歇性腹痛等。实验室检查方面，尿常规、尿沉渣检查可排除肾脏受累，心脏彩超可排除心脏瓣膜病变以及心脏附壁血栓形成，大便隐血试验可排除消化系统受累。总之，应该对患者进行系统的评估，且尽可能使用无创的手段。在明确患者血管炎的诊断后，需要进一步明确目前炎症是否处于活动期，可根据 CRP、ESR，以及 $IL-6$、$IL-8$、$TNF-\alpha$ 等炎症因子的检查结果判断。这是为了确定下一步的治疗方案，包括激素、免疫抑制剂的使用和剂量等。

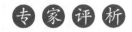

**熊长明主任医师**（中国医学科学院阜外医院，肺血管与综合内科）

该患者可以明确被诊断为白塞综合征，而引起肺动脉高压的主要原因尚不明确，可以首先考虑白塞综合征导致的肺动脉内血栓形成。至于该病例是否合并 APS，还需要参考风湿科的诊断意见。另外，该患者还需要补充一些大动脉的评估检查，明确其他血管及器官的受累情况。

尽管该患者有左下肢 DVT 形成的病史，但是由于该患者未曾出现过急性 PE，因此首先考虑原位肺动脉血栓形成导致的 CTEPH。CTEPH 的治疗方面，首先要评估 PEA 的可行性，但由于该患者存在全身血管炎症性疾病（即白塞综合征）且累及肺动脉的情况严重，因此并不适合进行外科手术治疗。此例中选择了 BPA 且术后效果良好，提示了 BPA 在治疗此类疾病中的可行性。对于本患者，抗凝治疗和免疫抑制治疗应该是基本的治疗方案。抗凝治疗时应该首选华法林，而非新型口服抗凝药。因为该患者还可能合并 APS，而在最新指南中不建议对 APS 合并血栓形成的患者使用新型口服抗凝药。另外，在抗凝治疗的过程中，应该密切关注患者是否出现咯血的情况。临床实践中遇到合并血栓形成的患者，一定要找到形成血栓的原因，特别是对于年轻患者，这对治疗基础病因和控制血栓形成起着非常重要的作用。

（1）对于合并血栓形成的患者，尤其是年轻的患者，一定要找到形成血栓的原因，这对治疗基础病因和控制血栓形成起着非常重要的作用。

（2）对于白塞综合征合并 CTEPH 的患者，抗凝治疗和免疫抑制治疗是基本的治疗方案。另外，若无法排除 APS，抗凝治疗时应该首选华法林，而非新型口服抗凝药。

（3）对于白塞综合征合并 CTEPH 的患者，PEA 治疗并不合适，可尝试行 BPA 治疗。

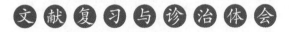

白塞综合征是一种病因未明的全身性血管炎症性疾病，主要表现为复发性口腔溃疡、生殖器溃疡、眼炎及皮肤损害，病变可累及血管、神经系统、消化道、关节、肺、肾、附睾等器官[1]，好发于东亚、中东和地中海地区，主要发病年龄段为 16～40 岁[2]。大部分患者预后良好，眼、中枢神经系统及大血管受累者预后不佳[2]。

目前，白塞综合征的诊断主要根据临床症状。本例患者的白塞综合征诊断主要根据 2013 年国际白塞综合征研究组对白塞综合征国际标准修订后的标准[3]，即基于患者的口腔溃疡、生殖器溃疡及肺动脉病变,并排除 APS、易栓症、系统性红斑狼疮等结缔组织疾病。

白塞综合征的治疗以药物治疗为主,需要长期服用免疫抑制剂,包括糖皮质激素、氨甲蝶呤、秋水仙碱、沙利度胺、硫唑嘌呤、环磷酰胺、环孢素、吗替麦考酚酯和抗肿瘤坏死因子拮抗剂等。白塞综合征累及肺动脉在临床中罕见,发生率低于 5%[4]。白塞综合征累及肺动脉主要表现为肺动脉瘤和肺动脉原位血栓形成,肺动脉瘤破裂可致大咯血并危及生命[4]。关于白塞综合征合并 CTEPH,此前只有少数病例报道,且既往白塞综合征合并 CTEPH 的病例报道均以 PEA 为 CTEPH 的主要治疗手段[5-7];然而,部分患者术后仍然存在肺动脉高压,且部分患者术后出现了严重的并发症[6]。随着肺血管介入技术的发展,BPA 成为十分有前景的 CTEPH 治疗手段,以球囊导管扩张狭窄或者闭塞的肺动脉为手段,能够显著改善无法行 PEA 或 PEA 术后残留肺动脉高压患者的血流动力学指标、右心功能和活动耐量,进而改善患者的生存状况[8]。本例患者的血流动力学以及活动耐量也在两次 BPA 后得到显著改善。

**参·考·文·献**

[ 1 ] 中华医学会风湿病学分会. 白塞病诊断和治疗指南[J]. 中华风湿病学杂志,2011,15(5):345-347.

[ 2 ] Yazici H, Seyahi E, Hatemi G, et al. Behçet syndrome: a contemporary view[J]. Nature Reviews Rheumatology, 2018, 14(2): 107-119.

[ 3 ] International Team for the Revision of the International Criteria for Behçet's Disease (ITR-ICBD), Davatchi F, Assaad-Khalil S, et al. The International Criteria for Behçet's Disease (ICBD): a collaborative study of 27 countries on the sensitivity and specificity of the new criteria[J]. Journal of the European Academy of Dermatology and Venereology, 2014, 28(3): 338-347.

[ 4 ] Saadoun D, Asli B, Wechsler B, et al. Long-term outcome of arterial lesions in Behçet disease: a series of 101 patients[J]. Medicine, 2012, 91(1): 18-24.

[ 5 ] Wang A S, Rosenzweig E B, Takeda K. A rare childhood case of Behcet's disease and chronic thromboembolic pulmonary hypertension[J]. Journal of Cardiac Surgery, 2020, 35(7): 1669-1672.

[ 6 ] Yıldızeliş O, Yanartaş M, Taş S, et al. Outcomes of patients with Behçet's syndrome after pulmonary endarterectomy[J]. The Thoracic and Cardiovascular Surgeon, 2018, 66(2): 187-192.

[ 7 ] Espinosa G, Blanco I, Antón J M, et al. Case report Chronic thromboembolic pulmonary hypertension in Behçet's disease: effectiveness of endarterectomy[J]. Clinical and Experimental Rheumatology, 2010, 28 (60): S79-S81.

[ 8 ] Kim N H, Delcroix M, Jais X, et al. Chronic thromboembolic pulmonary hypertension[J]. European Respiratory Journal. 2019, 53(1): 1801915.

(卢建民　广州医科大学附属第一医院)

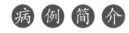

病 例 简 介

患者女性,16岁;被发现动脉导管未闭(PDA)14年,反复气促9年,于2020年9月入院。2006年,患者因肺炎、心脏杂音于外院就诊,行心脏彩超,示PDA、肺动脉高压。2006年6月9日,在该院行动脉导管结扎术,术后复查心脏彩超,提示主动脉水平残余分流,未予处理。直至2011年,患者感气促,转至广州市某医院就诊并在该院行PDA封堵术(2011年7月6日),术后复查心脏彩超,提示已封闭病变。术后,患者自觉气促缓解。2017年,患者再次出现反复气促、胸闷、乏力,就诊于广东省某三甲医院,予西地那非、波生坦、瑞莫杜林降肺动脉压,以及利尿、抗心力衰竭等治疗。最后一次在该院住院的时间为2020年8月4日至2020年9月11日,效果欠佳并发现左肺动脉闭塞,考虑患者手术风险高,暂不予手术治疗,今为求进一步治疗而入我院。病程中,患者间断伴有下肢浮肿、雷诺现象;近期患者出现晕厥,持续约10秒,能自行醒来,无抽搐、胸痛、咯血,无发热,无大、小便失禁。患者起病以来,精神、胃纳、睡眠尚可,大、小便正常,体重无明显增减。

2006年,行PDA结扎术;2011年,行PDA封堵术。传染病史、食物或药物过敏史、个人史、月经史、家族史无特殊。

【入院前检查】

1. 心脏彩超(2005年8月,外院术前) 先天性心脏病,PDA;主动脉瓣狭窄(轻度),大血管水平左向右分流。

2. 胸部X线片(2006年6月29日) 动脉导管结扎术前及术后胸部X线片均提示心影增大,双肺纹理增粗。

3. 心脏彩超(2006年6月29日) 动脉导管结扎术前:先天性心脏病,PDA(管型);主动脉瓣、三尖瓣、肺动脉瓣、二尖瓣关闭不全;肺动脉高压(中度),估测PASP 80 mmHg;肺动脉与降主动脉之间可见异常通道,宽8.6 mm,长8.3 mm。

4. 心脏彩超(2006年6月29日) 动脉导管结扎术后:先天性心脏病,PDA术后,大动脉水平残余分流;主动脉瓣、三尖瓣、肺动脉瓣、二尖瓣关闭不全;肺动脉高压(中度),PASP 73 mmHg;肺动脉与降主动脉之间可见一宽约0.47 cm的红色血流束(异常通道)。

5. 心脏彩超(2011年7月6日) PDA封堵术术前:残余大血管水平分流,肺动脉端3.5 mm,降主动脉端9.4 mm。

6. 心脏彩超(2011年7月7日) PDA封堵术术后:PDA封堵术后1天,肺动脉端及降主动脉端血流通畅,未见梗阻。

7. 心脏彩超(2018年2月1日) 肺动脉高压(重度),未见大动脉水平分流。

8. 胸部CT(2018年2月6日) 双肺可见少许炎症及陈旧性纤维灶。左侧肺动脉根部细小,远端肺动脉未见明确显示。左肺体积较对侧缩小,考虑左肺发育不良。脊柱轻度侧弯(图12-1)。

9. 右心导管检查(2018年2月8日) PAP 95/56/74 mmHg,PDA封堵器位置良好,右肺动脉显影,左肺动脉可见盲端,未见分支血管显影。

10. 心脏彩超(2018年3月15日) 估测PASP 160 mmHg,左肺动脉远端显示不清。

11. 胸部增强CT(2020年4月17日) 先天性心脏病,PDA封堵术后;左肺动脉缺如,肺动脉高压,左肺静脉细小;右心房和左、右心室增大;左肺下叶肺大疱(图12-2)。

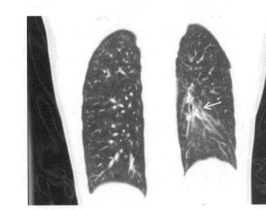

图12-1 胸部CT

左肺容积缩小,左肺血管纤细(白色箭头)

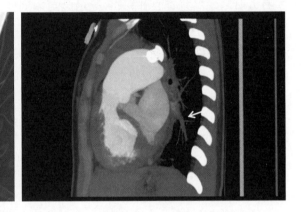

图12-2 胸部CT

PDA封堵术后改变,左肺动脉束状狭窄、闭塞,肺静脉分支细小,尚未充盈(白色箭头)

**【入院体格检查】**

T 36.8℃,P 85次/分,R 20次/分,BP 123/61 mmHg,$SpO_2$ 96%(吸空气下)。四肢血压无明显差异。神志清醒,呼吸平顺,口唇无发绀。双肺呼吸音清晰,未闻及干、湿啰音。心率85次/分,律齐,心音有力,A2>P2,胸骨左缘2～3肋间可闻及收缩期杂音,其余瓣膜区未闻及病理性杂音。

**【入院诊断】**

(1) 肺动脉高压(重度)。

(2) 先天性心脏病。

(3) PDA结扎及残余分流封堵术后。

(4) 肺血管畸形(左肺静脉细小)。

**【实验室检查】**

1. 血常规 WBC $7.3×10^9$/L,Hb 84 g/L,PLT $144×10^9$/L。

2. 血气分析（$FiO_2$ 29%）　pH 7.4，$PaCO_2$ 38 mmHg，$PaO_2$ 141 mmHg(↑)，$HCO_3^-$ 24.3 mmol/L。

3. ESR 检查　ESR 47 mm/h(↑)。

4. 大便隐血试验　隐血阳性。

5. 心功能　NT-proBNP 732.6 pg/mL(↑)。

6. 免疫八项　C3 0.645 g/L(↓)，C4 0.141 g/L(↓)，CH50 54.10 U/mL(↑)；余正常。

7. 易栓症三项　AT-Ⅲ 44%(↓)，PC 33%(↓)，PS 29%(↓)。

8. 风湿三项　抗链球菌溶血素 O 516.0 $\mu$mol/L(↑)。

9. 甲状腺功能五项　$T_3$ 1.22 nmol/L(↓)。

10. 铁三项＋铁蛋白　血清铁 5.8 $\mu$mol/L(↓)，铁蛋白 7.05 ng/mL(↓)。

11. 其他　ANA 谱十一项、抗 CCP 抗体、血管炎三项、ACA 三项、同型半胱氨酸、肺肿瘤指标、抗甲状腺自身抗体、尿常规、肾功能及血传播八项未见异常。

【其他辅助检查】

1. 6 分钟步行试验　6MWD 170 米。

2. 胸部 CTPA＋冠状动脉 CTA　左肺动脉缺如，肺动脉高压（图 12-3）。

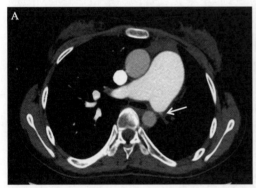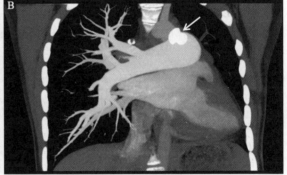

**图 12-3　CTPA**

A. 肺动脉主干增粗，左肺动脉干束状狭窄、闭塞（白色箭头）；B. 右肺动脉干及分支增粗，未见栓塞；PDA 封堵术后（白色箭头）

3. 血管超声　双侧椎动脉阻力指数升高，双侧颈动脉、双上肢及双下肢动脉、双侧下肢静脉、髂静脉及下腔静脉未见异常声像。

4. 心脏超声　左肺动脉未见明显血流信号，考虑左肺动脉闭塞。PDA 封堵术后（外院），未见明显残余分流。右心室壁明显增厚，肺动脉高压（极重度），估测 PASP 96 mmHg。左心室收缩功能未见异常。

5. 右心声学造影　未见明显右向左分流。

6. 肺动脉造影＋右心导管检查　主肺动脉和右肺动脉干增粗，左肺动脉近端完全闭塞，断端光滑；远端未见显影。右肺动脉造影见各血管分支存在，无狭窄迂曲，静脉回流正常，PASP 100 mmHg。

**【诊治经过】**

入院后给予西地那非、安立生坦、曲前列尼尔降肺动脉压，以及强心、利尿等治疗。风湿科会诊意见：目前大动脉炎依据不足，建议完善全身 PET/CT 检查。

**【最终诊断】**

（1）肺动脉高压（重度）。

（2）先天性心脏病。

（3）PDA 结扎及残余分流封堵术后。

（4）肺血管畸形（左肺动脉闭塞，左肺静脉细小）。

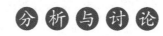

**雷永霞主治医师**（广州医科大学附属第一医院，放射科）

患者 CTPA 特点为左肺容积较右肺缩小，肺部条索状阴影，考虑慢性炎症；左肺纹理稀疏，右肺纹理相对增粗、增多，右心房、右心室增大，右心室壁增厚，肺动脉增粗；降主动脉与左肺动脉起始部可见封堵器影；左上和左下肺静脉变细，左侧支气管动脉增粗；肺动脉中断，远端未显影，伴行肺静脉略有显影，无对比剂充填。对该患者诊断的重点在于判断左肺动脉闭塞是先天性还是后天性。既往术前超声不易判断肺动脉是否正常，2011 年封堵前存在大量左向右分流，肺动脉主干及其分支明显分流显影，未见左肺动脉闭塞；现 CT 显示肺动脉与肺静脉伴行，肺动脉不显影，考虑后天性闭塞。无临床证据支持大动脉炎的诊断，因此，考虑肺动脉闭塞可能与封堵术后慢性肺动脉栓塞有关。

**邓宇主任医师**（广州医科大学附属第一医院，放射科）

2006 年术前胸片纵隔居中，心脏增大，左肺容积无明显缩小。2020 年影像学检查见纵隔明显向左移位，左隔面升高。与既往术前影像对比，左肺容积有缩小，考虑与动脉导管结扎术有关。另外，左肺动脉盲端较圆钝，先天性左肺动脉闭锁或缺如不会存在盲端凸出。而且，肺动脉缺如右侧多见，左侧较少，管腔内无充盈缺损，不支持血栓。因此，对于左肺动脉盲端，倾向于与动脉导管结扎术相关。

**金博文主治医师**（武汉亚洲心脏病医院，心血管内科）

该患者不考虑先天性的肺动脉狭窄、闭塞，而考虑以下几种可能性。最常见的是外科术后（尤其是复杂先天性心脏病术后）纵隔粘连导致的纤维性纵隔炎（FM），常出现在两侧，左肺动脉主干是最常见的狭窄部位，可以尝试做介入手术开通。另一种情况是 PDA 伞的选择不合适或放置位置不当，突向左肺动脉开口的位置，致左肺动脉狭窄，然后逐渐加重血栓形成，导致左肺动脉完全闭塞。另外，术中缝扎 PDA 时，若 PDA 较大，外科医生如不行流量灌注寻找并分辨 PDA 的解剖位置，可能会结扎左肺动脉。对于该患者，左肺动脉残端可能与外科手术相关。

**龚娟妮副主任医师**（首都医科大学附属北京朝阳医院，呼吸与危重症医学科）

大动脉炎可以较早发病（幼儿），逐渐出现动脉闭锁和鼠尾样狭窄的病变。该患者有先天性心脏病，无间断咯血、发热表现。疾病特点不支持大动脉炎的诊断。手术为动脉闭塞的诱因，倾向于跟手术有关，术后 FM 或术中误扎导致血管逐渐狭窄、闭塞；但是影像学上无纤维组织增生的改变，因此不考虑 FM。

**潘欣副主任医师**（上海市胸科医院，心血管内科）

动脉导管是连接主动脉峡部和左肺动脉的管道，如未闭的动脉导管较大，介入植入封堵器会影响左肺动脉。PDA 外科结扎最严重的并发症为 PDA 再通及撕裂。而 PDA 封堵术一方面易出现主动脉侧突出造成医源性主动脉缩窄，另一方面可出现肺动脉侧突出造成肺动脉狭窄甚至闭塞，尤其在低龄婴幼儿实施介入术中更为常见。因此介入后，需常规行主肺动脉造影，观察左肺动脉，判断是否存在封堵器造成的医源性左肺动脉狭窄。该患者考虑为医源性左肺动脉闭塞。建议进一步行血管造影，观察封堵器位置，判断是否有血管开通可能；同时，观察左肺动脉远端发育情况。目前，从病理生理上看，仅累及单肺，建议靶向药物治疗。

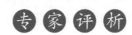

专　家　评　析

**熊长明主任医师**（中国医学科学院阜外医院，肺血管与综合内科）

结合患者 2006 年术前超声（PDA 宽 8.6 mm，长 8.3 mm），考虑患者左肺动脉闭塞为后天性，而不是先天性。首先，患者 CTPA 显示左肺动脉有残端，远端闭塞，不符合先天性左肺动脉缺如表现。其次，术前影像学提示双肺对称，肺纹理正常。因此，该患者为后天性动脉闭塞，原因究竟是与手术或封堵器有关，还是与封堵器植入后血栓形成有关，需进一步结合既往肺动脉造影来判断。第一，曾有个案报道，PDA 较宽的患者，在术中结扎左肺动脉，而留下 PDA。可通过追踪封堵之前胸片，判断左、右肺的容积是否一致，来排查是否为手术所致。第二，若患者行封堵前肺动脉造影正常，即为封堵后继发的左肺动脉闭塞，影响了肺动脉端的血栓形成。也可能是开胸手术后纵隔纤维组织增生继发纵隔炎，但患者影像学结果不支持。第三，患者抗凝血酶、PS、PC 降低，既往未服用华法林，建议复查，也应对患者父母行该检验。目前相关异常指标不能排除血栓，若无抗凝禁忌，可在靶向治疗基础上加用抗凝药物，建议心肺移植。对于血栓的情况，应判断是否存在开通的可能性，但右心导管术中未找到开口，很难再通。

## 总 结

(1) PDA 封堵术前肺动脉造影可以排除继发性肺动脉闭塞。

(2) PDA 封堵术前、术后行胸片检查，可以根据左、右肺的容积变化评估封堵术效果。

(3) 未服用华法林的情况下，患者抗凝血酶、PS、PC 降低，建议动态复查；若无抗凝禁忌，可在靶向治疗基础上加用抗凝药物。

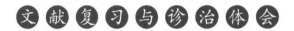

随着肺动脉 CTPA 以及介入肺动脉造影的广泛应用，肺动脉闭塞的诊断率有上升趋势。后天性单侧肺动脉闭塞可由肺动脉腔内病变（血栓、肿瘤、菌栓、寄生虫、异物）、肺动脉管壁病变（血管炎、肺间质实质病变对肺动脉的毁损）以及肺动脉腔外病变压迫所致。腔外病变常为 FM[1]，该疾病患者常有特殊病原菌感染及纵隔手术史；其次为结节病、IgG4 相关性疾病（IgG4-RD）以及肺内纵隔内肿瘤导致的局部肺血管腔完全性闭塞。

另外，单侧肺动脉闭塞需与先天性疾病鉴别。先天性肺动脉缺如为肺血管的发育异常，单侧肺动脉缺如又称单侧肺动脉不发育或发育不全，由 Fraentzel 于 1868 年首次报道，是非常罕见的先天性心血管畸形。截至 1992 年，全世界报道的病例共约 160 例[2]。单侧肺动脉缺如可单独发生（单纯性），但非常罕见。国外报道单侧肺动脉缺如多合并其他心血管畸形，尤其是法洛四联症，而成人单纯性单侧肺动脉缺如尤为少见[3]。

因临床表现不典型，早期症状无特异性，单纯性先天性肺动脉缺如常被忽视。通常，患者是在出现严重肺动脉高压后，因咯血、晕厥、气促、水肿而就诊，易出现反复的肺部感染。目前国外报道最大发病年龄为 68 岁，可见该病极易被忽视或漏诊[4]。心脏彩超对单侧肺动脉缺如诊断有明显的局限性，阳性率仅为 38.5%[5]。目前，CTPA 未发现肺动脉缺如的常用方法，确诊需行肺动脉造影及局部血管探查，但存在一定风险[6]。

该患者患有先天性心脏病，但术前胸片未见明显单侧肺纹理及肺容积改变，术后逐渐出现胸腔缩小，直至发现肺动脉闭塞。介入探查闭塞部位血管，再通的可能性极小。结合患者基础疾病的进展特点以及手术史，认为患者为后天性闭塞，考虑与局部血管解剖结构及手术相关。

在影像学上发现肺动脉缺如或闭塞后，针对病因的诊断对治疗方案的选择至关重要。治疗上，以单纯药物治疗肺动脉高压为主，也可配合介入手术再通血管，但需结合患者具体情况，针对病因来制定治疗方案，以获取最佳疗效。

### 参·考·文·献

[1] Kuranga A O, Eubank A M, Bowling M R. Fibrosing mediastinitis: a review of epidemiology, diagnosis and

management[J]. International Journal of Respiratory and Pulmonary Medicine，2018，5(1)：79.

[ 2 ] Ten Harkel A D J，Blom N A，Ottenkamp J. Isolated unilateral absence of a pulmonary artery：a case report and review of the literature[J]. Chest，2002，122(4)：1471 – 1477.

[ 3 ] Ugurlucan M，Arslan A H，Yildiz Y，et al. Tetralogy of Fallot with unilateral absent pulmonary artery[J]. Cardiology in the Young，2013，23(3)：423 – 430.

[ 4 ] Kremer S，Fayemi A B，Fish B G，et al. Congenital absence of the left pulmonary artery associated with double-outlet right ventricle[J]. American Journal of Roentgenology，1992，158(6)：1309 – 1311.

[ 5 ] 曹鼎方,傅惟定,苏肇伉,等. 法氏四联症伴左肺动脉缺如的外科治疗和预后：附 13 例报告[J]. 临床儿科杂志，1997，35(3)：171 – 172.

[ 6 ] 丁雁启,蒿国贤,李淑,等. 单侧肺动脉缺如[J]. 中华结核和呼吸杂志，2019，42(1)：69 – 70.

（马　燕　定西市人民医院）

## 病例 13  结缔组织相关肺动脉高压

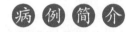

病 例 简 介

　　患者女性,45 岁,因反复胸闷、气紧 3 年余,双下肢水肿半年,加重半个月,于 2020 年 6 月 29 日入院。患者 3 年余前(2017 年初)出现胸闷、气紧(活动后明显),活动耐力下降,伴面部红斑、光过敏,伴脱发、口干、腰酸,伴双膝关节酸痛及双侧上肢末端发作性青紫。2017 年 2 月 19 日,就诊于珠海市某医院,心脏彩超示三尖瓣中度反流,重度肺动脉高压(PASP 87 mmHg),右心轻度增大,冠状静脉窦轻度增宽。胸部 CT 示肺动脉高压。冠脉造影术 + 右心导管检查示肺动脉高压,急性肺血管扩张试验阳性(具体数据不详)。ANA 阳性(1∶100),抗 U‑snRNP 抗体阳性,MPO 抗体阳性,C3 0.77 g/L,C4 0.09 g/L。诊断为肺动脉高压[结缔组织病(CTD)相关]和混合性结缔组织病(MCTD),予阿司匹林、曲美他嗪、氨氯地平等药物治疗,症状好转,但易反复。2017 年 3 月 8 日,就诊于广东省某医院,诊断为系统性红斑狼疮、继发性干燥综合征、肺动脉高压,予环磷酰胺(总量 6.8 g)和甲泼尼龙[起始较高剂量(24 mg,qd)维持 2～3 个月,逐渐减量至较低剂量(4 mg,qd)并维持,1 个月前加至高剂量(36 mg,qd),目前减量(28 mg,qd)],以及羟氯喹(0.2 g,bid)(近期使用后有皮疹,已停用),硝苯地平(近期因血压低,已停用),西地那非(25 mg,tid),贝前列素等药物治疗,症状可缓解。半年前,患者出现双下肢水肿,就诊于珠海市某医院,考虑心力衰竭,予营养心肌、利尿后好转。2 个月前(2020 年 5 月 8 日至 2020 年 5 月 28 日),患者出现全身皮肤黄染,伴乏力、恶心、呕吐,就诊于广东省某医院,考虑肝病,予对症处理后症状改善出院。半个月前,患者再次出现胸闷、气紧(较前加剧),稍快步行走及登 1～2 级阶梯即感胸闷、气紧、乏力明显,无胸痛,无咯血,无头晕、头痛,无腹痛、腹泻,无皮疹、口腔溃疡,今为进一步诊治,就诊于我院。

　　2010 年,因肝血管脂肪瘤,行肝左叶切除术。2014 年,行子宫内膜息肉切除术。长期服用激素类药物。否认吸烟、饮酒史。

**【入院体格检查】**

　　T 36.3℃,P 96 次/分,R 22 次/分,BP 95/72 mmHg,SpO₂ 99%(吸空气下)。神志清楚,呼吸稍急促,口唇发绀,皮肤、巩膜及黏膜稍黄染。双肺呼吸音清晰,可闻及少量湿啰音。心律齐,A2＜P2。双下肢轻度水肿。

**【入院诊断】**

　　(1) 结缔组织相关肺动脉高压(Ⅰ型,右心房、右心室增大,心功能Ⅲ级)。

　　(2) 系统性红斑狼疮。

　　(3) 干燥综合征。

（4）肝功能不全。

**【实验室检查】**

1. 血常规　WBC $10.20\times10^9/L$（↑），NEUT $9.6\times10^9/L$（↑），NEUT% 94.0%（↑），Hb 170 g/L（↑），PLT $137\times10^9/L$。

2. ESR 检查　ESR 24 mm/h（↑）。

3. 血气分析（$FiO_2$ 21%）　pH 7.501（↑），$PaCO_2$ 30.8 mmHg（↓），$PaO_2$ 94.6 mmHg，$HCO_3^-$ 26.6 mmol/L。

4. 离子四项　$K^+$ 3.35 mmol/L（↓），$Na^+$ 130.0 mmol/L（↓），$Cl^-$ 94.5 mmol/L（↓）。

5. 肝功能八项　AST 41.9 U/L（↑），GGT 158 U/L（↑），TBIL 177.8 $\mu mol/L$（↑），DBIL 99.6 $\mu mol/L$（↑）。

6. 心梗鉴别六项　LDH 582.8 U/L（↑），cTnI 0.06 $\mu g/L$（↑）。

7. 凝血功能　PT、INR、FIB、APTT、TT 正常范围，D-二聚体 473 ng/mL。

8. 心功能　NT-proBNP 10 999.0 pg/mL（↑）。

9. ANA 谱十一项　抗 SS-A 抗体强阳性（+++），抗 nRNP/Sm 抗体弱阳性（+），抗 Ro-52 抗体强阳性（+++）。ANA 283.86 U/mL（↑）。

10. 免疫八项　C3 0.744 g/L（↓），C4 0.165 g/L（↓），CH50 74.8 U/mL（↑）。

11. 肺肿瘤五项　NSE 33.08 ng/mL（↑），CEA 7.36 ng/mL（↑），CA153 36.68 U/mL（↑），CYFRA 21-1 3.99 ng/mL（↑）。

12. 尿常规　尿胆红素（++），尿隐血（-），尿蛋白（+），白细胞 0/$\mu L$（↑），RBC 0/$\mu L$（↑）。

13. 尿液肾功能四项　24 小时尿蛋白定量 0.82 g（↑），24 小时尿微量白蛋白 675.38 mg（↑），尿 $\beta_2$ 微球蛋白 0.46 mg/L（↑）。

14. 其他　HbA1c 7.7%（↑）。风湿三项、抗 CCP 抗体、血管炎三项、ACA 三项、易栓症三项、肾功能、血传播八项、同型半胱氨酸、甲状腺功能五项、抗甲状腺自身抗体未见异常。

**【其他辅助检查】**

1. 6 分钟步行试验　6MWD　319 米。

2. 心电图　窦性心律，肺型 P 波，ST-T 改变，完全性右束支传导阻滞。

3. CTPA＋冠脉增强 CT　肺窗可见两下肺段及支气管血管束周围有散在的毛玻璃密度影，无间质性肺炎性改变。纵隔窗可见肺动脉增粗，无栓塞，无充盈缺损，肺门淋巴结未见明显肿大。右心房、右心室增大，有少量心包积液。肝左外侧切除术后改变（图 13-1）。

4. 心脏彩超　RA 41 mm，RV 37 mm，SV 30 mL，LVDd 31 mm，EF 78%。肺心病声像。三尖瓣反流（重度），肺动脉高压（重度，估测 PASP 105 mmHg）。肺动脉瓣反流（轻度）。左心室收缩功能未见异常。

5. 双下肢、髂静脉、下腔静脉超声　未见明显异常。

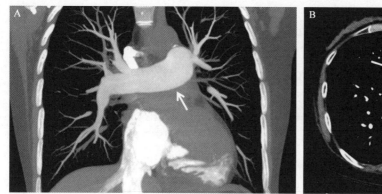
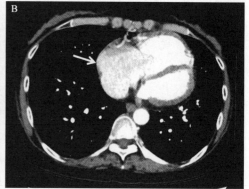

**图 13 - 1 CTPA**

A. 肺动脉主干增粗,未见栓塞征象(白色箭头);B. 右心房、右心室明显增大(白色箭头),心尖顺时针旋转

**【诊治经过】**

入院查血常规,部分指标稍高,中性粒细胞明显升高。胸部 CT 提示细支气管炎,给予左氧氟沙星抗感染治疗。此外,予吗替麦考酚酯[(0.75 g, tid),2020 年 6 月 30 日—2020 年 7 月 1 日]抗风湿,请风湿科会诊后,调整吗替麦考酚酯[(0.75 g, bid),2020 年 7 月 1—8 日]和甲泼尼龙剂量(28 mg, qd)。予西地那非[(25 mg, tid),2020 年 7 月 3—8 日],曲前列尼尔(2020 年 6 月 30 日—2020 年 7 月 8 日),安立生坦[(5 mg, qd),2020 年 6 月 30 日—2020 年 7 月 3 日],马昔腾坦[(10 mg, qd),2020 年 7 月 3—8 日]降肺动脉压。同时予护肝、补钙、护胃、营养心肌、纠正电解质紊乱等综合治疗。口服和静脉注射利尿药物,每天适当负平衡 500~1 000 mL,并限制补液(每日不超过 800 mL)。CVP 目前控制在 8~10 cmH$_2$O,不超过 12 cmH$_2$O。

2020 年 7 月 4 日,复查 NT-proBNP 4 683.00 pg/mL,较入院时下降。但经治疗后患者病情无改善。与家属说明情况后,家属不考虑行肺移植,要求进行内科保守治疗。

2020 年 7 月 5 日,患者出现发热,血压下降,复查静脉血细胞分析:WBC 10.10×10$^9$/L,NEUT 9.7×10$^9$/L,NEUT% 96.9%,Hb 153 g/L,PLT 75×10$^9$/L。复查生化八项:Glu 10.84 mmol/L,BUN 7.2 mmol/L,Cr 51.40 μmol/L,K$^+$ 3.35 mmol/L,Na$^+$ 133.6 mmol/L,Cl$^-$ 95.7 mmol/L,Ga$^{2+}$ 2.08 mmol/L。改用哌拉西林舒巴坦钠(3.0 g, q8h)抗感染,并给予去甲肾上腺素升压,后因患者头痛明显,于 2020 年 7 月 7 日更换为多巴酚丁胺。

2020 年 7 月 7 日,患者仍有发热,体温最高为 38.4℃,气促较前加重,血压降低,测 CVP 为 0~1.5 cmH$_2$O,改用亚胺培南西司他丁钠抗感染(1.0 g, q8h),同时给予补液、升压治疗。床边胸片示右下肺野存在斑片状阴影,边缘模糊(图 13 - 2A)。复查血气分析:pH 7.531,PaCO$_2$ 28.0 mmHg,PaO$_2$ 60.8 mmHg,HCO$_3^-$ 23.3 mmol/L。复查静脉血细胞分析:WBC 8.00×10$^9$/L,NEUT 7.6×10$^9$/L,NEUT% 96.1%,Hb 133 g/L,PLT 37×10$^9$/L。复查生化八项:Glu 7.50 mmol/L,K$^+$ 2.75 mmol/L,Cl$^-$ 94.1 mmol/L。

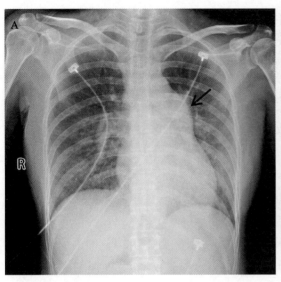
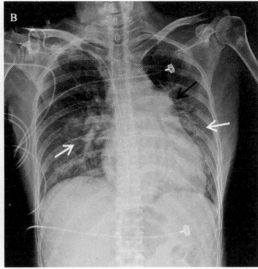

**图 13-2　床边胸片**

A. 2020 年 7 月 7 日床边胸片示肺动脉段膨隆(黑色箭头),两肺未见明显渗出;B. 2020 年 7 月 8 日床边胸片示肺动脉段膨隆(黑色箭头),两肺渗出增多(白色箭头)

　　2020 年 7 月 8 日,患者血氧、血压下降,神志变差,BP 70/50 mmHg(多巴酚丁胺维持下),血氧饱和度 83%～90%(吸氧浓度 90%),予高流量氧疗治疗。复查 D-二聚体为 1 175 ng/mL。床边胸片示:① 两中下肺野多发渗出,病灶较前稍增多;② 心影增大、饱满,肺动脉高压(图 13-2B)。家属要求出院,劝说其继续治疗无效后,患者自动出院。

**【最终诊断】**

(1) 结缔组织相关肺动脉高压(Ⅰ型,高危组;右心房、右心室增大;心功能Ⅳ级)。

(2) 系统性红斑狼疮。

(3) 干燥综合征。

(4) Ⅰ型呼吸衰竭。

(5) 肝功能不全。

(6) 肺炎。

(7) 电解质代谢紊乱(低钾血症)。

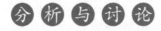

分　析　与　讨　论

---

**雷永霞主治医师**(广州医科大学附属第一医院,放射科)

　　患者于 2020 年 6 月 30 日行 CTPA 和冠脉增强 CT 扫描,肺窗可见两下肺及支气管血管束旁存在散发磨玻璃影,考虑为通气/灌注不均(但左心功能不全导致肺静脉淤血后亦可引起类似的 CT 征象,需注意排除);双肺无明显间质性肺炎样改变及小叶间隔增厚;纵隔窗可见肺动脉增粗,右心房、右心室明显增大,少量心包积液,肺门纵隔淋巴结无明显增大;左外侧肝脏切除术后改变(无肝硬化表现)。CTPA 见肺动脉明显增粗,但未见充盈缺损等肺动脉栓塞征象,肺静脉结构基本正常。冠状动脉 CTA 未见异常(洪城教授补充:由于增大、增宽的肺动脉可压迫冠状动脉的起始部而出现心绞痛症状,故通常需要对患者进行冠状动脉造影以判断心脏是否缺血)。2020 年 7 月 7 日胸片提示右下肺野存在斑片状阴影,边缘模糊(图 13 - 2A);2020 年 7 月 8 日胸片提示双下肺斑片影较前增多,考虑感染渗出性的改变(图 13 - 2B)。

**龚娟妮副主任医师**(首都医科大学附属北京朝阳医院,呼吸与危重医学科)

该患者可以明确被诊断为结缔组织病相关肺动脉高压(CTD - PAH)。对 CTD - PAH 患者应该采取"双评估,双达标"的治疗原则,即 PAH 的治疗及效果与 CTD 的治疗及控制密切相关,CTD 得到有效控制,PAH 也可相应缓解,预后较好;相反,若免疫抑制剂治疗反应不佳,或 CTD 未得到较好治疗和有效控制,则患者 PAH 的治疗效果也较差,即便使用针对 PAH 的靶向治疗药物,也可能达不到预期的治疗效果。

**崔晓霈副主任医师**(山东大学齐鲁医院,心血管内科)

该患者 CTD 诊断明确,心脏超声和胸部 CT 提示重度右心增大和左心受压,重度肺动脉高压,右心衰竭,左心心排血量下降。入院后,经过降肺动脉高压靶向药物及纠正心力衰竭治疗后,患者 NT-proBNP 水平下降,提示右心负荷下降,右心衰竭改善;但患者气促症状改善不明显,当出现发热时病情明显恶化,需要排除如下因素:① 重度动脉性肺动脉高压(PAH)患者,由于右心室肥厚引起左心室明显受压,可导致左心舒张功能不全、心排血量减少,此时左心通过代偿性收缩,增加每搏射血量,可维持正常 EF,若快速增加靶向药物的剂量,易造成左心回心血量增多,加重左心负担,可诱发左心衰竭从而引起肺淤血,加重病情;② 患者长期使用激素及免疫抑制剂治疗 CTD,入院时感染指标较高,住院期间出现发热,结合患者影像学表现考虑肺部感染,肺部感染往往可导致肺动脉高压患者病情加重和恶化。

**傅应云主任医师**(深圳市人民医院,呼吸与危重医学科)

该患者 CTD 诊断基本明确,入院查 MPO、尿蛋白仍为阳性,NT-proBNP 水平偏高,提示 CTD 及肺动脉高压未得到良好控制,没有达到"双达标"的治疗标准;在此基础上,患者于 2020 年 7 月 5 日出现发热,血常规检查显示 WBC 增高,中性粒细胞百分比增高,胸片出现间质渗出病灶,考虑肺部感染,继而导致通气/血流比例失调,加重患者呼吸衰竭及心功能衰竭。建议积极治疗患者的 CTD,但在使用免疫抑制剂或大剂量激素时并发感染的概率增高,这是治疗中难以避免的矛盾;故在治疗时,应辅以加强患者免疫的支持治疗,如补充丙种球蛋白等。

**王育凯副主任医师**（汕头市中心医院，风湿免疫科）

该患者补体以 C4 下降为主，抗 SS-A 抗体呈强阳性，同时抗 nRNP/Sm 抗体阳性，提示易累及肺血管或中枢神经系统；抗 Ro-52 抗体强阳性提示易合并间质性肺炎，综合分析后认为该患者 CTD 为干燥综合征可能性大，不排除同时合并 MCTD。患者 2017 年开始出现临床症状，并在当地医院诊断为肺动脉高压及右心结构改变，依据院外资料，患者 CTD-PAH 诊断明确。部分 CTD-PAH 患者可在使用免疫抑制剂和糖皮质激素后获益，特别是在肺血管发生重构前，使用足量的糖皮质激素和免疫抑制剂可更好地改善患者预后；一旦肺血管出现严重的结构改变，如纤维化、内膜增厚等，往往治疗效果并不明显，在此阶段启动靶向药物治疗极其重要。CTD-PAH 治疗提倡"双达标"策略，强调原发病治疗与肺动脉高压治疗要双管齐下，不能重此轻彼。当患者以肺血管病变为主，早期、足量和联合靶向药物治疗可能会给患者带来更多的获益。

此外，吗替麦考酚酯主要抑制 T、B 淋巴细胞，相较于环磷酰胺，肾毒副作用相对较低，但继发感染的概率高于环磷酰胺，故使用吗替麦考酚酯治疗 CTD 时应注意监测体液免疫和细胞免疫功能等，若免疫功能被抑制，患者发生感染的风险将明显增加。

**黄玮主任医师**（重庆医科大学附属第一医院，心血管内科）

此例患者病情进展较快，2017 年曾行右心导管检查，但结果不详；本次入院，心脏彩超见右心室明显增大，左心室严重受压（呈 D 字形），提示患者心力衰竭严重。研究结果表明，此类患者的平均预期寿命仅有 6 个月，死亡率较高。此外，患者 PAH 和 CTD 持续进展，未得到有效控制。一般而言，对危重患者，建议使用静脉注射曲前列尼尔控制肺动脉高压；其次，使用激素治疗时，一方面会增加感染的风险，另一方面可导致水钠潴留，从而加重心脏负荷。因此，对于危重患者（如老年 CTD-PAH 的患者），特别是合并心力衰竭的患者，增加激素剂量时应慎重。

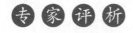

专 家 评 析

**罗勤主任医师**（中国医学科学院阜外医院，心血管内科）

患者的急性血管反应试验结果为阳性，但由于缺少外院检查资料等，故考虑患者的肺动脉高压是毛细血管前性肺动脉高压的可能性大。CTD 是一种可以直接累及肺动脉，引起毛细血管前性肺动脉高压的疾病；也可累及心脏瓣膜、心肌及心包等处，引起毛细血管后性肺动脉高压。通常，急性血管反应试验对特发性肺动脉高压（IPAH）、药物相关性肺动脉高压（DPAH）和遗传性肺动脉高压（HPAH）患者用药具有指导意义，若急性血管反应试验结果为阳性，可以考虑使用钙通道阻滞剂；但对于 CTD-PAH 患者而言，即使急性血管反应试验阳性，也需谨慎使用钙通道阻滞剂。因目前对于 CTD-PAH 患者急性血管反应试验结果并没有明确的判断标准，临床实践中应密切监测患者心功能分级，若心功能不能维持在 I 级或

Ⅱ级,应停用钙通道阻滞剂。

从本例患者的 CTPA 分析,患者存在慢性右心衰竭,左心室受压严重,此时需要一定的前负荷以维持左心的容积以及充盈压,从而维持血压,而大量利尿或者液体入量不足,将导致左心前负荷难以维持,可引起血压下降,心功能难以恢复。此外,对于肺动脉高压合并慢性右心衰竭的患者,起始选择静脉输入靶向药物治疗的效果可能优于皮下注射,且曲前列尼尔的剂量调整应依据患者临床表现及实验室指标(如 NT-proBNP)和心脏彩超而定。尽管该患者 NT-proBNP 较入院时有所改善,但临床症状改善不明显,考虑与曲前列尼尔用量不足有关。

（1）急性血管反应试验对 IPAH、DPAH 和 HPAH 患者用药具有指导意义,急性血管反应试验结果为阳性,可以考虑使用钙通道阻滞剂。但对于 CTD－PAH 患者而言,即使急性血管反应试验呈阳性,也需谨慎使用钙通道阻滞剂。

（2）对于肺动脉高压合并慢性右心衰竭患者,治疗时应注意维持一定的前负荷以维持左心的容积以及充盈压,避免大量利尿或者液体入量不足。

（3）对于肺动脉高压合并慢性右心衰竭的患者,起始选择静脉输入靶向药物治疗的效果可能优于皮下注射,剂量调整应依据患者临床表现、实验室指标(如 NT-proBNP)和心脏彩超等而定。

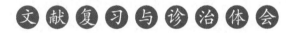

肺动脉高压是多种原因导致肺动脉压升高而伴发的一系列临床病理综合征[1],亦是 CTD 最严重的并发症之一。其中,以第一大类肺动脉高压,即动脉型肺动脉高压(PAH)最为常见。CTD 是 PAH 的主要原因,由 CTD 导致的 PAH 约占 PAH 总患者人数的四分之一[2]。本例患者既往曾行右心导管检查,此次入院后行肺动脉 CTA,结合相关风湿免疫指标,CTD－PAH 诊断明确。

CTD－PAH 的致病机制和病理生理过程较为复杂,除 PAH,CTD 还可以引起第二、三、四大类肺动脉高压,其中以引起肺动脉病变导致 PAH 最常见。其组织病理学特征主要包括内膜纤维化,内皮细胞和平滑肌细胞增殖。肺血管炎以及肺血管内膜和中膜的免疫复合物沉积(IgG、IgM、C3 和 C1q 等)参与了 PAH 的形成。自身抗体,特别是一些 ANA,也与 PAH 的发生有关,如在系统性红斑狼疮患者中,抗 U1RNP 抗体已被证明是 PAH 发展的独立预测因子[2];故免疫抑制剂在治疗 CTD－PAH 中起重要作用,而这也是 CTD－PAH 与其他 PAH 最大的区别。

在 CTD－PAH 治疗领域中,我国率先提出"双重达标治疗"的治疗理念,强调 CTD 的免疫抑制治疗与 PAH 相关药物治疗同样重要,对于部分 CTD 患者,特别是处于疾病早期和活动期的系统性红斑狼疮患者,经过积极的免疫抑制治疗甚至可以实现"治愈"PAH 的目标[1]。PAH 是一个进展性疾病,延迟达标治疗(达到低危状态)可能会影响患者的长期预后。建议 PAH 起始联合治疗,尽早达标。对于初治 PAH 患者,若为低危或中危状态,起始联合不同通路靶向药物治疗;若为高危状态,起始联合应包括静脉前列环素类靶向药物治疗。对于经治 PAH 患者,若仍未达到低危状态,需进行序贯联合治疗。已有多项临床研究证实序贯联合治疗较单药治疗能取得更好的疗效[3]。在免疫抑制剂选择方面,糖皮质激素和静脉注射环磷酰胺联合治疗可能会改善系统性红斑狼疮、MCTD 或原发性干燥综合征相关 PAH 患者的临床表现,但此方案在治疗系统性硬化症相关 PAH 患者过程中,临床表现改善不明显,而且目前还没有关于重叠综合征相关 PAH 的疗效确切的诊疗方案[4]。

该患者 CTD 初期即合并 PAH,予免疫抑制剂及降低肺动脉压的靶向药物后病情仍持续进展。入院后调整血管靶向药物治疗方案,积极纠正心功能。复查 NT-proBNP,较入院时下降,但病情无改善,需要进一步思考,该患者的肺动脉高压是否为单纯 CTD - PAH。Dorfmuller P 等人通过分析 8 例 CTD - PAH 患者(包括 4 例系统性硬化症、2 例系统性红斑狼疮、1 例 MCTD 和 1 例类风湿关节炎)的肺部标本(5 例尸检,3 例肺移植后);其中,6 例(75%)不仅表现为阻塞性动脉病变,还表现为肺静脉阻塞病变,这可解释为什么 CTD - PAH 患者比 IPAH 患者对特定的 PAH 治疗反应更差[4],甚至在某些情况下,这种治疗可能会加速疾病的恶化。其次,患者入院时白细胞总数及中性粒细胞计数水平偏高,双肺散在渗出改变,住院期间出现发热症状,体温最高为 38.4℃,伴气促加重,血压降低,复查床旁胸片提示双下肺渗出较前增多。结合患者免疫状态,考虑肺部感染可能大。严重感染被认为是导致系统性红斑狼疮患者死亡的一个重要原因,尤其是使用糖皮质激素及免疫抑制的患者,继发感染的概率明显增加,且以皮肤、呼吸系统、泌尿系统的细菌感染为主,而病毒、结核分枝杆菌、非结核分枝杆菌及真菌感染有增多的趋势。但是目前尚不清楚系统性红斑狼疮患者严重感染负担的增加,究竟是与自身免疫性疾病本身的性质、治疗的药物有关,还是与这些因素之间的相互作用有关[5]。

综上所述,CTD 继发 PAH 多隐袭起病,逐渐出现胸闷、呼吸困难和运动耐量下降等症状,严重者会出现右心衰竭甚至死亡;50% 以上的患者可无临床症状,而一旦出现临床症状,病情往往已不可逆转。PAH 已经成为 CTD 患者病情加重甚至死亡的重要原因之一,因此应对 CTD 的患者,应及早进行 PAH 的筛查,及早诊断及干预,这对改善预后有重要的意义。最近的研究表明,CTD - PAH 与其他类型 PAH 有几个不同的方面,包括肺静脉和心脏受累,对免疫抑制剂有效。鉴于 CTD - PAH 与其他 PAH 的共性,CTD - PAH 患者的预后一直在改善。然而,仍有一些重要的问题需要解决。例如,如何鉴别Ⅰ型肺动脉高压合并Ⅱ型肺动脉高压或(和)Ⅲ型肺动脉高压的问题;如何选择最佳免疫抑制治疗方案等。了解CTD - PAH 独特的临床特点和需要解决的问题,将有助于临床医生制定有效和安全的管理策略。

# 参·考·文·献

［1］中华医学会呼吸病学分会肺栓塞与肺血管病学组，中国医师协会呼吸医师分会，肺栓塞与肺血管病工作委员会，等. 中国肺动脉高压诊断与治疗指南（2021 版）［J］. 中华医学杂志. 2021；101（1）：12－51.

［2］Kato M，Atsumi T. Pulmonary arterial hypertension associated with connective tissue diseases：a review focusing on distinctive clinical aspects［J］. European Journal of Clinical Investigation，2018，48（2）：e12876.

［3］Kuwana M，Blair C，Takahashi T，et al. Initial combination therapy of ambrisentan and tadalafil in connective tissue disease-associated pulmonary arterial hypertension（CTD－PAH）in the modified intention-to-treat population of the AMBITION study：post hoc analysis［J］. Annals of the Rheumatic Diseases，2020，79（5）：626－634.

［4］Dorfmüller P，Humbert M，Perros F，et al. Fibrous remodeling of the pulmonary venous system in pulmonary arterial hypertension associated with connective tissue diseases［J］. Human Pathology，2007，38（6）：893－902.

［5］Feldman C H，Hiraki L T，Winkelmayer W C，et al. Serious infections among adult Medicaid beneficiaries with systemic lupus erythematosus and lupus nephritis［J］. Arthritis & Rheumatology，2015，67（6）：1577－1585.

（杨　鹏　运城市中心医院）

# 第二节

# 左心疾病导致的肺动脉高压

**病例 14** 缩窄性心包炎导致的肺动脉高压

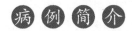

病例简介

患者男性,39岁,个体经营者,因反复活动后气促11月余,于2020年10月30日入院。11月余前,因车祸致左脚背受伤在家卧床,后出现乏力、活动后气促,偶伴双下肢水肿(中度),小便减少,无咳嗽、咳痰,无畏寒、发热、盗汗,无恶心、呕吐,无心悸,无腹痛、腹胀,遂至外院就诊。行胸部CT,示双侧胸腔积液伴双下肺膨胀不全。送检胸水,示比重1.012,WBC 1 024×10⁶/L,单核细胞百分比90.1%,总蛋白29.1 g/L,ADA 2.7 U/L,肿瘤指标、病原学检查阴性。行胸腔穿刺置管引流后,症状好转出院。后因仍有反复活动后呼吸困难、肢体乏力,多次于外院诊治。多次复查CT,示胸腔积液逐渐减少,左肺上叶及双肺下叶少许炎症较前吸收,心包增厚,伴少许钙化,诊断为双侧胸腔积液、乙型肝炎肝硬化失代偿期、食管胃底静脉曲张、食管胃底静脉结扎术后、低蛋白血症、低钾血症、肺部感染、十二指肠球部溃疡、慢性浅表性胃炎伴糜烂,予抗乙型肝炎病毒、降门脉压、利尿、抗感染和胸腔穿刺抽液等治疗后,胸腔积液较前减少,但患者病情反复,未见明显好转。为了明确诊治,先后于我院行左侧胸膜活检术、胸腔穿刺引流,送检沉渣中可见少许异型细胞,结合免疫组化,不能排除腺癌;查PET/CT,未见全身恶性肿瘤征象,最终考虑双侧胸腔积液(肝硬化相关性胸腔积液)、乙型肝炎后肝硬化失代偿期、食管胃底静脉结扎术后,予抗乙型肝炎病毒、护肝和利尿等治疗,建议出院继续治疗原发病。入院4天前(2020年10月26日),于深圳市某医院拟行门脉分流术,术前导管测定肺动脉压45 mmHg,心脏超声提示mPAP超过正常范围(估测PASP 29 mmHg,mPAP 25 mmHg)、右心房压升高(估测15 mmHg),考虑肺动脉高压,故取消手术。为明确诊断至我院就诊,以肺动脉高压待排收入我科。近4天偶有干咳,活动后胸闷、气促,休息后可缓解,无胸痛,无畏寒、发热,无尿频、尿急,无头晕、头痛,无心慌、心悸等症状。病程中精神、饮食一般,睡眠可,大、小便正常,体重无明显改变。

有乙型肝炎病史30年,肝硬化病史10年,现规律服用富马酸丙酚替诺福韦(25 mg,qd)治疗,定期复查HBV-DNA及肝功能,均正常。2015年起至今,共行9次食管胃底静脉结扎术。2020年外院胃镜检查提示:① 十二指肠球部多发溃疡(A1);② 慢性浅表性胃炎伴糜烂[Hp(＋＋＋)]。否认高血压病、糖尿病、冠心病等病史,家族史和过敏史无特殊。

**【入院前检查】**

1. 心脏彩超(2020年3月2日) 提示左心房稍大;三尖瓣少量反流;静息状态下未见明显室壁运动异常;左心室舒张功能正常,左心室整体收缩功能正常低值。

2. 心脏彩超(2020年8月14日,我院) 提示二尖瓣轻度反流。左心房增大。左心室收缩功能未见异常。

3. 心脏彩超(2020年10月26日,当地医院) 提示肺动脉高压(估测PASP 29 mmHg),右心房压升高(估测15 mmHg),左心房中度扩大,右心室轻度扩大,右心室整体收缩功能减低,左心室整体收缩及舒张功能正常。

4. 胸部X线(2020年1月23日) 考虑右下肺感染。

5. 胸部X线(2020年4月2日) 左侧肋膈角稍变钝,少许胸腔积液待排。

6. 胸部CT(2020年1月8日) 双侧胸腔积液伴双下肺膨胀不全,左肺上叶下舌段、双肺下叶炎症。心包增厚,伴少许钙化。肝硬化,脾大,胆囊点状结石。

7. 胸部CT平扫+增强(2020年1月24日) 双侧胸腔积液并双下肺膨胀不全。心包少量积液。肝硬化,脾大。

8. 胸部CT平扫(2020年3月15日) 双侧胸腔积液较前减少,原左肺上叶及双肺下叶少许炎症,现已吸收。目前,右下肺可见少许陈旧条索。心包增厚,伴少许钙化,同前。双下肺数枚小结节,良性可能大,建议随访。肝硬化,脾大,副脾。胆囊点状结节同前相仿。

9. 胸部CT平扫+增强(2020年8月14日) 双侧少量胸腔积液,两下肺部分实变、不张;左侧微量气胸,左肺压缩小于5%。两下肺散在炎症。心包少量积液。肝硬化,食道下端、胃底静脉曲张,脾稍大。

10. 胸部CT平扫+增强(2020年10月19日) 左上肺上叶新发混杂密度结节,双下肺数枚小结节显示不清;右肺中叶新发炎症;右肺下叶后基底段新发渗出;双侧胸腔积液较前增多,左侧为主,邻近左肺下叶节段性不张。心包增厚,伴少许钙化,同前。

11. CTPA(2020年10月26日) 肺动脉主干宽约20 mm,肺动脉未见明显充盈缺损。左肺上叶混杂密度结节显示不清;右肺渗出较前吸收;双侧胸腔积液较前增多,左侧为主;邻近左肺下叶节段性不张。心包增厚,伴少许钙化。

12. PET/CT(2020年9月3日) 全身实质脏器未见明确高代谢恶性肿瘤征象。肝硬化,门脉高压,食管胃底静脉曲张,脾稍大,腹盆腔少量积液。双侧胸腔少-中等量积液(以左侧为主),双肺部分外压性不张/炎症;纵隔少量积气;心包少量积液,心包数个钙化灶;两侧肺门、纵隔、右侧心膈角及双侧膈前数个小淋巴结,糖代谢未见增高,考虑淋巴结炎性增生。左侧上颌窦少许炎症。双侧颈部(Ⅰb区、Ⅱ区)数个淋巴结炎性增生。双侧睾丸鞘膜少量积液,左侧股骨头骨岛。

13. 胸水常规生化(2020年9月3日) 提示漏出液。

14. 肺功能(2020年10月26日) 重度限制性通气功能障碍,弥散功能轻度下降。

15. 6分钟步行试验(2020年10月23日)　6MWD　486米。

**【入院体格检查】**

T 36.2℃,P 88次/分,R 21次/分,BP 104/77 mmHg,SpO$_2$ 97%(吸空气下)。头颅五官无畸形,颈无抵抗。双侧瞳孔等大等圆,对光反射存在。全身皮肤无明显黄染,可疑肝掌,无蜘蛛痣。浅表淋巴结未触及肿大。平静状态下呼吸平顺,双肺呼吸音粗,左侧肺呼吸音较右侧弱,左下肺可闻及散在湿啰音,双肺未闻及干啰音。心界不大,心率90次/分,律齐,未闻及杂音。腹壁平坦,无压痛,无反跳痛,无包块,无移动性浊音,肠鸣音正常。肝、脾肋下未触及,肝区无叩击痛。双肾区无叩击痛,无输尿管行程压痛。四肢无明显水肿。

**【入院诊断】**

(1) 肺动脉高压查因:缩窄性心包炎(CP)? 门脉相关肺动脉高压? 肝肺综合征?

(2) 胸腔积液查因:CP? 肝硬化?

(3) 肝硬化失代偿期(胃底食管静脉曲张结扎术后,脾大)。

(4) 乙型肝炎。

(5) 十二指肠溃疡(Hp阳性)。

**【实验室检查】**

1. 血常规　PLT 94×10$^9$/L(↓),余WBC和RBC计数基本正常。

2. ESR检查　ESR 58 mm/h(↑)。

3. 血气分析(FiO$_2$ 29%)　pH 7.372,PaCO$_2$ 47.4 mmHg,PaO$_2$ 76.5 mmHg(↓),HCO$_3^-$ 25.8 mmol/L(↑)。

4. 凝血功能　D-二聚体2 616 ng/mL(↑),余无明显异常。

5. 风湿三项　抗链球菌溶血素O 338 IU/mL,CRP 1.09 mg/dL(↑)。

6. 自身免疫检测　ANA定量、抗CCP抗体、同型半胱氨酸、免疫八项、ANA谱十一项、血管炎三项和ACA三项未见异常。

7. 甲状腺功能　FT$_3$ 3.92 pmol/L,FT$_4$ 13.01 pmol/L,TSH 1.91 μIU/mL,T$_4$ 80.88 nmol/L,T$_3$ 0.95 nmol/L,甲状腺球蛋白抗体未见异常。

8. 心功能　NT-proBNP 359 pg/mL,心梗鉴别六项无异常。

9. 肺肿瘤五项　CA125 68.27 U/mL(↑),CYFRA21-1 3.39 ng/mL(↑),其余未见异常。

10. 血传播　HBsAg 33.52 IU/mL(↑),HBsAb 0.54 mIU/mL,HBeAg 0.43 s/co,HBeAb 0.14 s/co(↓),HBcAb 6.76 s/co(↓),HBV-DNA测定未见异常。anti-HCV 0.09 s/co,梅毒抗体0.08 s/co,HIV-Ag/Ab 0.14 s/co。

11. 肝功能　ALT 28.1 U/L,TP 72.6 g/L,Alb 33.6 g/L(↓),GGT 49.1 U/L,总胆汁酸18.7 μmol/L(↑),TBIL 14.9 μmol/L,DBIL 4.1 μmol/L。

12. 病原学检查　均阴性。

13. 其他　PCT、尿酸、铁三项、铁蛋白、AFP未见异常。

**【其他辅助检查】**

1. 6 分钟步行试验(2020 年 10 月 30 日) 6MWD 546 米。

2. 心电图 窦性心律,ST - T 改变。

3. CTPA(2020 年 11 月 2 日) 右侧胸腔积液较前减少,左侧少量胸腔积液。心包少量积液,心包增厚、钙化;肝硬化(图 14 - 1)。

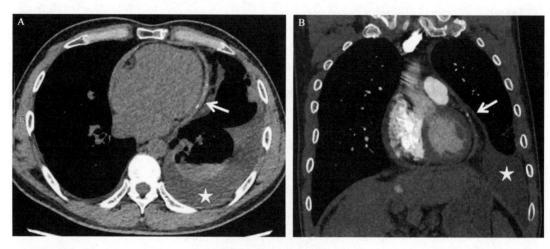

**图 14 - 1 CTPA 图像**

A. CT 平扫横断位;B. CTPA 冠状位,示心包弥漫性增厚,呈"盔甲状",并见点状钙化(白色箭头);左侧胸腔积液(白色星星)

4. 心脏 MRI 平扫(2020 年 11 月 4 日) 见图 14 - 2。

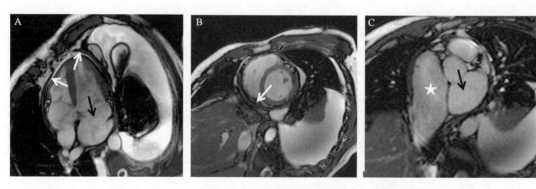

**图 14 - 2 心脏 MRI 图像**

A. 四腔心层面;B. 心室短轴层面;C. 心底短轴层面,心包弥漫增厚(白色箭头),左心房增大(黑色箭头),下腔静脉扩张(白色星星)

5. 全身灌注显像 提示轻度右向左分流可能(图 14 - 3)。

6. 心脏彩超 左心房增大,左心室收缩功能未见明显异常。RAs 横径 33 mm,RVd 横径 29 mm,LVDd 41 mm,LVDs 24 mm。左心室收缩(M 型)功能:EDV 67 mL,SV 46 mL,EF 70%。

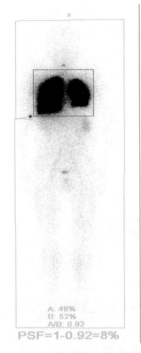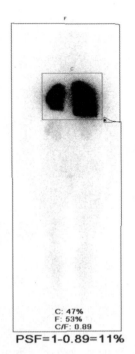

**图 14 - 3　全身灌注显像**

除双肺显影外,双肾、膀胱及脾轻度显影,全身其余部位
(包括肝、脑、甲状腺等)未见明显放射性药物摄取。全
身灌注分流率约 9.5%

7. **肝胆脾胰彩超**　肝硬化,脾大。髂静脉、下腔静脉、双下肢静脉彩超未见异常声像。

8. **肺动脉造影 + 右心导管**　PVR 1.3 WU,PAWP 27 mmHg,mPAP 33 mmHg,RVSP
42 mmHg,RVDP 27 mmHg,属于毛细血管后性肺动脉高压(图 14 - 4)。

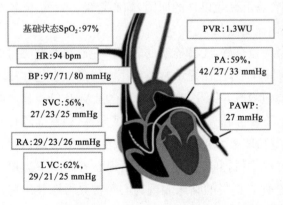

氧消耗量　276.37　mL/min
氧消耗指数159.26　mL/(min·m²)
肺循环血量　4.62　L/min
肺循环指数　2.66　L/(min·m²)
体循环血量　4.62　L/min
体循环指数　2.66　L/(min·m²)
有效肺循环　4.62　L/min

肺总阻力　571.615 dyn·s·cm⁻⁵　7.1452 WU
肺小阻力　103.93　dyn·s·cm⁻⁵　1.30　WU
左向右分流　0.00　L/min
占肺循环血量　0.00　L/min
右向左分流　0.00　L/min
占体循环血量　0.00　L/min

基础状态SpO₂:97%
HR:94 bpm
BP:97/71/80 mmHg
SVC:56%, 27/23/25 mmHg
RA:29/23/26 mmHg
LVC:62%, 29/21/25 mmHg
PVR:1.3WU
PA:59%, 42/27/33 mmHg
PAWP: 27 mmHg

| Qp:Qs= | 1.00 | SVR(WU)= | 17.25 | Rp/Rs= | 0.41 |
| PASP(mmHg) | 42 | Pp:Ps= | 0.43298969 | | |

**图 14 - 4　右心导管结果**

**【诊治经过】**

经讨论后考虑CP致肺动脉高压可能性大。2020年11月24日,患者于我院心外科行心包剥离术,术后病理提示符合CP病理改变。

**【出院诊断】**

(1) CP。

(2) 肺动脉高压(轻度,中危组;右心房增大,心功能Ⅱ级)。

(3) 肝硬化失代偿期(胃底食管静脉曲张结扎术后,脾大)。

(4) 乙型肝炎。

(5) 十二指肠溃疡(Hp阳性)。

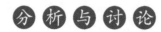

分析与讨论

**雷永霞主治医师**(广州医科大学附属第一医院,放射科)

患者2020年11月2日胸部CT肺窗中两下肺见部分片状、条索状阴影,因胸腔积液导致双侧胸腔容积缩小,左侧更明显,左下肺受压实变;气道通畅。结合病史,考虑患者反复气促应是由于肺组织长期受压造成。纵隔窗可见双侧胸腔积液,左侧显著;主动脉及肺动脉根部可见明显环形增厚影,从心底一直延伸至心尖处。仅从CT影像上分析,第一,患者心包呈弥漫性增厚,增厚区域的CT值为37,提示软组织可能性大,而非单纯的积液;增厚区域密度比心腔甚至室壁还要高;此区域的增强CT强化不明显。第二,患者肺动脉主干无增粗,肺动脉压力似乎不高,肺动脉主干直径不大(约2.19 cm);肺动脉干直径与升主动脉直径的比值接近1:1。第三,肝脏及脾脏CT提示肝脏外缘凹凸不平,呈波浪状,考虑为肝硬化所致;食管下段静脉曲张,肝正中裂可见粗大的血管及脐静脉开放(正常情况下,出生后脐静脉是闭锁的),脾大,无腹水。肝硬化失代偿期常表现为腹水、食管静脉曲张和脾大,但此患者仅表现为反复的胸腔积液,需考虑肝硬化以外的原因,如心包炎。另外,肝硬化的加重可能与下腔静脉迂曲扩张引起肝脏回流受阻相关。

肺动脉造影未见充盈缺损,四条肺静脉充盈良好,无肺栓塞的表现。左心房及右心房增大;下腔静脉增宽,直径约4.54 cm,显影时间较早,往往提示右心房压力增加。心包弥漫增厚,呈"盔甲"状;左、右心房增大。诊断为心包增厚并钙化,考虑CP。心脏MRI检查显示四个心腔层面可见心包增厚,左、右心房增大,下腔静脉直径增粗及弹跳征阳性(即室间隔在心脏搏动过程中跳动两次)。校正后的左心室功能显示舒张末期压力减少,收缩末期容积正常,EF值降低;右心室的检查结果也类似。在限制型心肌病中,会出现心脏内膜下淀粉样变,并显示心内膜下延迟强化的特征。结核性心包炎的临床表现为心包被膜增厚并出现钙化,但未见此例患者结核分枝杆菌感染的相关实验室检查或证据,因此不能排除由乙型肝炎、肝硬化引起的心包炎。综上所述,目前考虑为CP。

**侯鹏主治医师**(广州医科大学附属第一医院,核医学科)

患者 2020 年 9 月 3 日的全身 PET/CT 检查结果显示,全身 MIP 图中没有未见异常的摄取增高灶,左侧上颌窦少许炎症,左侧颈部淋巴结代谢轻度增高,考虑为炎性增生。纵隔窗显示双侧胸腔积液,左侧多于右侧,胸膜未见明显放射性高摄取;心包增厚,左侧心包钙化,但未见明显放射性摄取增高(不支持活动性心包炎,结核病可能性小)。除胸腔积液所致的肺不张,肺内未见明确结节和肿块,也未见明显的放射性浓聚;肝、脾内未发现明显的摄取增高,盆腔一侧睾丸有少量鞘膜积液。另外,在骨盆窗下,左侧股骨头处可见一点状高密度影,结合患者病史,考虑为良性骨病。全身灌注显像见除肺、脾、肾和膀胱轻度显影,其余无明显显影。考虑患者可能患有肝硬化引起的肝肺综合征,测量其分流比率(利用全身放射性摄取总量减去双肺放射性摄取总量得到肺外摄取总量,肺外放射性摄取总量与全身放射性摄取总量的比值就是分流比率)。正常人的分流比率约为 10%,若数值高于此则考虑存在分流。该患者的分流比率为 9.5%,接近 10%,但不能得出确切的结论。针对肝肺综合征的分流率,也有研究通过单独计算脑组织的分流率进行判断。若分流率大于 6%,则高度怀疑肝肺综合征。该患者的脑组织分流率小于 6%,因此肝肺综合征可能性不大。

患者左肺体积小,左上肺舌段部分灌注缺损,大量的胸腔积液导致左肺外压性不张,余肺没有明确的不匹配。通常肺灌注显像不能明确分流来源于心内还是肺内。建议完善心脏彩超进一步明确诊断。综上所述,认为此患者由肝肺综合征引起分流的可能性不大,由肺栓塞(PE)导致的肺动脉高压的可能性不大。

**罗碧辉主任医师**(广州医科大学附属第一医院,心血管内科)

青年男性患者,因反复气促 11 月余入院,根据病史和辅助检查,高度怀疑 CP,但需排除限制性心肌病。限制性心肌病类似于 CP,会引起梗阻性血流动力学改变。室间隔弹跳征(室间隔抖动征)是鉴别 CP 与限制型心肌病的重要依据,其为心脏在舒张末期的矛盾运动,可以通过 M 型超声进行进一步的区分。CP 通常由结核分枝杆菌感染引起,但结合影像学和实验室检查结果,认为该患者结核分枝杆菌感染的可能性较低。完善的病理检查可以有助于进一步明确诊断。

另一方面,不能完全排除乙型肝炎病毒导致心包积液的可能性,但其是否会发展为 CP,还有待进一步考证。1958 年,第一次有人指出乙型肝炎心包炎与 CP 之间存在联系;1977 年,另一篇文献报道了乙型肝炎导致的免疫复合疾病会引起心包疾病。因此,乙型肝炎有可能引起自身免疫性疾病,从而导致心包被侵犯。但是,左心室的心肌细胞数量是右心室的三倍,心包积液对心室腔的压迫多表现在右侧。因此,CP 通常导致右心室的压塞综合征,从而引起右心循环功能欠佳和腹水的形成。限制型心肌病是心内膜的淀粉样变,主要表现为心脏舒张功能的受限;而 CP,其室间隔的活动不受限,常表现出室间隔抖动征(即舒张期的矛盾运动)。心内膜活检是鉴别两者的重要手段。患者室间隔抖动、心包增厚及钙化十分明显,此时应考虑单纯的 CP。同时,也不能排除合并限制型心肌病的可能。

**陈志明主任医师**(云南省第一人民医院,放射介入科)

经颈静脉门腔分流术的具体做法是,从颈静脉穿刺后,支架经下腔静脉、肝静脉(肝静脉分成肝中、肝右、肝左三支),再从肝中静脉直接到肝门静脉的左支或右支,利用覆膜支架在肝静脉和门静脉间建立一个通道,降低门静脉的压力。门静脉是一个密闭的系统,脾静脉和肠系膜上静脉中的血液汇合到门静脉后共同流入肝脏,通过肝血窦回流至肝小静脉、腔静脉。患者有乙型肝炎病史 30 年,胃底食管静脉和脐静脉均有开放的侧支血管,易引发消化道出血,符合经颈静脉门腔分流术的适应证。此外,顽固性腹水和门脉系统血栓形成也是手术的适应证。正常情况下,门静脉压力是 5～10 mmHg,略高于下腔静脉的压力。通过测定肝静脉自由压和楔压的差值,可以得出门静脉压力。如果门静脉压力大于 5 mmHg,则表明肝硬化或门脉高压;大于 12 mmHg,则提示胃底食管静脉破裂出血和顽固性腹水的风险增加。此患者的上、下腔静脉压力和心房压力均明显高于门静脉和肝静脉的压力,导致肝脏的血液向体循环回流障碍,最终导致肝脏淤血。综上所述,认为该患者反复胸腔积液的症状与肝硬化导致的门脉高压并不相关,暂时不适合进行经颈静脉门腔分流术。

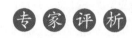

专 家 评 析

**洪城主任医师**(广州医科大学附属第一医院,呼吸与危重症医学科)

患者为青年男性,因反复胸腔积液伴活动后气促就诊。因多次胸腔穿刺引流、反复胸膜活检及利尿等对症处理,导致炎症细胞、蛋白质释放和渗透压改变,使胸腔积液的性质由漏出液变为渗出液。综合考虑上述因素,认为此患者胸水性质应为漏出液。

患者 11 月余前无明显诱因出现胸腔积液,曾于当地医院多次行胸部 CT、肺动脉造影、全身 PET/CT、胸膜活检、风湿免疫指标和结核分枝杆菌感染等相关检查,均未找到明显病因。胸水病理沉渣提示以淋巴细胞为主,考虑为漏出液。既往乙型肝炎病史 30 余年,肝硬化及门脉高压病史 10 余年,曾于当地医院拟行经颈静脉肝内门腔静脉分流术,术中发现 PASP 高达 42 mmHg,考虑肺动脉高压,故中止手术,于我院就诊。肝硬化失代偿期患者会因低蛋白血症引起全身多部位水肿,伴胸腔积液、心包积液、腹水的形成,但此患者并没有腹水,只是反反复复的胸腔积液。此外,患者心包钙化、增厚,考虑心包钙化、增厚引起的 CP 可能是导致肺动脉高压、胸腔积液的原因。

患者肺动脉收缩压 42 mmHg,舒张压 27 mmHg,平均肺动脉压 33 mmHg,达到了肺动脉高压的诊断标准。其中,PAWP 27 mmHg、PVR 1.3 WU,提示毛细血管后性肺动脉高压。另外,其右心房平均压、右心室的舒张末压,以及上、下腔静脉平均压均有所增高,分别为 26 mmHg、20 mmHg、25 mmHg、25 mmHg,提示患者右心舒张功能不全。与此同时,通过左心导管测定其左心室的舒张末压增高,再次明确其为毛细血管后性肺动脉高压。肝硬化引起的肺动脉高压属于毛细血管前性,其 PAWP 小于 15 mmHg,显然此患者不符合。

综上所述,此患者为毛细血管后性肺动脉高压,考虑为 CP 引起的可能性大,其反复的胸腔积液可能是由心包增厚、钙化引起肺动脉压力增高、体循环淤血而形成的。

----

（1）反复胸腔积液伴肺动脉高压,应排除心源性因素。

（2）右心导管检查可以区别毛细血管前性、后性肺动脉高压,进而鉴别是肝硬化还是 CP 引起的肺动脉高压。

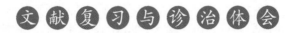

----

CP 是心包慢性炎症导致心包增厚、粘连甚至钙化,使心脏舒张、收缩受限,心功能减退,引起全身血液循环障碍的疾病[1]。患者表现出不同程度的呼吸困难、疲倦、乏力、腹水、肝区疼痛、颈动脉搏动征、心包叩击音、心率增快、肝肿大等症状,甚至出现恶病质。

CP 的病因以结核分枝杆菌感染最常见,其次为非特异性、化脓性或创伤性因素。近年来放射性心包炎、心脏手术导致的 CP 逐渐增多。在我国,CP 患者多有结核分枝杆菌感染,欧美国家则不同,结核分枝杆菌感染的患者只占不到 5.6%[2],80% 的病例可以归因于特发性因素或与既往心脏手术有关[3]。引起胸腔积液的疾病中,55% 与 CP 相关[4],常以左侧为主[5];而右侧或双侧胸腔积液多因心力衰竭导致。

CP 的辅助检查手段如下。① X 线检查:心脏阴影大小正常或稍大;左、右心缘弧弓消失,呈平直僵硬状;上腔静脉明显增宽;部分患者心包有钙化,呈蛋壳状;可见心房增大。② 心电图:多数有低电压,窦性心动过速,少数可有房颤,多个导联 T 波平坦或倒置;有时 P 波增宽或增高,呈二尖瓣型 P 波或肺型 P 波,左、右心房扩大,也可有右心室肥厚。③ 超声心动图:心包增厚、粘连,心脏变形,室壁活动减弱,室间隔舒张期矛盾运动(即室间隔抖动征),下腔静脉增宽且不随呼吸变化。④ 心脏 CT 和 MRI:诊断价值优于超声心动图,均可用于评价心包受累的范围和程度、厚度和钙化情况等;CT 检测心包钙化敏感性更高,MRI 可识别少量心包渗出、粘连及心包炎症。⑤ 右心导管检查:右心房平均压升高,压力曲线呈 M 字形或 W 字形,右心室压力升高,压力曲线呈舒张早期低垂、舒张晚期高耸的形状,肺毛细血管楔压也升高[6]。⑥ 活组织检查:有助于了解病因。限制型心肌病的临床表现和血流动力学改变与 CP 很相似,两者的鉴别可能十分困难。由于我国的 CP 很多是由结核分枝杆菌感染引起,因此鉴别诊断时,还需详细追问患者既往结核病史,以提供线索。此外,ECT、MRI 等影像学检查,对于判断心肌、心包的改变也有很大帮助,必要时需通过心内膜心肌活检来诊断[7]。

CP 发病缓慢、隐匿,常出现误诊、漏诊的情况,患者出现的症状多是静脉回流障碍导致的并发症,而心电图及心脏超声检查不具有特异性,这使诊断有一定的困难[8]。CT及MRI检查对CP的确诊率很高,但近年来的文献统计表明CP的首诊误诊率高达48.2%~63.2%[4-6]。本例患者反复出现胸腔积液及有肝硬化病史,不能排除肝肺综合征的可能性。同时,患者出现左心房和右心房内径增大、肺动脉轻度高压、心包增厚钙化,而肝硬化失代偿期往往不会出现此类并发症,考虑CP的可能性大。此外,本例患者无明显肝硬化的症状、体征,但心包增厚、钙化及心功能不全等情况将我们的诊断思维引导到对肝硬化与CP的鉴别诊断。最后,核医学灌注显像提示脑组织分流率小于6%,显然不符合肝肺综合征,而考虑CP。综上所述,根据临床表现及辅助检查结果,不难得出该患者为典型的CP的诊断,但临床上CP常需与肝硬化、充血性心力衰竭及结核性腹膜炎相鉴别。

关于CP的治疗,建议早期行心包切除术,在心包感染控制、结核活动静止时即应手术,避免发展到心源性恶病质、严重肝功能不全、心肌萎缩等。一旦确诊,应在急性症状消退后,及早考虑心包剥离手术,以免发生心肌萎缩而影响手术疗效[9]。手术前综合治理内环境和身体状态,预防萎缩的心肌在术后发生心力衰竭。如果只有心包钙化而无静脉压增高,则不需特殊治疗。此外,如果患者的心肌对强心剂反应差或肝肾功能很差,则不宜手术。部分患者会出现手术并发症,包括以下几项。① 低心排血量:即在心包剥离过程中,特别是右心室表面心包剥除后,由于急性心脏扩张(在体循环高压下,心室急剧快速充盈、膨胀)产生的现象。术中应限制液体输入,左心室缩窄解除后,立即予西地兰及呋塞米静脉注射治疗。术后12~48 h之内,应予多巴胺等儿茶酚胺类药物或主动脉内球囊反搏。② 膈神经损伤:造成膈肌的矛盾呼吸运动,影响气体交换,不利于呼吸道分泌物的排出。③ 冠状动脉损伤。④ 心肌破裂。综上所述,大多数CP属于慢性病例,呈进行性加重,利尿剂可部分缓解症状,外科行心包全切除术是唯一有效的治疗手段。

### 参·考·文·献

[1] Goel P, Moorthy N. Tubercular chronic calcific constrictive pericarditis[J]. Heart Views, 2011, 12(1): 40.

[2] Welch T D. Constrictive pericarditis: diagnosis, management and clinical outcomes[J]. Heart, 2018, 104(9): 725 - 731.

[3] Tse G, Ali A, Alpendurada F, et al. Tuberculous constrictive pericarditis[J]. Research in Cardiovascular Medicine, 2015, 4(4).

[4] Hirschmann J V. Pericardial constriction[J]. American Heart Journal, 1978, 96(1): 110 - 122.

[5] Weiss J M, Spodick D H. Association of left pleural effusion with pericardial disease[J]. New England Journal of Medicine, 1983, 308(12): 696 - 697.

[6] Zurick A O, Bolen M A, Kwon D H, et al. Pericardial delayed hyperenhancement with CMR imaging in patients with constrictive pericarditis undergoing surgical pericardiectomy: a case series with histopathological correlation[J]. JACC: Cardiovascular Imaging, 2011, 4(11): 1180 - 1191.

[7] Mookadam F, Jiamsripong P, Raslan S F, et al. Constrictive pericarditis and restrictive cardiomyopathy in the modern era[J]. Future Cardiology, 2011, 7(4): 471 - 483.

[8] Gogin E E, Sidorenko B A, Erokhina M G, et al. Diagnosis and effective surgical treatment of constrictive

pericarditis[J]. Kardiologiia, 2011, 51(8): 91 - 96.

[ 9 ] Scohy T V, Maat A P W M, McGhie J, et al. Three-dimensional transesophageal echocardiography: diagnosing the extent of pericarditis constrictiva and intraoperative surgical support[J]. Journal of Cardiac Surgery, 2009, 24(3): 305 - 308.

（王紫依　广州医科大学附属第一医院）

## 第三节

# 呼吸系统疾病相关肺动脉高压

### 病例 15 治疗效果理想的低氧相关肺动脉高压

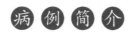

#### 第一次入院

患者女性，39岁，因反复气促5年，加重2年，再发伴咳嗽20天，于2020年1月14日入院。患者5年来无明显诱因活动后气促，爬3层楼即感气促，平地走1 000米后出现气促，休息后好转，无畏寒、发热、头晕、头痛、胸闷、心悸，无夜间阵发性呼吸困难，无恶心、呕吐等不适，一直未重视。2年前自觉气促症状较前加重，爬2层楼及平地走500米感气促，伴全身乏力，因可耐受，未至医院治疗。20天前，再次出现上述症状，自觉较前加重，步行100米后即感气促，伴阵发性咳嗽，咳中等量白色黏痰，到当地医院住院，查肺血管CTA，示肺动脉增宽、迂曲，肺动脉高压；查心脏超声，示右心房增大，肺动脉增宽，重度肺动脉高压并三尖瓣大量反流（PASP 110 mmHg），为求进一步诊治收入我院。

2006年，患者患肺结核，自诉规范抗结核治疗，结核已治愈。2008年，因肺大疱在我院行左肺减容术，术后恢复可，活动耐量可。否认高血压病、糖尿病、冠心病等病史。为公司职员，家族史无特殊。

**【入院体格检查】**

T 36.5℃，P 90次/分，R 20次/分，BP 91/72 mmHg，$SpO_2$ 93%（吸空气下）；胸廓无畸形；平静状态下呼吸平顺，双肺呼吸音弱，双肺未闻及干、湿啰音，未闻及胸膜摩擦音；心界不大，心率90次/分，律齐，未闻及杂音；无杵状指（趾），四肢无明显水肿。

**【入院诊断】**

（1）肺动脉高压。

（2）心功能Ⅲ级。

（3）左侧肺大疱减容术后。

**【实验室检查】**

1. 血常规　WBC 9.34×$10^9$/L，NEUT%72.8%（↑），Hb 100 g/L（↓），PLT 302×$10^9$/L。

2. 血气分析（$FiO_2$ 21%）　pH 7.4，$PaCO_2$ 49.1 mmHg（↑），$PaO_2$ 75.1 mmHg（↓），

$SaO_2$ 93.3%(↓),$HCO_3^-$ 27.5 mmol/L(↑)。

3. 凝血功能指标 正常。

4. 风湿免疫检测 C3 0.582 g/L(↓),C4 0.130 g/L(↓),CH50 67.50 U/mL(↓),抗CCP抗体、风湿三项、ANA谱十一项、ANA定量、ACA三项、血管炎三项、同型半胱氨酸未见异常。

5. 易栓症三项 AT-Ⅲ 51%(↓),PC 39%(↓),PS 32%(↓)。

6. 结核分枝杆菌感染T细胞检测 抗原A(ESAT-6)孔31个,抗原B(CFP-10)孔43个。

7. 心功能 NT-proBNP 49.4 pg/mL。

8. 甲状腺功能 未见异常。

【其他辅助检查】

1. 6分钟步行试验 6MWD 294米。

2. CTPA(2020年1月15日) ① 右侧气胸,右肺压缩约30%;肺气肿、两肺多发肺大疱,右肺为主;② 两上肺见纤维增殖钙化性肺结核;③ 两肺散在感染,右上肺及左上肺舌段更明显,部分为慢性;④ 两侧胸腔少量积液;⑤ 肺动脉高压,右上肺动脉腔内少量低密度影,增强后期未见显示(图15-1)。

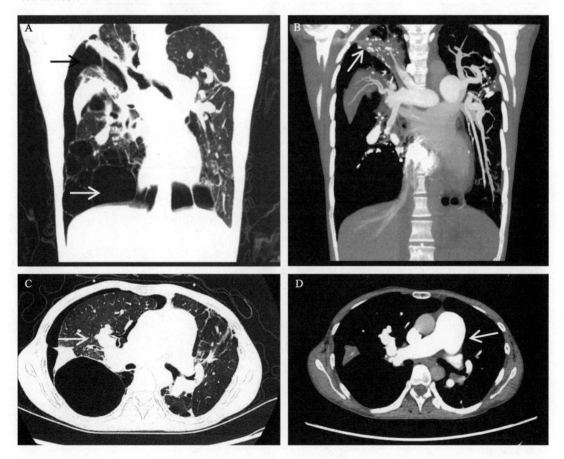

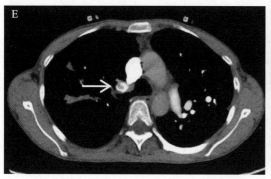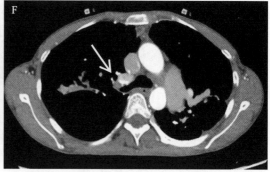

**图 15 - 1　CTPA 图像**

A. 右侧气胸(黑色箭头);两肺多发肺大疱(白色箭头);B、C. 纤维钙化增殖灶(白色箭头),部分肺毁损;D. 两肺动脉走行扭曲紊乱,肺动脉主干增粗(白色箭头);E. 右上肺动脉动脉期充盈缺损(白色箭头);F. 主动脉期对比剂充盈(白色箭头),考虑体肺循环分流

3. **心脏彩超**　右心房、右心室稍大,肺动脉增宽。三尖瓣反流(轻度),肺动脉高压(中度),估测 PASP 63 mmHg。肺动脉瓣反流(轻度),左心室收缩功能未见异常(表 15 - 1)。

**表 15 - 1　超声心动图数据对比**

| 超声指标 | 2020 年 1 月 19 日 | 2020 年 7 月 28 日 | 2020 年 11 月 14 日 |
| --- | --- | --- | --- |
| LA(mm) | 24 | 21 | 21 |
| RA(mm) | 42 | 32 | 35 |
| RV(mm) | 19 | 18 | 34 |
| LVDd(mm) | 38 | 38 | 34 |
| SV(mL) | 40 | 48 | 32 |
| PASP(mmHg) | 63 | 28 | 28 |

4. **血管超声(2020 年 1 月 19 日)**　双下肢静脉、髂静脉、下腔静脉彩超未见异常声像。

5. **右心导管(2020 年 1 月 20 日)**　毛细血管前性肺动脉高压(表 15 - 2)。

**表 15 - 2　右心导管**

| 指标 | 基础状态下 | 吸氧后(10 L/min) |
| --- | --- | --- |
| HR(bpm) | 105 | 95 |
| BP(mmHg) | 111/73/86 | 100/65/77 |
| SVC(mmHg) | 3/1/2 | — |
| RAP(mmHg) | 4/0/2 | 4/1/2 |
| RVP(mmHg) | — | 41/－1/16 |
| PAP(mmHg) | 52/21/37 | 44/20/32 |

续 表

| 指 标 | 基础状态下 | 吸氧后(10 L/min) |
|---|---|---|
| PAWP(mmHg) | 16/7/12 | 16/7/12 |
| AO : PA | 2.3 | 2.4 |
| CO | 5.8 | 5.8 |
| CO(Fick's 法) | 3.7 | 5.8 |
| CI | 4.5 | 4.6 |
| CI(Fick's 法) | 2.8 | 4.4 |
| PVR(WU, Fick's 法) | 4.3/6.8 | 3.4/3.4 |
| TPR(WU, Fick's 法) | 6.4/10.0 | 5.5/5.5 |
| SVR(WU, Fick's 法) | 14.5/22.7 | 12.9/12.9 |
| SVC(%) | 67 | 78 |
| RA(%) | 73 | 79 |
| RV(%) | 70 | 79 |
| PA(%) | 67 | 78 |
| $SaO_2$(%) | 93 | 99 |

**【诊治经过】**

予抗感染、化痰、平喘、吸氧、胸腔穿刺置管抽气、肺动脉高压靶向治疗[马昔腾坦(5 mg, qd) + 枸橼酸西地那非(25 mg,tid)]。

**【出院诊断】**

(1) 肺动脉高压(Ⅲ型,中度,中危组;右心房增大,心功能Ⅲ级)。

(2) 双侧肺炎。

(3) 右侧气胸。

(4) 左侧肺大疱减容术后。

**【随访】**

患者出院后给予乌美溴铵维兰特罗吸入粉雾剂(较少使用)及马昔腾坦靶向治疗(1 个月后患者自行停药),偶用家庭氧疗。目前能上 4 层楼。

## 第二次入院

患者为行肺大疱切除,于 2020 年 7 月 26 日再次入住我院。

**【辅助检查】**

1. CTPA(2020 年 7 月 27 日) ① 右侧气胸吸收,右肺复张;肺气肿、两肺多发肺大疱(右肺为主)同前;② 两上肺纤维增殖钙化性肺结核同前;③ 两肺散在感染,部分为慢性,较前减少;④ 两侧胸腔少量积液,较前稍减少;⑤ 右心室稍增大,肺动脉高压同前;未见原右上肺动脉腔内少量低密度影(图 15 - 2)。

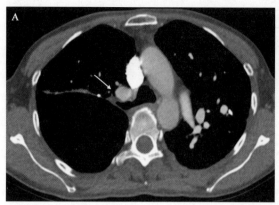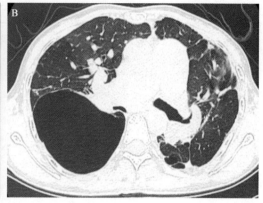

**图 15-2　第二次入院 CTPA 图像**

A. 右上肺充盈缺损影消失(白色箭头);B. 右侧气胸吸收

2. 心脏彩超(2020 年 7 月 28 日)　肺动脉增宽,肺动脉高压(轻度);左心室收缩功能未见异常。两次入院心脏彩超对比见表 15-1。

**【诊治经过】**

2020 年 7 月 31 日,行 VATS、右下肺减容术、粘连松解术。出院前复查 CT(2020 年 8 月 11 日)示:① 右下肺减容术后改变,右剩余肺膨胀欠佳,右剩余肺多发渗出灶,考虑为并发多处肺泡积血,右侧液气胸;② 肺气肿、两肺多发肺大疱,右侧病灶较前减少,左肺同前;③ 两上肺纤维增殖钙化性肺结核同前;④ 左肺散在感染,部分为慢性,同前;⑤ 右心室稍增大,肺动脉高压同前。右下肺组织病理(2020 年 8 月 5 日)示:肺泡腔内见红细胞,部分肺泡间隔断裂,肺泡融合扩张,大疱形成,部分呈囊壁样,内衬立方或扁平上皮,纤维组织构成囊壁,内见扩张充血的小血管伴慢性炎症细胞浸润,符合肺大疱的组织学改变。

**【随访】**

给予西地那非(25 mg,tid)、安立生坦(5 mg,qd)降肺动脉压治疗。

### 第三次入院

2020 年 11 月 14 日,为求进一步诊治,患者再次到我院治疗。

**【辅助检查】**

1. CT 平扫(2020 年 11 月 14 日)　右下肺减容术后改变,左侧气胸(新发),左肺受压 20%～30%;肺气肿、肺大疱、两肺纤维增殖钙化、肺动脉高压同前。

2. 心脏彩超(2020 年 11 月 14 日)　肺动脉增宽;左心室收缩功能未见异常(表 15-1)。

3. 肺功能(2020 年 11 月 16 日)　肺活量重度下降,弥散功能中度下降:DLCO Best:1.09 mmoL/(min·kPa),Best/Pred% 50.4%。

4. 右心导管(2020 年 11 月 16 日)　毛细血管前性肺动脉高压(表 15-3)。

5. 肺动脉高压危险分层  见表 15-4。

表 15-3  右心导管检查结果

| 指　　标 | 基础状态下 | 吸氧后(3 L/min) |
| --- | --- | --- |
| HR(bpm) | 119 | 116 |
| BP(mmHg) | 112/77/89 | 103/70/81 |
| SVC(mmHg) | 4/-2/-1 | -/-/- |
| RAP(mmHg) | 6/-3/-1 | 4/-2/-1 |
| PAP(mmHg) | 41/21/29 | 35/18/26 |
| PAWP(mmHg) | 13/5/8 | 13/5/8 |
| DPG(mmHg) | 13 | 10 |
| AO∶PA | 3.1 | 3.1 |
| CO | 5.6 | 5.4 |
| CI | 4.0 | 3.9 |
| CO(Fick's 法) | 5.7 | 6.5 |
| CI(Fick's 法) | 4.1 | 4.6 |
| PVR(WU,Fick's 法) | 3.8/3.7 | 3.3/2.8 |
| TPR(WU,Fick's 法) | 5.2/5.1 | 4.8/4 |
| SVR(WU,Fick's 法) | 16/15.7 | 15.2/12.7 |
| PA(%) | 75 | 78 |
| RA(%) | 76 | 79 |
| SaO$_2$(%) | 99 | 100 |

表 15-4  肺动脉高压危险分层

| 日　　期 | 心功能分级 | 6MWD(m) | NT-proBNP(pg/L) | RAP(mmHg) | CI [L/(min·m²)] | SVO$_2$(%) |
| --- | --- | --- | --- | --- | --- | --- |
| 2020 年 1 月 | Ⅲ | 294 | 49.4 | 2 | 4.4 | 67 |
| 2020 年 7 月 | Ⅲ | 357 | 50.12 | - | - | - |
| 2020 年 11 月 | Ⅱ | 383.5 | 31.22 | -1 | 4.1 | 75 |

【最后诊断】

(1) 呼吸系统相关肺动脉高压。

(2) 肺大疱切除术后。

(3) 左侧自发性气胸。

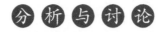

分 析 与 讨 论

**雷永霞主治医师**（广州医科大学附属第一医院，放射科）

患者2008年我院CT报告提示存在肺结核改变，有左侧肺大疱切除病史；近5年来患者逐渐出现较明显的气促症状，于2020年1月再次就诊于我院，胸部CT检查显示在肺窗下可见多发肺大疱，右下肺区域最大，直径＞10厘米，并伴有气胸。肺实质透亮度不均，为肺气肿表现，可见条索、条片阴影；纵隔窗可见钙化，右下肺靠近肺门处可见不规则结节状高密度钙化影。同时可见实变影，其内可见充气支气管，管腔不规则，粗细不均，部分支气管扩张；右上肺也可见充气支气管，尖段、后段含气不全。总而言之，胸部CT特点为多发肺大疱、肺气肿、纤维钙化灶、实变渗出（考虑合并感染）、支气管扭曲，以及管腔粗细不均、闭塞、狭窄，管腔周围无软组织影，考虑为炎症导致支气管狭窄。CTPA示下腔静脉早期显示，右心室增大，肺动脉明显增粗，肺动脉血管扭曲，血管走行不规则，肺门区域血管扭曲也明显。一般而言，下肺动脉应比上肺动脉粗，而该病例下肺动脉比上肺动脉细，分支减少，这种影像学表现被称为垂柳征，常见于慢性肺部疾病，如慢性阻塞性肺疾病（COPD）等。该患者右上肺动脉尖段分支可见充盈缺损，主动脉期充盈缺损影消失，考虑为体－肺循环分流所致，通常见于慢性肺疾病肺毁损等患者。

2020年7月复查CTPA显示，右上肺动脉尖段分支充盈缺损影消失，证实为体－肺循环分流所致假性血栓。本次复查见主肺动脉内径变化不大，右侧气胸吸收，肺渗出实变有所吸收，肺气肿、肺动脉及肺内纤维增殖钙化灶变化不大。虽然无法查看患者2008年胸部CT图像，但从其报告来看，当时未提及存在肺动脉高压，因此考虑患者肺动脉高压属于第三大类，即由慢性肺部疾病所致可能性大。

**王岚主任医师**（上海市肺科医院，呼吸与危重症医学科）

患者存在肺大疱、血栓等问题。肺动脉高压的原因应从以下两个方向进行考虑，即呼吸系统疾病相关肺动脉高压（第三大类肺动脉高压），或者合并特发性肺动脉高压（IPAH）（第一大类肺动脉高压），倾向于第前者。第一大类与第三大类肺动脉高压的鉴别要点在于肺功能以及心脏功能情况。肺功能方面，该患者显然患有严重的限制性通气功能障碍合并阻塞性通气功能障碍，对其氧合功能的影响比较明显。心功能方面，该患者血流动力学和BNP的数值处于低危水平，而心功能和活动耐力则处于中危水平，但这可能主要是肺功能下降导致的，而非为肺血管病变影响心脏进而导致心功能下降（即第一大类肺动脉高压）。该患者出院后没有规范使用肺动脉高压靶向药物，但经过抗感染、吸氧、胸腔穿刺置管抽气治疗后，肺部感染和肺大疱病变好转，活动耐力明显改善，这提示其很可能为第三大类肺动脉高压患者，因为第一大类肺动脉高压患者一般不会有如此明显的改善。另外，肺大疱切除术后病理活检结果也提供了诊断线索。建议除了分析肺组织活检结果，还应注意观察肺血管的改变。

若远端肺动脉有重构,应考虑合并第一大类肺动脉高压可能;若远端肺动脉重构不明显,则考虑为第三大类的肺动脉高压。简而言之,诊断时,一方面可以通过治疗反应推测病因,另一方面可以通过病理寻找证据。目前肺动脉高压的危险分层主要适用于动脉性肺动脉高压,而其是否适用于呼吸系统疾病相关性肺动脉高压,值得大家考虑。举个例子,肺动脉高压的危险分层中包括6MWD,该指标受心功能和肺功能影响。以该患者为例,其血流动力学稳定,混合静脉氧饱和度良好,右心房压不高,提示心功能良好,但第一次6MWD只有294米;该患者活动耐力下降可能主要是因为其肺功能下降,若未考虑到这一点,可能会错误地高估心功能的受损情况。动脉性肺动脉高压是由于肺循环障碍引起心力衰竭,而当合并肺部或心脏疾病时,应该选择什么样的指标确定患者的危险分层仍需探讨。此外,该患者缺氧的情况与肺动脉高压的严重程度是否成正比也值得思考。对于该患者,缺氧与肺动脉高压对心功能的影响不成正比,其第一次入院时氧饱和度稍低(93%),但是心功能良好。心功能不全时二氧化碳分压常下降,但该患者二氧化碳分压稍高,考虑与其本身肺功能下降相关。结合肺部CT,肺部CT提示存在严重的肺部病变,所以用肺部疾病解释该患者的缺氧更为合理。

**朱玲主任医师**(山东省立医院,呼吸与危重症医学科)

从血气分析、肺功能检查、心脏超声等指标来看,可以用肺毁损解释该患者的通气功能和弥散功能障碍。对于呼吸疾病相关的肺动脉高压,当mPAP>35 mmHg时,需要鉴别是否合并其他病因。如果是能用呼吸疾病来解释的轻中度肺动脉高压,一般而言,处理原则为先针对原发病或急需解决的肺部疾病进行治疗,之后再行评估。若病情有明显改善,无须进行第一大类、第四大类或其他病因的鉴别诊断。当然,可以完善呼吸系统疾病相关肺动脉高压患者的CTPA检查。流行病学资料提示,呼吸系统疾病相关肺动脉高压患者合并PE的概率为15%~20%。该患者年龄较轻,伴有严重的多发肺大疱,考虑存在基因相关的基础疾病,但受技术条件限制,许多基层医院无法完善相关检查,可以通过仔细追问家族史来做初步筛查。在经过对症处理后,COPD或肺毁损患者的肺功能和心功能一般会有相应的改善;因此,对于此类患者,不需要做过多的筛查。对于此类疾病,无论老年患者还是年轻患者,经治疗后肺动脉压力、肺功能的状态一般可以改善,但老年患者症状的改善不如年轻人明显。如果治疗效果不佳,需要鉴别是否合并第一大类肺动脉高压、慢性血栓栓塞性肺动脉高压(CTEPH)或肺纤维化合并肺气肿(CPFE)综合征等疾病,以避免漏诊,影响患者的预后。关于第三大类的肺动脉高压患者是否需要常规抗凝治疗的问题,一般认为没有禁忌证的COPD加重患者在住院期间应接受预防性抗凝,可采用预防剂量低分子肝素。当度过急性加重期,感染得到控制、炎症反应减轻、活动耐力好转,易栓的危险因素相应减少,所以一般出院后不予常规抗凝。但对于高血红蛋白血症的患者,栓塞的高危因素可能会持续存在;同时,许多COPD加重患者出院时仍处于恢复期,即血栓形成的高危因素继续存在,因此可以长期给予低强度的抗凝治疗。

遇到这种病例,许多医院一般会选择外科胸腔镜治疗,但外科胸腔镜涉及的问题较多,例如需进行全麻、花费高、住院时间长等,因而促进了内科胸腔镜的发展。在内科胸腔镜下,可以处理肺大疱和顽固性气胸,还可以与粘连剂一起使用,如喷洒类粘连剂(如滑石粉),临床效果较好,但因其与胸膜间皮瘤的发生相关联,目前国内尚未大规模应用。此外,也可以注射沙培林(一种注射用 A 群链球菌)进行治疗。该年轻患者肺组织破坏明显,后期需要进行肺移植的可能性较大。对于需要做肺移植的患者,不适合进行胸腔广泛粘连,因为可能增加移植的手术难度;但也并非绝对禁忌,像此类病例,可以行胸腔粘连松解术,配合普通引流对症处理。在气胸自行闭合的过程中,难免有少量粘连,但并不会对手术造成太大影响。

**许小毛主任医师**(北京医院,呼吸与危重症医学科)

根据患者的病理生理改变,主要考虑为肺结构变化引起的血管畸形导致的肺动脉高压。该病例另一个值得探讨的问题是肺大疱的原因,临床上较少遇到因慢性感染而导致的如此严重的肺大疱。影像学检查提示肺结核的陈旧性病变面积不大,两次气胸分别位于左、右两侧,而左侧肺部增殖性结核病变不显著。对于年轻女性,出现严重的多发肺大疱、肺气肿,需要考虑是否存在淋巴管肌瘤病。淋巴管肌瘤病多为双侧弥漫、对称的囊性病变,较规则;但该患者影像学表现不典型。此外,α-胰蛋白酶缺乏可以导致全小叶肺气肿,但在我国罕见;还需要考虑一种遗传性疾病,即 Birt - Hogg - Dudé(BHD)综合征,其主要表现为肺气肿和肺大疱,以两下肺为主。对于该病例,可以进行 BHD 综合征相关基因的检测以进一步明确诊断。

对于肺部疾病相关性肺动脉高压,靶向药物的使用与否,既往的研究结论不一致。主要问题在于,治疗过程中患者如出现通气/灌注比例失调,可能会加重病情导致低氧血症。因此,目前不主张使用靶向药物治疗肺部疾病相关性肺动脉高压,但当肺部疾病相关性肺动脉高压患者的 mPAP 超过 40 mmHg 时(一般约为 35 mmHg),可以考虑使用靶向药物,但使用过程中需密切监测患者的血气情况。此外,还需排查是否合并其他原因引起的肺动脉高压。

2020 年 1 月和 2020 年 11 月,患者自诉症状改善,考虑为气胸治疗及肺大疱切除术达到肺减容效果所致。肺气肿、肺大疱会增加无效通气,增加了呼气末容积,在做呼气运动时会增加呼吸功耗,因此可加重呼吸困难。当去除肺大疱、气胸等因素后,呼气末容积减少,患者的呼吸功耗减少,术后症状得以改善。此类患者出现的限制性通气功能障碍,与一般肺大疱患者的肺功能状况不太相符。以肺大疱为主的患者,肺总量应超过预计值的 100%,但是该患者肺总量是 88%,并且影像学提示右肺中叶部分不张,说明存在肺不张合并肺大疱,因此表现为混合性通气功能障碍;此外,在进行肺功能检测时应注意,患者存在左侧气胸,限制性通气功能障碍也会有所增加。综上所述,认为该患者是以阻塞性为主的混合性通气功能障碍。如另一侧肺再发严重肺大疱,因肺部的空间有限,肺大疱将会压迫肺组织,则仍需手术处理。

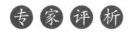

**专 家 评 析**

**熊长明主任医师**（中国医学科学院阜外医院，肺血管与综合内科）

该患者病史并不复杂，主要涉及以下几个问题：第一，肺动脉高压的病因是什么；第二，肺部疾病的病因是什么；第三，如何治疗。第一个问题，第三大类肺动脉高压的常见病因包括 COPD、纤维化等，但更多见的是肺泡水平的小血管病变。本例患者不仅有肺部疾病，还存在大血管的病变，影像显示两侧肺动脉多发缺损，这与经典的 COPD 患者（通气功能差但大的肺动脉分支形态完整）的情况不同。因此，考虑为毁损性肺动脉闭塞或狭窄，怀疑为手术的因素使部分肺血管受到破坏，所以该患者可以归为第三大类肺动脉高压。从病理生理学上看，肺动脉高压的原因包括肺组织、肺间质疾病等呼吸系统疾病，以及肺血管的严重狭窄或闭塞、缺失。影像学证据和病理生理学证据都指向毁损性肺疾病，因此，不太适合使用靶向药物治疗该患者。第一次住院及第二次住院治疗效果明显，考虑与抗感染、气胸处理、肺大疱切除术等治疗相关。总而言之，该病例是第三大类肺动脉高压，但又有别于经典的第三大类肺动脉高压。第二个问题，该患者为年轻女性，2006 年曾患结核病，2008 年行肺大疱切除术，20 余岁时即反复出现肺大疱、肺气肿，因此需关注患者的家族史，若患者家族中有类似的情况，需考虑先天发育异常或基因缺陷性疾病（如 BHD 综合征、α-胰蛋白酶缺乏等）。第三个问题，治疗上，需要针对肺部疾病进行治疗，尤其是肺大疱的治疗，朱玲教授已经详细阐述，不再赘述。

另外，目前常用的危险分层指标来源于大型登记注册研究中的第一大类肺动脉高压的研究，这些指标与预后相关。然而，这种分层并不适用于第二大类和第三大类的肺动脉高压；外围型的第四大类肺动脉高压可以参考使用，但中央型则不适用。

**总 结**

（1）因肺大疱、气胸、肺气肿等肺部疾病导致肺组织、肺血管受损的毁损肺，合并肺动脉高压时归属于第三大类肺动脉高压。

（2）年轻患者反复出现肺大疱、肺气肿时，需关注患者的家族史，排除先天发育异常或基因缺陷性疾病（如 BHD 综合征、α-胰蛋白酶缺乏等）。

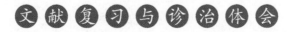

**文 献 复 习 与 诊 治 体 会**

第三大类肺动脉高压，也就是肺部疾病和（或）低氧导致的肺动脉高压，其病理生理学机制包括低氧相关肺血管收缩和重构、血管内皮和平滑肌功能障碍、炎症、高凝状态以及肺组织结构破坏等多个方面[1,2]。在第三大类肺动脉高压中，最常见的病因是 COPD、间质性肺疾病以及 CPFE 综合征。多项研究表明,COPD 患者中肺动脉高压的发生率为 30%~70%,且 COPD 的严重程度与肺动脉压力相关。间质性肺疾病患者中肺动脉高压的发生率为 32%~84%,肺动脉高压的发生率和严重程度与 COPD 患者类似[3-5]。COPD 通常导致轻度到中度的肺动脉压力升高,但其中仍有 1%~3% 的患者会进展为重度肺动脉高压[6],其机制目前尚不清楚。

慢性肺部疾病患者年龄通常较大、活动减少、Hb 水平升高,其与 CTEPH、左心疾病等存在相同的危险因素,因此在临床工作中要注意鉴别诊断,以避免漏诊可能存在的复杂并发疾病。因此,中国肺动脉高压诊断与治疗指南提出,一旦患者出现肺动脉压力明显升高 [mPAP≥35 mmHg 或 mPAP≥25 mmHg 并伴有 CI<2.0 L/(min·m²)],需要排查是否合并其他疾病,如左心疾病、CTEPH 和动脉性肺动脉高压(PAH)等[7]。在本病例中,患者年龄较轻,肺部毁损显著,存在广泛的囊性病变,因此需要考虑是否存在与遗传或发育相关的先天性疾病(如 BHD 综合征)、肿瘤相关的淋巴管平滑肌瘤病、或伴有淋巴增生性疾病(如淋巴细胞性间质性肺炎)以及可引起广泛囊性病变的 α-抗胰蛋白酶缺乏症等,注意进行原发病的诊断。

此外,第三大类肺动脉高压不适用目前使用的常见危险分层;该危险分层指标是基于对第一大类肺动脉高压的研究得出的,主要与肺血管病变对心脏功能的影响有关,可以提示患者预后。但是,在第三大类肺动脉高压患者中,这些危险分层指标会受到肺功能下降的影响,而第二大类肺动脉高压则是受到心脏本身损伤的影响,这些危险分层指标无法反映肺血管病变对心脏的影响程度,无法有效提示预后。因此,目前常用的危险分层方法不适用于第二大类和第三大类肺动脉高压患者;外周型的第四大类肺动脉高压可以使用,但是不适用于中央型。

对于肺部疾病或低氧所致肺动脉高压,主要应该针对原发病治疗,其中推荐采用长程氧疗。目前还没有关于第三大类肺动脉高压治疗是否可应用靶向药物及其治疗效果的定论。但是在临床实践中,约 80% 的美国肺动脉高压中心会为第三大类肺动脉高压患者开具靶向药物处方[8]。一些小型的开放性研究结果表明,PDE5 抑制剂、sGC 激动剂或静脉内前列环素可能对某些患者有一定的疗效,但是治疗效果有限,也有不良事件的报道。大量的研究利用 ERA 治疗第三大类肺动脉高压患者,但是根据相关研究结果,第三大类肺动脉高压患者应用 ERA 并不会获益。综上所述,目前的数据不支持在第三大类肺动脉高压患者中常规使用靶向药物[9]。

参·考·文·献

[1] Stenmark K R, Fagan K A, Frid M G. Hypoxia-induced pulmonary vascular remodeling: cellular and molecular mechanisms[J]. Circulation Research, 2006, 99(7): 675 - 691.

[2] Polverino F, Celli B R, Owen C A. COPD as an endothelial disorder: endothelial injury linking lesions in the lungs and other organs? (2017 Grover Conference Series) [J]. Pulmonary Circulation, 2018, 8 (1): 2045894018758528.

［3］Chatila W M，Thomashow B M，Minai O A，et al. Comorbidities in chronic obstructive pulmonary disease ［J］. Proceedings of the American Thoracic Society，2008，5(4)：549－555.

［4］Klinger J R. Group III pulmonary hypertension：pulmonary hypertension associated with lung disease：epidemiology，pathophysiology，and treatments［J］. Cardiology Clinics，2016，34(3)：413－433.

［5］Rose L，Prins K W，Archer S L，et al. Survival in pulmonary hypertension due to chronic lung disease：influence of low diffusion capacity of the lungs for carbon monoxide［J］. The Journal of Heart and Lung Transplantation，2019，38(2)：145－155.

［6］Chatterjee K，Tarawneh A R，Alam S. Out of proportion pulmonary hypertension in obstructive lung diseases ［J］. Current Opinion in Pulmonary Medicine，2018，24(2)：161－172.

［7］中华医学会呼吸病学分会肺栓塞与肺血管病学组,中国医师协会呼吸医师分会肺栓塞与肺血管病工作委员会,全国肺栓塞与肺血管病防治协作组,等. 中国肺动脉高压诊断与治疗指南(2021版)［J］. 中华医学杂志,2021,101(1)：11－51.

［8］Trammell A W，Pugh M E，Newman J H，et al. Use of pulmonary arterial hypertension－approved therapy in the treatment of non－group 1 pulmonary hypertension at US referral centers［J］. Pulmonary Circulation，2015，5(2)：356－363.

［9］王静,万钧,翟振国,等. 慢性肺部疾病所致肺动脉高压靶向药物治疗研究进展［J］. 中国实用内科杂志,2019,39(2)：174－178.

（阙薇薇　福建医科大学附属龙岩第一医院）

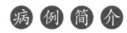

病例简介

患者男性,77岁,因反复活动后气促10余年,加重10余天,于2020年11月21日入院。患者10余年前无明显诱因出现反复活动后气促,伴胸闷、心悸,无夜间阵发性呼吸困难及端坐呼吸,无胸痛、咯血,无头晕、头痛,无恶心、呕吐,无腹痛、腹胀等不适,未予重视。5年前(2015年7月),于我院心内科就诊,行心电图示房颤,行冠脉造影检查示前降支末梢血管细小,管腔狭窄约70%,余冠状动脉未见明显狭窄,予抗血小板、降脂等治疗后好转出院。出院后间断服用地高辛(0.25 mg,qd)、呋塞米(20 mg,bid)、螺内酯(20 mg,bid)、达比加群酯(110 mg,bid),后因反复血尿调整抗凝药物剂量,后换用利伐沙班治疗。4个月前(2020年7月),患者感气促症状加重,行走数十米即出现,端坐呼吸,伴咳嗽,咳少量白黏痰,无粉红色泡沫痰,遂于我院行肺动脉造影,示左肺动脉干不完全性栓塞,予利尿、稳定斑块、抗凝、平喘、护胃、改善心律失常、抗感染等治疗后好转出院,出院后规律门诊治疗。1个月前(2020年10月30日),患者再次因活动后气促症状加重、双下肢水肿至我院心血管内科住院治疗,其间查CTPA提示肺动脉高压,左肺动脉干不完全栓塞,新增左上肺动脉开口处不完全栓塞;心脏增大,心包少量积液;心脏彩超提示双心房及右心室增大,主动脉瓣退行性变并反流(轻度)、二尖瓣退行性变、后叶轻度脱垂并反流(重度)、三尖瓣反流(中度),肺动脉高压(中度),予以对症处理后症状好转出院。10余天前,患者气促症状再加重,伴有双下肢水肿,自行对症处理后无明显改善,为求进一步治疗来我院就诊,急诊以心力衰竭收住院。

慢性阻塞性肺疾病(COPD)20年,平素长期家庭氧疗,间断口服茶碱类药物,使用噻托溴铵粉吸入剂治疗。有高血压病史,服药不规律,血压控制不详。2014年11月,因胃窦穿孔行急诊腹腔镜修补术。吸烟40余年,约1包/天,已戒烟4年,无嗜酒史,无传染病病史,家族史无特殊。

**【入院体格检查】**

T 36.5℃,P 104次/分,R 22次/分,BP 118/73 mmHg,SpO₂ 99%(吸氧2 L/min)。神志清楚,口唇发绀,呼吸稍促,双肺呼吸音低,双肺闻及湿啰音,未闻及哮鸣音及胸膜摩擦音。心界向左下扩大,心率104次/分,心律绝对不齐,第一心音强弱不等,P2>A2,心前区闻及3/6级收缩期杂音,双下肢中度凹陷性水肿。

**【入院诊断】**

(1)COPD急性加重。

(2)肺动脉高压[呼吸系统疾病相关? 左心疾病相关? 慢性血栓栓塞性肺动脉高压

(CTEPH)?]。

(3) 冠状动脉粥样硬化性心脏病(不稳定性心绞痛,左前降支病变)。

(4) 二尖瓣脱垂(后叶)。

(5) 高血压病(1级,很高危组)。

【实验室检查】

1. 血常规 WBC $8.10\times10^9$/L,NEUT% 69.8%,Hb 161 g/L(↑),PLT $147\times10^9$/L。

2. 血气分析(FiO$_2$ 29%) pH 7.431,PaCO$_2$ 44.9 mmHg,PaO$_2$ 54.6 mmHg(↓),HCO$_3^-$ 29.4 mmol/L(↑)。

3. 凝血功能 PT 17.2 s(↑),INR 1.39(↑),FIB 3.85 g/L,APTT 69.8 s(↑),PTR 2.02(↑),TT 223.5 s(↑),D-二聚体 880 ng/mL(↑)。

4. 风湿免疫 同型半胱氨酸 62.28 $\mu$mol/L(↑),C3 0.767 g/L(↓),C4 0.264 g/L(↑),CH50 60.9 U/mL(↑)。ANA定量、风湿三项、抗CCP抗体、ANA谱十一项、血管炎三项、ACA三项未见异常。

5. 甲状腺功能 基本正常,抗甲状腺自身抗体阴性。

6. 心功能 NT-proBNP 1 643 pg/mL(↑),心梗鉴别六项阴性。

【其他辅助检查】

1. 心电图 房颤、右心室传导延迟,心电轴右偏。

2. 心脏彩超 ① 右心、左心房增大(LAs前后径 47 mm,RAs横径 52 mm,RVd横径 46 mm);② 二尖瓣后叶轻度脱垂并反流(中-重度);③ 三尖瓣中度反流,肺动脉高压(中度),估测PASP 69 mmHg。

3. 右心声学造影 未见明显右向左分流。

4. 经食管超声心动图 主动脉瓣退行性变,二尖瓣退行性变、后叶脱垂,左心耳、右心耳未见血栓声像,房间隔完整。

5. 双下肢静脉、髂静脉、下腔静脉超声 未见明显异常。

6. 肺功能 ① 重度阻塞性肺通气功能障碍(FEV$_1$/FVC 37.5%,FEV1%pred 48.6%);② 支气管舒张试验阴性。

7. CTPA(2020年10月30日) ① 两肺散在炎症,部分呈慢性,右上肺尖、后段及左下肺轻度支气管扩张;② 慢性支气管炎、肺气肿,两肺多发肺大疱;③ 肺动脉高压,左肺动脉干不完全性栓塞同前,新增左上肺动脉开口处不完全性栓塞;④ 主动脉及冠状动脉硬化,心脏增大,心包腔少量积液大致同前;⑤ 双肾多发结石,右肾囊肿,肝内小囊肿(图16-1)。

8. 肺通气/灌注显像(2020年11月5日) ① 双肺通气和灌注多发匹配/稍欠匹配性功能受损灶,以双肺上叶、左肺下叶等为主,符合双肺肺气肿、肺大疱等改变;② 双肺通气显像差,考虑为患者通气功能较差所致;③ 两肺散在慢性炎症,右肺上叶及左肺下叶轻度支气管扩张,肺动脉高压,心脏增大,心包少量积液;④ 分肺灌注功能的测定,左肺占全肺的20.76%;右肺占全肺的79.24%(图16-2)。

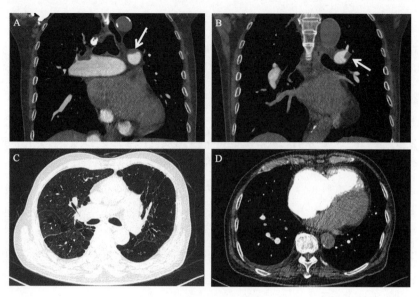

**图 16-1 CTPA 图像**

A、B. 左肺动脉干及左上肺动脉开口处血栓(白色箭头);C. 两肺肺气肿改变(肺窗);D. 右心增大(纵隔窗)

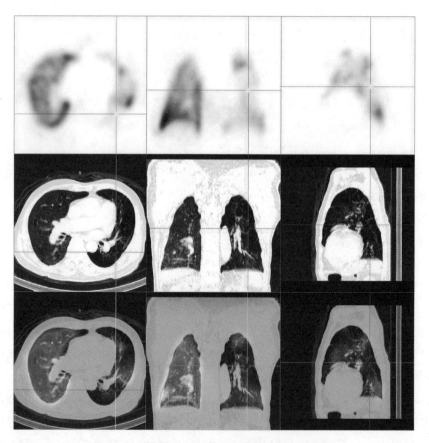

**图 16-2 肺灌注 SPECT/CT 显像(见彩色插页)**

肺灌注显像示双肺多发灌注受损,以双上肺及左下肺为主,同机 CT 见透亮度增高伴多发肺大疱形成

9. **冠状动脉CT增强＋CTPA(2020年11月30日)**　① 两肺散在炎症较前稍增多,部分呈慢性,右上肺尖、后段及左下肺轻度支气管扩张,大致同前;② 慢性支气管炎、肺气肿,两肺多发肺大疱,大致同前;③ 右侧新增少量胸腔积液,右下肺部分受压实变;④ 肺动脉高压,左肺动脉干不完全性栓塞较前稍改善,左上肺动脉开口处不完全性栓塞改善;⑤ 主动脉及冠状动脉硬化,心脏增大,心包腔少量积液,较前稍减少;⑥ 双肾多发结石,右肾囊肿,肝内小囊肿;⑦ 冠状动脉硬化;⑧ 右冠状动脉弥漫性混合斑,局部管腔狭窄率25％～49％;⑨ 左前降支近中段(S5～7)弥漫性混合斑,局部管腔狭窄率50％～69％;左回旋支近段(S11)局限性钙化斑,管腔狭窄率25％～49％;⑩ 均衡型冠状动脉。

10. **右心导管检查(2020年11月27日)**　提示毛细血管前肺动脉高压,未见异常分流(表16-1)。

表16-1　右心导管检查结果

| 指　　标 | 基础状态下(吸氧6 L/min) |
| --- | --- |
| HR(bpm) | 93 |
| BP(mmHg) | 98/73/81 |
| SVC(mmHg) | 11/7/9 |
| RAP(mmHg) | 12/7/9 |
| IVC(mmHg) | 11/5/8 |
| PAP(mmHg) | 55/30/40 |
| PAWP(mmHg) | 13/8/10 |
| DPG(mmHg) | 20 |
| AO∶PA | 2.0 |
| CO(L/min,Fick's法) | 4.7 |
| CI[L/(min·m$^2$),Fick's法] | 2.8 |
| PVR(WU, Fick's法) | 6.4 |
| TPR(WU, Fick's法) | 8.5 |
| SVR(WU, Fick's法) | 15.4 |
| PA(％) | 70 |
| SVC(％) | 69 |
| RA(％) | 74 |
| 升主动脉(％) | 95 |
| SaO$_2$(％) | 94 |

**【诊治经过】**

予吸氧、雾化平喘、化痰、利尿,以及稳定斑块、减慢心室率、抗凝等治疗,配合康复运动和机械辅助排痰。完善右心导管检查后,考虑肺动脉高压与患者存在COPD、慢性血栓及心脏瓣膜病有关,继续加强原发病治疗。

**【最终诊断】**

(1) COPD急性加重。

(2) 呼吸系统疾病相关肺动脉高压。

(3) 左心疾病相关肺动脉高压。

(4) 肺动脉原位血栓形成。

(5) 冠状动脉粥样硬化性心脏病(不稳定性心绞痛,左前降支病变)。

(6) 二尖瓣脱垂(后叶)。

(7) 高血压病(1级,很高危组)。

(8) 前列腺增生。

(9) 双下肢动脉粥样硬化。

(10) 双肾结石。

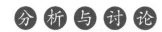

分 析 与 讨 论

**邓宇主任医师**(广州医科大学附属第一医院,放射科)

患者2019年的CTPA示慢性支气管炎、肺气肿,两肺多发肺大疱,气管管腔增大,气道重塑,但尚未见剑鞘样改变[胸内气管横径显著减小而矢状径增大,气管指数(气管横径/矢状径)≤2/3,胸外气管正常,病变管壁无增厚,多见于中老年人,常伴有肺气肿],纵隔窗可见心包上隐窝少许积液,主动脉硬化、冠状动脉钙化,肺动脉横径增宽,两侧肺动脉增粗不对称,右肺动脉明显比左肺动脉粗。2020年7月的CTPA显示左肺动脉干顶部充盈缺损,两上肺肺动脉分布不多,右上肺血管纤细,右中、下肺的肺动脉明显增粗,左肺动脉较为纤细。右心未见增大,未见胸腔积液。2020年10月的CTPA示左肺动脉干顶部充盈缺损较前减少(与2020年7月对比),肺动脉增粗情况未见改善,右侧出现少量胸腔积液,右心增大,室间隔左偏。2020年11月的CTPA显示胸腔积液增多,右侧更为明显,右心增大,室间隔向左偏移(与2020年7月的影像相比,10月和11月的室间隔左偏更明显,与心动周期有关)。综上所述,从2020年7月至2020年11月,影像学检查均提示存在下腔静脉反流的征象,肺实质变化不大,主要为肺气肿及多发肺大疱的改变;左肺动脉干顶部充盈缺损,从影像上分析不符合慢性肺动脉栓塞性疾病,更倾向于肺动脉原位血栓。CTEPH常见的CTPA征象包括肺动脉完全阻塞,肺动脉内条带影、网状充盈缺损,以及肺动脉管壁不规则增厚等;该患者存在肺动脉顶端附壁的充盈缺损,下肢深静脉无血栓,因此更倾向肺动脉原位血栓形成。综上所述,该患者肺动脉高压病因考虑为慢性肺疾病导致的肺动脉高压(第三大类)可能性大。

**侯鹏主治医师**（广州医科大学附属第一医院，核医学科）

患者的双肺通气显像差，考虑为患者通气功能较差所致，以左肺为主。双肺可见多发放射性分布稀疏缺损改变，以双肺上叶、左肺下叶等为主。双肺灌注显像受损部位与双肺通气显像大致匹配，由于患者通气功能较差，难以判断左肺通气/灌注是否匹配；左肺灌注明显受损，可见大面积的稀疏缺损，仅左上肺下舌段有少量血流灌注，右肺上叶尖段可见明显的稀疏缺损（血流灌注受损），右中叶、下叶也可看到放射性分布，呈"条纹征"，以外周放射性分布为主，内侧、中侧明显受损（PE常见为外周条形缺损或尖端指向肺门呈楔形缺损）。综合分析，由于患者自身存在COPD，导致通气功能差，进而影响肺通气/灌注显像结果的判断，故不利于判断患者是否存在肺动脉栓塞。

**杨苏乔副主任医师**（首都医科大学附属北京朝阳医院，呼吸与危重症医学科）

该患者考虑为肺部疾病和（或）缺氧导致的肺动脉高压（第三大类）。关于患者的血栓情况，考虑左侧存在原位血栓的可能性较大。患者的左侧肺气肿导致肺组织毁损，通气/灌注下降，表明左侧血管床减少，血流量也减少和减缓，进而可能导致右侧肺血流量增加来进行代偿。因此，相较于左侧肺动脉，患者的右侧肺动脉更加粗大。此外，由于左侧血管床减少，左侧肺动脉更容易形成原位血栓。

**潘欣副主任医师**（上海市胸科医院，心血管内科）

患者临床症状表现为逐渐加重的反复气促，超声提示二尖瓣后叶脱垂伴中重度反流。二尖瓣反流分为器质性和功能性，前者可能与二尖瓣瓣叶增厚或穿孔撕裂、腱索融合或断裂、乳头肌功能不全等相关，后者则多与缺血性或扩张性心肌病相关，可引起瓣环扩大，瓣膜对合不良等继发功能性二尖瓣反流，或房颤导致房性二尖瓣反流。心脏超声多发现左心室和左心房增大，或以左心房增大为主，后期出现右心扩大，伴肺动脉高压。该患者二尖瓣反流合并房颤，出现肺动脉高压，此类肺动脉高压可能与左心疾病相关（即第二大类肺动脉高压）。目前综合分析，该患者可能是由肺部疾病和（或）缺氧所致肺动脉高压（第三大类）和左心疾病相关肺动脉高压（第二大类）综合作用产生的结果。关于房颤方面，如患者积极配合，下一步可考虑行射频消融术治疗，但需综合评估适应证及禁忌证。同时对二尖瓣反流充分评估，必要时行经导管二尖瓣钳夹术。对于非瓣膜性房颤患者，若患者不同意使用抗凝药或无法长期耐受抗凝药时，如$CHA_2DS_2$-VASc评分≥2分，$CHADS_2$-VAS评分≥2分，建议行左心耳封堵术，该建议来自国内相关指南中R1级的推荐。该患者存在尿路结石并尿潜血阳性，需注意患者使用抗凝药物后血尿变化情况，如血尿进行性加重，表明患者不耐受抗凝药物，建议行左心耳封堵术。

**章锐锋主任医师**（东南大学附属中大医院，呼吸与危重症医学科）

对于该患者，更倾向于其为COPD引起的肺动脉高压，因为患者存在COPD病史且右心导管提示毛细血管前性肺动脉高压,符合低氧或 COPD 相关的肺动脉高压表现(第三大类)。患者肺部血栓倾向于肺动脉原位血栓,原位血栓不会导致患者出现很严重的肺动脉高压。右心导管示毛细血管前性肺动脉高压,其病变部位在肺小动脉,在充分进行利尿、静脉注射新活素等抗左心衰竭治疗后进行右心导管检查,PAWP 小于 15 mmHg,说明该患者左心疾病不是导致肺动脉高压的主要因素。

**许小毛主任医师**(北京医院,呼吸与危重症医学科)

患者肺动脉高压的主要原因考虑为肺部疾病(第三大类),但患者存在二尖瓣脱垂、冠心病、高血压病等,这些均为左心相关疾病的诱因,也是引起肺动脉高压的诱因,所以该患者的肺动脉高压以第三大类为主,合并第二大类。治疗方面,因为患者存在呼吸衰竭的表现,需要长期家庭氧疗。对于左心相关疾病,建议加强利尿、扩张冠状动脉等治疗。目前,不考虑 CTEPH 的诊断。对于肺部疾病相关的肺动脉高压,靶向药物的使用需要慎重考虑,大部分指南不推荐对肺部疾病相关的肺动脉高压患者使用靶向药物进行治疗,其主要原因为使用靶向药物后,可能会出现通气/灌注比例的失调,加重低氧血症,故建议慎重选择和使用靶向药物。

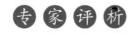

专 家 评 析

**罗勤主任医师**(中国医学科学院阜外医院,心血管内科)

本次讨论的病例属于左心疾病导致的肺动脉高压(第二大类)和肺部疾病和(或)低氧导致的肺动脉高压(第三大类)均未完全匹配的情况,因为第二大类、第三大类以及 CTEPH 和(或)其他肺动脉栓塞性病变所致肺动脉高压(即第四大类肺动脉高压)等各种病因同时存在,而慢性心肺疾病的患者容易合并血栓,我们在考虑此种不匹配状况时需要认真排查原因。首先,患者存在明确的肺部疾病导致的缺氧表现,属于肺部疾病和(或)低氧导致的肺动脉高压(第三大类)的表现,也是导致患者肺动脉高压的最主要因素。其次,患者合并高血压病、冠心病、二尖瓣脱垂等情况,且有明确的左心疾病病史,左心疾病也是引起肺动脉高压(第二大类)的一个主要因素。最后,判断患者是否有 CTEPH(第四大类)病因参与其中。观察肺动脉血栓形态,考虑为原位血栓形成,而原位血栓形成对于肺动脉压力的影响相对较小;此例中,即左肺动脉主干的原位血栓,对远端肺小血管的阻力影响不大,所以第四大类肺动脉高压的可能性较小。

影像学上,左肺动脉纤细需要与单侧透明肺综合征相鉴别。单侧透明肺综合征是由于婴儿期或儿童期患过闭塞性细支气管炎引起肺发育不全所致,通常累及一侧肺叶,受累肺动脉及支气管发育不全,支气管造影时末梢支气管缺如,呼气时可见空气潴留,静脉回流正常,受累肺容积正常或减小,患侧肺血管较细,影像学检查见患侧肺密度整体降低,类似于肺过度充气的表现,而并不是表现为肺气肿或肺大疱。该患者表现为肺气肿和肺大疱,所以目前不考虑此诊断。

总　结

（1）第二大类、第三大类以及 CTEPH 和（或）其他肺动脉栓塞性病变所致肺动脉高压（即第四大类肺动脉高压）等各种病因同时存在时,应结合患者临床表现及相关辅助检查认真排查病因。

（2）有 COPD（基础疾病）时,不利于判断肺的通气/灌注是否匹配。

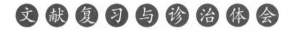

文 献 复 习 与 诊 治 体 会

肺动脉高压的诊断建议[1]从疑诊（临床及超声心动图筛查）、确诊（血流动力学诊断）、求因（病因诊断）及功能评价（严重程度评估）四个方面进行,其中病因诊断贯穿肺动脉高压诊断的全过程。对肺动脉高压患者,建议首先排查常见因素,如第二大类的左心疾病和第三大类的呼吸系统疾病,然后再考虑 CTEPH 或者第一大类疾病。

左心疾病所致肺动脉高压主要由左心收缩、舒张功能障碍和（或）左心瓣膜疾病引起的肺动脉压力异常升高所致,其病理生理特征为左心充盈压升高、肺静脉回流受阻、肺静脉压力升高,从而继发肺动脉压力升高。左心疾病是导致肺动脉高压的常见原因。左心疾病合并肺动脉高压时,症状更为严重,运动能力下降明显,预后更差[2]。治疗上,以治疗原发病（左心疾病）为主,包括控制心血管危险因素、药物治疗（包括利尿剂、ACE 酶抑制剂、β 受体阻滞剂等）、非药物治疗（瓣膜置换、冠状动脉再灌注治疗、心室再同步化治疗、左心辅助装置、心脏移植等）以及治疗合并症（COPD、睡眠呼吸暂停综合征、PE 等）。

肺部疾病和（或）低氧所致肺动脉高压是一类由肺实质或间质长期破坏、缺氧以及继发的肺血管床损害导致的肺动脉高压。其病理生理学机制涉及低氧相关的肺血管收缩/重塑、血管内皮及平滑肌功能障碍、炎症、高凝状态等多个环节[3]。对于临床疑诊肺动脉高压由肺部疾病引起,需要结合肺功能结果判断肺功能受损程度是否与肺动脉高压匹配。治疗上,强调原发病治疗,推荐长程氧疗,不推荐常规给予靶向药物治疗。

CTEPH 是急性 PE 的一种远期并发症,由于肺栓塞后肺动脉内残余血栓沉积致相应的肺血管狭窄或闭塞,进而诱发无血栓部位血管发生不同程度的小动脉重构。在肺动脉高压患者中,当肺通气/灌注显像显示不匹配的灌注缺陷,并经右心导管和肺血管成像证实时,应怀疑 CTEPH。对于 CTEPH 患者的治疗,推荐终生抗凝,抗凝药物通常选择华法林。抗凝治疗可预防 VTE 复发及肺动脉原位血栓形成,防止栓塞病变进一步加重。除抗凝治疗,PEA 是治疗 CTEPH 最有效的方法,部分 CTEPH 患者可通过手术完全治愈,不能行 PEA 手术或 PEA 术后持续性或再发性肺动脉高压的患者预后较差。对于存在远端慢性血栓栓塞但不宜行 PEA 术的患者,或者 PEA 术后存在残余肺动脉高压或复发性肺动脉高压的患者,可行 BPA 治疗。目前研究证实,可溶性鸟苷酸环化酶激动剂(利奥西呱)、内皮素受体拮抗剂(马昔腾坦)对 CTEPH 有效。所有确诊的 CTEPH 患者均应进行 PEA 手术评估,对于不适合行 PEA 治疗的患者,可考虑给予 BPA 或靶向药物治疗。但对于可以行手术治疗的患者,建议不要因为药物治疗而延误手术治疗时机。

## 参·考·文·献

[1] 中华医学会呼吸病学分会肺栓塞与肺血管病学组,中国医师协会呼吸医师分会肺栓塞与肺血管病工作委员会,全国肺栓塞与肺血管病防治协作组,等. 中国肺动脉高压诊断与治疗指南(2021 版)[J]. 中华医学杂志,2021,101(1):11-51.

[2] Vachiéry J L, Adir Y, Barberà J A, et al. Pulmonary hypertension due to left heart diseases[J]. Journal of the American College of Cardiology, 2013, 62(25S): D100-D108.

[3] Polverino F, Celli B R, Owen C A. COPD as an endothelial disorder: endothelial injury linking lesions in the lungs and other organs?(2017 Grover Conference Series)[J]. Pulmonary Circulation, 2018, 8(1): 2045894018758528.

(彭　涛　昭通市中医医院)

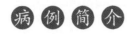

患者男性,63 岁,因反复气促 1 月余,于 2020 年 3 月 30 日入院。1 月余前患者无明显诱因下出现气促不适,活动后症状明显,伴咳嗽,咳少许白色黏痰,伴发热,最高体温为 39℃。2020 年 3 月 23 日,到当地医院就诊,查血常规,结果示 WBC 10.95×10⁹/L,NEUT% 63.9%,Hb 96 g/L,PLT 85×10⁹/L;凝血分析示 PT 12.1 s,APTT 28.5 s,D-二聚体 2 470 ng/mL;BNP 1 129 pg/mL,拟诊为肺部感染、重度肺动脉高压、高血压(3 级,很高危组),先后给予莫西沙星、左氧氟沙星、哌拉西林舒巴坦等抗感染治疗。治疗后体温降至正常,但患者仍有气促,呈进行性加重,伴双下肢进行性浮肿,为进一步诊治转入我院。急诊行胸部 CT 示:① 右心房、右心室增大;② 肺动脉高压。心脏超声提示:① 右心稍大;② 三尖瓣反流(中度),肺动脉高压(中度);③ 心包积液(轻-中度)。查血常规:WBC 13.5×10⁹/L,NEUT% 68.7%,EO% 7.4%,PLT 21×10⁹/L;ESR 11 mm/h。肝功能检查:ALT 706.5 U/L,AST 1 364.7 U/L。复查 NT-proBNP 4 199 pg/mL。拟以肺动脉高压收入我科进一步诊治。患者自起病以来,精神、睡眠一般,饮食差,小便正常,大便三天未解,近期体重无明显增减。

有高血压病史 10 余年,未规范治疗,否认糖尿病、冠心病、贫血、血液病等。原籍出生长大,无长期外地居住和疫水接触史。吸烟 20 余年,10~20 支/日。酗酒 20 余年,饮白酒,每日约 500 mL。家族史无特殊。

**【入院体格检查】**

T 36.2℃,P 115 次/分,R 22 次/分,BP 132/91 mmHg,SpO₂ 96%(鼻导管吸氧 2 L/min)。颜面部及巩膜稍黄染,全身浅表淋巴结未触及,口唇及四肢甲床无发绀,未见杵状指(趾)。呼吸稍促,双肺呼吸活动度对称,触诊语颤正常,双肺叩诊呈清音,双肺呼吸音粗,双肺可闻及吸气相湿啰音。心界不大,心率 115 次/分,P2>A2,心律齐,心脏各瓣膜听诊区未闻及病理性杂音。腹平软,无压痛及反跳痛,双下肢重度凹陷性水肿。

**【入院诊断】**

(1) 肺动脉高压(中度)。

(2) 肺部感染。

(3) 肝功能异常查因。

(4) 血小板减少查因。

(5) 高血压病。

**【实验室检查】**

1. 血常规 见表 17-1。

表 17-1 血常规变化

| 日期<br>(2020 年) | WBC<br>($10^9$/L) | NEUT(%) | RBC<br>($10^{12}$/L) | Hb<br>(g/L) | PLT<br>($10^9$/L) | 有核红细胞<br>比率(%) |
|---|---|---|---|---|---|---|
| 3 月 30 日 | 13.5(↑) | 68.7 | 2.85(↓) | 95(↓) | 21(↓) | 3.7(↑) |
| 3 月 31 日 | 15.7(↑) | 77.8(↑) | 2.91(↓) | 99(↓) | 10(↓) | 6.5(↑) |
| 4 月 1 日 | 15.5(↑) | 83.5(↑) | 2.65(↓) | 91(↓) | 53(↓) | 2.5(↑) |
| 4 月 3 日 | 10.9(↑) | 79.3(↑) | 2.58(↓) | 87(↓) | 44(↓) | 0.7 |
| 4 月 5 日 | 7.7 | 73(↑) | 2.44(↓) | 82(↓) | 58(↓) | 0.2 |
| 4 月 9 日 | 6.2 | 63.8 | 2.44(↓) | 82(↓) | 123 | 0.2 |
| 4 月 13 日 | 7.5 | 69.7 | 2.49(↓) | 89(↓) | 176 | 0.1 |

2. 凝血功能 见表 17-2。

表 17-2 凝血功能变化

| 日期<br>(2020 年) | PT(s) | FIB(g/L) | APTT(s) | PTTA(%) | D-二聚体<br>(ng/mL FEU) |
|---|---|---|---|---|---|
| 3 月 30 日 | 18.3(↑) | 3.6 | 42.9(↑) | 54(↓) | 9 161(↑) |
| 3 月 31 日 | 26.2(↑) | 3.91 | 43.6(↑) | 31(↓) | 7 624(↑) |
| 4 月 1 日 | 23.7(↑) | 2.72 | 47.8(↑) | 36(↓) | 6 650(↑) |
| 4 月 3 日 | 15.8(↑) | 3.78 | 50.8(↑) | 70 | 5 603(↑) |
| 4 月 7 日 | 14.6(↑) | 4.03(↑) | 43.3(↑) | 82 | 2 645(↑) |
| 4 月 9 日 | 14.5(↑) | 3.96 | 53.5(↑) | 83 | 2 077(↑) |

3. 血气分析及血乳酸 见表 17-3。

表 17-3 血气分析及血乳酸变化

| 日期<br>(2020 年) | pH | $PaO_2$<br>(mmHg) | $PaCO_2$<br>(mmHg) | $HCO_3^-$<br>(mmol/L) | $CO_2$-CP | Lac<br>(mmol/L) |
|---|---|---|---|---|---|---|
| 3 月 30 日<br>(低流量吸氧) | 7.506(↑) | 82.6(↓) | 26.5(↓) | 20.8(↓) | 22.9 | 1.72 |
| 3 月 31 日<br>(16 时 45 分)<br>(低流量吸氧) | 7.276(↓) | 78.7(↓) | 19.7(↓) | 8.9(↓) | 7.3(↓) | |
| 3 月 31 日<br>(22 时 15 分)<br>(中流量面罩吸氧) | 7.47(↑) | 81(↓) | 23.9(↓) | 17.5(↓) | 15.7(↓) | 7.99(↑) |

| 日期<br>（2020 年） | pH | PaO$_2$<br>（mmHg） | PaCO$_2$<br>（mmHg） | HCO$_3^-$<br>（mmol/L） | CO$_2$ - CP | Lac<br>（mmol/L） |
|---|---|---|---|---|---|---|
| 4 月 1 日<br>（中流量面罩吸氧） | 7.479（↑） | 71.1（↓） | 29.9（↓） | 22 | 19.4（↓） | 2.41（↑） |
| 4 月 5 日 | — | — | — | — | — | 1.55 |
| 5 月 8 日<br>（低流量吸氧） | 7.48（↑） | 65.3（↓） | 26.5（↓） | 19.6（↓） | | |
| 5 月 8 日<br>（低流量吸氧） | 7.46（↑） | 41.5（↓） | 25.3（↓） | 17.7（↓） | | |

4. 心梗鉴别六项及心功能指标 见表 17 - 4。

**表 17 - 4　心梗鉴别六项及 NT-proBNP 变化**

| 日期<br>（2020 年） | AST<br>（U/L） | CK<br>（U/L） | CK - MB<br>（U/L） | LDH<br>（U/L） | cTnI<br>（ug/L） | Myo<br>（ug/L） | NT-proBNP<br>（pg/mL） |
|---|---|---|---|---|---|---|---|
| 3 月 30 日 | 1 660（↑） | 997（↑） | 37（↑） | 2 628（↑） | 0.07（↑） | 186（↑） | 4 199（↑） |
| 4 月 1 日 | 656（↑） | 1 135（↑） | 44（↑） | 1 204.5（↑） | 0.05（↑） | 442.5（↑） | 8 030（↑） |
| 4 月 3 日 | 143（↑） | 354（↑） | 20 | 417（↑） | 0.02 | 61.5 | 7 320（↑） |
| 4 月 5 日 | 46（↑） | 72 | 15 | 417.1（↑） | 0.02 | 19.2 | 6 964（↑） |
| 4 月 9 日 | 25 | 21.1 | 16 | 254.9（↑） | 0.01 | 11.2 | 7 433（↑） |

5. 肝功能 见表 17 - 5。

**表 17 - 5　肝功能指标变化**

| 日期<br>（2020 年） | ALT<br>（U/L） | TP<br>（g/L） | Alb<br>（g/L） | TBIL<br>（Umol/L） | DBIL<br>（Umol/L） | GGT<br>（U/L） |
|---|---|---|---|---|---|---|
| 3 月 30 日 | 706（↑） | 62.8 | 33 | 104（↑） | 33.6（↑） | 148（↑） |
| 4 月 1 日 | 712（↑） | 60.4 | 31.7 | 153（↑） | 56（↑） | 118（↑） |
| 4 月 3 日 | 314（↑） | 60.6 | 29 | 77.8（↑） | 31.8（↑） | 86.4（↑） |
| 4 月 5 日 | 137（↑） | 59.8 | 30 | 63.9（↑） | 27.6（↑） | 81.6（↑） |

6. 肿瘤指标 见表 17 - 6。

**表 17 - 6　肿瘤指标变化**

| 日期<br>（2020 年） | NSE<br>（ng/mL） | CEA<br>（ng/mL） | CA125<br>（U/mL） | CA153<br>（U/mL） | CYFRA21 - 1<br>（ng/mL） |
|---|---|---|---|---|---|
| 4 月 1 日 | 26.79（↑） | 7.49（↑） | 909.20（↑） | 62.73（↑） | 23.79（↑） |
| 5 月 9 日 | 15.98 | 8.10（↑） | 1 977.00（↑） | 77.86（↑） | 19.81（↑） |

**【其他辅助检查】**

1. 心电图(2020年3月30日) 窦性心动过速;不完全性右束支传导阻滞。

2. CTPA(2020年3月30日) 两肺散在少量炎症;两肺散在实性小结节,炎性结节待排。两肺散在钙化灶,轻度肺气肿。心包少量积液,右侧胸腔少量积液。前上纵隔结节,考虑为良性,肿大淋巴结待排。右心房、右心室增大,肺动脉高压,未见明显肺动脉栓塞。第6胸椎椎体上份、右侧第8后肋及左侧第5后肋改变,性质待定,骨转移待排。右侧第8后肋病理性骨折(图17-1)。

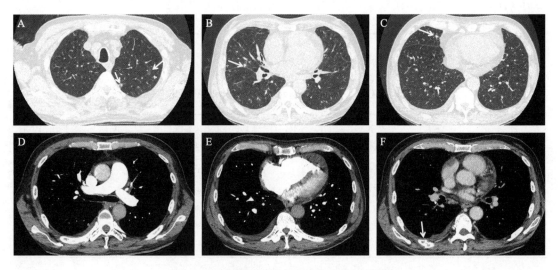

**图17-1 胸部CTPA(2020年3月30日)**

A、B和C. 两肺散在磨玻璃密度灶及实性结节(白色箭头);D、E. 右心房、右心室增大,肺动脉高压,未见明显肺动脉栓塞;F. 右侧第8后肋病理性骨折(白色箭头)

3. 心脏彩超(2020年4月2日) 右心房稍大。三尖瓣反流(中度),肺动脉高压(50 mmHg)。少量心包积液。

4. 下肢静脉、髂静脉、下腔静脉彩超 未见异常声像。

5. 右心导管检查(2020年4月9日) 上腔静脉压力15/13/14 mmHg,右心房压力17/13/15 mmHg,PAP 42/28/33 mmHg,肺小动脉楔压15/11/13 mmHg。上腔静脉氧饱和度53%、右心房氧饱和度50%、肺动脉氧饱和度47%、指脉氧96%。CO 4.0 L/min(Fick's法),CI 2.0 L/(min·m²)(Fick's法),PVR 4.0 WU(Fick's法),全肺阻力8.3 WU(Fick's法),体循环阻力20.3 WU(Fick's法)。右心导管检查提示毛细血管前性肺动脉高压。

6. 肺灌注显像(2020年4月10日) 双肺血流灌注分布稍欠均匀,未见明显稀疏缺损改变;肺动脉高压。右心室及右心房稍大(图17-2)。

7. 胸部CT平扫(2020年5月8日) 双肺散在实性小结节同前,可见炎性结节;双肺散在钙化灶同前;轻度肺气肿;心包少量积液,较前稍减少,右侧胸腔少量积液基本吸收;前纵

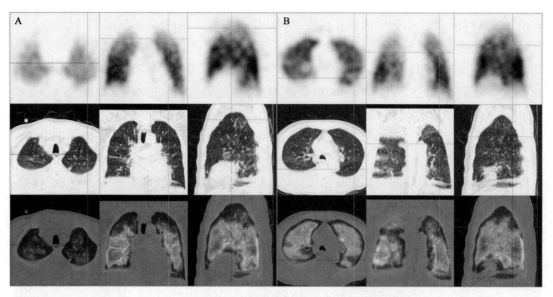

**图 17 - 2　肺灌注显像（2020 年 4 月 10 日，见彩色插页）**

A. 左上肺尖后段；B. 左下肺背段。双肺多发灌注缺损改变，以双上肺及胸膜下区为主，部分呈楔形

隔结节同前，考虑为良性，需鉴别为肿大淋巴结还是胸腺瘤；右心房、右心室增大，肺动脉较前改善；第 6 胸椎椎体上份、右侧第 8 后肋及左侧第 5 肋改变同前，骨转移待排；右侧第 8 后肋病理性骨折（图 17 - 3）。

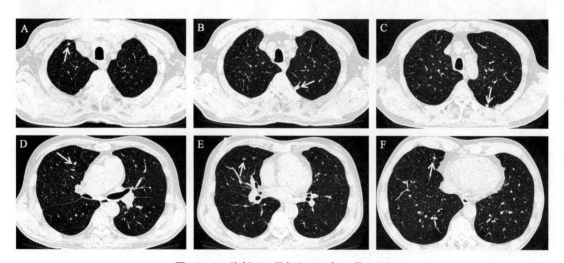

**图 17 - 3　胸部 CT 平扫（2020 年 5 月 8 日）**

A～F. 两肺散在实性结节较前变化不大（白色箭头）

8. 心脏彩超（2020 年 5 月 10 日）　右心稍增大；三尖瓣反流（轻度）；肺动脉高压（57 mmHg），左心室收缩功能未见异常；有少量心包积液。

9. 全身 PET/CT（2020 年 5 月 13 日）　常规及延迟显像均示肛管团块状高代谢灶，考虑为肛门癌，建议活检确诊；全身（甲状软骨、脊柱骨、右侧肩胛骨、胸骨、肋骨多段及骨盆骨）

弥漫多发骨转移,其中右侧甲状软骨转移瘤病灶侵犯右侧声带,导致喉腔狭窄;双肺多发结节(以胸膜下为主),体积较大结节糖代谢增高,考虑为双肺弥漫转移瘤;心包少量积液;肺动脉高压;右心房体积明显增大,提示右心功能受损;右侧颈部Ⅱ区单发高代谢淋巴结病灶,考虑淋巴结转移瘤;纵隔(2组、3A组、4组、6组)小淋巴结糖代谢轻度增高,考虑为淋巴结炎性增生;右侧中上腹壁皮下条状及片状软组织密度影,代谢轻度增高,考虑为良性病变;左侧肾上腺增生;前上纵隔类圆形结节,代谢不高,考虑为胸腺瘤;左侧颈肩部、上背部正中及左侧腹股沟区皮下多发类圆形低密度影,代谢不高,均考虑为良性病变(囊肿或脂肪瘤);双侧上颌窦黏膜下囊肿;双肺多发炎症及钙化灶,双上肺为主;双肺轻度肺气肿;肝(S6)钙化灶;右侧上腔静脉内见置管影,颈肩部皮下少许积气(图17-4)。

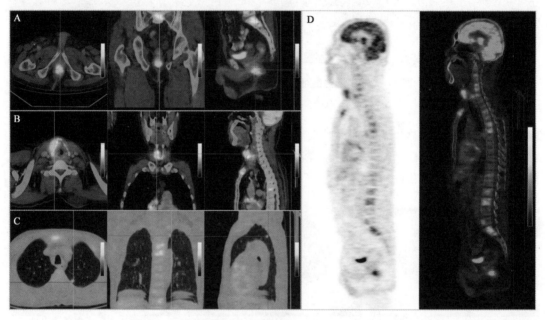

**图17-4 全身PET/CT(2020年5月13日,见彩色插页)**

A. 肛管见一结节状代谢增高灶,SUVmax为8.9,大小为3.0 cm×2.7 cm×2.3 cm;B. 右侧甲状软骨板见一团块状代谢增高灶,SUVmax为7.3,大小为3.4 cm×1.6 cm×2.9 cm;C. 左上肺尖后段见一小结节,直径1.0 cm,代谢轻度增高,SUVmax为3.6;D. 全身骨多发骨质破坏伴代谢增高,SUVmax为5.1

**【诊治经过】**

入院后给予抗感染[亚胺培南(1 g,q8h;2020年3月31日至2020年4月10日)、左氧氟沙星(0.5 g,qd;2020年4月11日至2020年4月13日)],降肺动脉压(曲前列尼尔、他达拉非),纠正心功能不全(补充白蛋白后利尿、控制补液速度、控制入量),联合护肝(异甘草酸镁、多烯磷脂酰胆碱),纠正DIC(积极输注血小板、新鲜冰冻血浆、低分子肝素抗凝),营养支持(留置胃管鼻饲肠内营养液、静脉输注人血白蛋白)等治疗。

治疗后患者气促、胸闷较前明显好转,咳嗽、咳痰较前减少。生命体征平稳,皮肤黏膜黄染较前好转,呼吸平顺,双肺呼吸音清,两肺未闻及干、湿啰音,双下肢水肿较前明显消退,予办理出院。出院后服用曲美他嗪(35 mg,bid),美托洛尔(47.50 mg,qd),苯磺酸氨氯地平(2.5 mg,qd),螺内酯(20 mg,tid),呋塞米(20 mg,bid),达比加群酯(0.11 g,qd),谷胱甘肽(0.4 g,tid),埃索美拉唑(20 mg,qd)。

**【出院诊断】**

(1) 呼吸疾病相关性肺动脉高压(中度,高危组;右心增大,心功能Ⅱ级)。

(2) 高血压病(3级,高危组)。

(3) 弥散性血管内凝血(DIC)。

(4) 肺炎。

(5) 第6胸椎椎体、右第8后肋、左第5后肋改变,性质待查:骨转移?

**【最终诊断】**

(1) 呼吸系统疾病相关肺动脉高压(中度,高危组;右心增大,心功能Ⅱ级)。

(2) 肺肿瘤性血栓性微血管病待排。

(3) 肛门癌伴骨、双肺、甲状软骨多发转移待排。

(4) 高血压病(3级,高危组)。

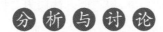

**洪城主任医师**(广州医科大学附属第一医院,呼吸与危重症医学科)

本例病例的特点是:老年男性,长期吸烟、酗酒,入院时病情严重,端坐呼吸,面色苍白,皮肤湿冷。实验室检查见心肌酶、肝功能酶学指标均超出正常值,PLT偏低,D-二聚体异常升高;胸部CT提示存在肺动脉高压的情况。这些血液系统的改变与哪种疾病有关?与肺动脉高压有什么联系?为了明确患者肺动脉高压的原因,进行了肺通气/灌注显像。灌注显像发现患者肺部外周部分存在稀疏缺损,但这种缺损主要出现在两肺上叶,可能是由于肺外周毛细血管循环不良所致。临床上,慢性血栓栓塞性肺动脉高压(CTEPH)患者的肺灌注显像通常显示两肺下叶宽基底段存在稀疏缺损,而该患者肺灌注显像的特征与CTEPH不符。

**邓宇主任医师**(广州医科大学附属第一医院,放射科)

胸部CT显示,患者双肺透亮度不均匀,有多发性局灶透亮区,伴有中央气道重塑(图17-1),结合患者20余年的吸烟史,考虑COPD。此外,患者的肺外周纹理较多,但并无明显迂曲。肺窗可见右侧第8肋骨有明显的破坏,由于患者胸腔积液存在于被破坏肋骨的周围,故考虑患者右侧胸腔积液应该与肋骨骨折有关;左侧第5肋骨出现皮质中断、破坏,此处胸膜也有增厚,部分胸椎存在病理性塌陷,应注意排除有无恶性肿瘤。胸部CTPA(图17-1)提示胸腺直径增大,考虑为胸腺囊肿;肺动脉增宽,横径约33 mm。左上肺前段肺动脉可见少量动脉血栓,其他肺动脉未见明显异常;右心房明显增大,右心室和左心室容积基本正常,心包有少量积液;双肺除见肺动脉扩张及外周纹理增多以外,还可见外周肺野存在多发小结节。综合分析这些影像学表现,考虑诊断为慢性阻塞性肺疾病(COPD)相关性肺动脉高压、肺外周多发性结节及肺组织的破坏,结合患者肺部肿瘤相关抗原指标(均呈异常升高),不排除为肺肿瘤病灶。

**侯鹏主治医师**(广州医科大学附属第一医院,核医学科)

该患者进行了肺灌注显像检查,平面显像未见较大范围的稀疏缺损,两肺上叶有稀疏样改变,心影有增大(图17-2);肺灌注 SPECT/CT 融合显像见双肺胸膜下区多发稀疏缺损改变,以双肺上叶为主,部分呈楔形。总体而言,患者的肺灌注显像中可见局部轻度稀疏缺损改变,以及节段性肺动脉栓塞导致的从宽基底指向肺门的稀疏缺损,与多位于双下肺的显像特点不同,病变部位以双上肺尖为主。由于患者肺肿瘤相关抗原指标均呈异常升高,不能排除有恶性肿瘤的可能。

**王春燕主任医师**(广州医科大学附属第一医院,血液内科)

此例患者的治疗及时有效,对肝功能异常和凝血功能异常的状况进行了有效的处置及纠正,让患者有机会进行下一步的检查,以查明具体病因。根据目前的检查可知:① 患者的骨质存在明显的破坏,需要行骨髓穿刺检查确诊;② 血清 AST 异常升高,提示存在肝功能异常;③ 入院时血小板偏低,但经过积极治疗后血小板仍能恢复正常,故推测血小板可能是由于 DIC(急性期)引起的一过性血象减少所致;但治疗后患者的 Hb 仍偏低,则考虑出现 DIC 的原因可能是肿瘤合并的感染,同时患者经过抗感染治疗以后有明显的好转,符合感染存在的情况(患者出院时仍有慢性 DIC,需注意定期复查相关指标);④ 肺肿瘤五项见 CA125 数值极高,超出正常结果 30 倍以上。

针对该患者的实验室检查指标情况,临床上需要考虑以下几种疾病的鉴别诊断。① 前列腺癌。患者存在骨质破坏,而前列腺癌是男性患者中最易发生骨转移和骨质破坏的肿瘤。尽管泌尿系统超声未见异常,为谨慎起见,建议进行两项前列腺功能检查,必要时行相关活检。② 消化系统肿瘤,如胃肠道肿瘤、胰腺癌、肝脏肿瘤等。建议进行腹腔 MRI、检查 AFP 等以帮助诊断。③ 实体肿瘤、肺动脉血栓形成。关于患者出现肺动脉高压是否与血液疾病有关的问题,需要排查是否存在实体肿瘤,以及是否有肺动脉血栓的形成,如患者同意可行全身 PET/CT 检查,以协助诊断。

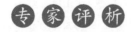

专 家 评 析

**熊长明主任医师**(中国医学科学院阜外医院,肺血管与综合内科)

该患者起病急,进展快,而且出现多器官损害,临床上很难用一种疾病来解释。入院时低氧血症明显,并伴气促,影像学资料不支持肺动脉血栓的诊断,患者后续病情变化很难用肺动脉高压解释。结合肿瘤相关抗原检查结果(异常)和骨质破坏的情况,较为合理的解释是肺肿瘤血栓性微血管病(PTTM)引起患者肺动脉高压;但唯一无法解释的是,该患者经过治疗后明显好转出院,病程转归与 PTTM 不符。若患者随访时出现病情反复,发现胃肠道肿瘤等情况,就极有可能为 PTTM。老年患者容易因腺癌转移诱发 PTTM;同时,PTTM 也可以引起微血管病性溶血性贫血,可解释患者血象的异常改变、DIC 和肝脏功能的异常。临床上,PTTM 患者的肺通气/灌注显像可表现为肺外周部分稀疏缺损或没有异常,因此只有少数 PTTM 患者能在生前得到明确诊断。

当肺动脉高压合并其他系统疾病时,应根据病史、临床表现、辅助检查结果等综合分析病情,抽丝剥茧,尽量用一元论解释病情。

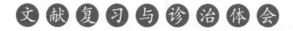

PTTM 是一种肿瘤细胞栓塞到肺小血管,激活凝血系统和肺小动脉内膜纤维细胞增殖等反应,致细小动脉管腔狭窄或闭塞,引起肺动脉高压和肺源性心脏病的一种疾病[1]。PTTM 的组织病理学特点是肿瘤细胞引起肺小血管内非闭塞性栓子形成。除癌栓阻塞部分微小血管,PTTM 最明显的特征就是内膜增生导致血管阻力增加,局部及全身凝血系统被激活,导致血栓形成、内膜增生、腔内狭窄乃至完全闭塞,最终继发肺动脉高压、右心衰竭,甚至导致猝死[2]。据文献报道,PTTM 主要发生在消化道肿瘤中,尤以胃腺癌最多见[3],其次为食管癌、结直肠癌、胰腺癌、胆囊癌及肝癌等。其他部位常见肿瘤为肺腺癌,其次为乳腺癌、膀胱癌、卵巢癌等,罕见于血液系统肿瘤,如骨髓增生异常综合征。

PTTM 最常见的症状为呼吸困难,以及干咳、胸痛、心悸、咯血和体重减轻等恶性肿瘤表现,体格检查见呼吸过速、心动过速、血氧饱和度降低,以及肺部可闻及湿啰音等[4]。部分患者表现为急性或亚急性呼吸衰竭,可伴有肺动脉高压、右心衰竭,病情急速进展,甚至突然死亡。PTTM 胸部高分辨率 CT 特点如下:① 双肺弥漫性磨玻璃影;② 广泛网状间质性改变(即小叶间隔增粗);③ 双肺弥漫小叶中央细小结节,与周围血管形成树芽征;④ 双侧胸膜下散在小片实变影。大多数 PTTM 患者 CTPA 示肺动脉主干增宽及右心增大,提示肺动脉高压,且无肺栓塞(PE)征象。肺通气/灌注扫描大多会发现双肺外周多发小的楔形灌注缺损,提示细小血管闭塞,局部缺血。大部分 PTTM 患者心脏彩超示肺动脉高压、右心室增大、室间隔突向左心室、三尖瓣反流、右心室 EF 下降、左心室 EF 正常。近 50% 的 PTTM 患者都有右心增大或肥厚表现。PTTM 患者 D-二聚体和(或)纤维蛋白降解产物常升高,其中超过一半患者有 DIC。

临床工作中如果遇到患者出现的难以控制的肺部症状,起病较迅速,有肺动脉高压,D-二聚体明显升高,胸部 HRCT 表现为弥漫性小结节影(伴有小叶间隔增厚)等,需要完善肿瘤标志物及有创检查,指导原发肿瘤的定位及定性诊断。

本例 PTTM 患者可与以下肺疾病进行鉴别诊断:

1. 特发性肺动脉高压(IPAH)

IPAH 是一种不明原因的肺动脉高压,多见于育龄妇女,平均患病年龄为 36 岁。诊断时需排除所有已知引起肺动脉压力升高的疾病,患者往往预后不佳,从出现症状到死亡的平均生存期为 2~3 年。本例患者生存期不足 2 个月,与 IPAH 不符。

2. 肺栓塞

该患者虽有严重呼吸困难、D-二聚体升高、Ⅰ型呼吸衰竭、窦性心动过速、肺动脉高压及右心室肥厚等表现,但 CTPA 未见 PE 征象(直接征象:肺动脉内的低密度充盈缺损,部分或完全被不透光的血管包围,或者呈完全充盈缺损,远端血管不显影。间接征象:肺野楔形密度增高影,条带状高密度区或盘状肺不张,中心肺动脉扩张,远端血管分支减少或消失)。因此,可排除此诊断。

3. 急性呼吸窘迫综合征(ARDS)

ARDS 为有明确诱因的条件下,1 周内出现的急性或进展性呼吸困难,伴双肺斑片浸润影及低氧血症。确诊需排除胸腔积液、肺不张、肺结节、心源性肺水肿、液体负荷过重等,本例不符合。

PTTM 易形成广泛小血管内血栓而造成肿瘤微栓塞,以及肺组织因肿瘤浸润导致水肿,两者皆易造成患者猝死。该病从发病至死亡,一般仅需 4~12 周。关于此类疾病的治疗经验十分不足,针对原发肿瘤的治疗仍是首选的治疗方法。近年来,随着对 PTTM 致病机制的探讨逐渐深入,在肿瘤栓子中检测到 VEGF、PDGF 及组织因子(tissue factor,TF)的高表达,认为 VEGF、PDGF 等在 PTTM 致病机制中起到重要作用。针对这一发现,有学者尝试使用伊马替尼(酪氨酸激酶抑制剂,可抑制 PDGF 受体)治疗 PTTM 引起的肺动脉高压,使患者临床症状得到改善,结果显示肺动脉压力减轻,患者生存期得以延长。因此,对于诊断明确的患者,可尝试使用抗血管生成、抗血小板生成及针对原发肿瘤的靶向药物治疗,改善血管的病变程度,从而延长患者的生存时间。回顾治疗 PTTM 取得较好效果的病例,均给予抗原发肿瘤治疗,部分同时合用抗凝及降肺动脉压药物[4]。研究显示,化疗可清除肺循环中的肿瘤细胞,减轻对血管内皮细胞的刺激,减少血栓形成[5]。

PTTM 是一类继发于肿瘤栓塞肺部的微血管病,原发肿瘤可来自全身各个部位,多为腺癌。临床表现为干咳伴气喘,症状进行性加重,与影像学改变不相符,早期诊断依赖于病理。该病从发病至死亡时间短。目前,以治疗原发肿瘤为主,联合抗血管生成治疗可延长部分患者的生存期。

#### 参·考·文·献

[1] von Herbay A, Illes A, Waldherr R, et al. Pulmonary tumor thrombotic microangiopathy with pulmonary hypertension[J]. Cancer, 1990, 66 (3): 587-592.

［2］Miyano S，Izumi S，Takeda Y，et al. Pulmonary tumor thrombotic microangiopathy［J］. Journal of Clinical Oncology，2007，25（5）：597-599.

［3］Gainza E，Fernández S，Martínez D，et al. Pulmonary tumor thrombotic microangiopathy report of 3 cases and review of the literature［J］. Medicine（Baltimore），2014，93（24）：359-363.

［4］Minatsuki S，Miura I，Yao A，et al. Platelet-derived growth factor receptor - tyrosine kinase inhibitor，imatinib，is effective for treating pulmonary hypertension induced by pulmonary tumor thrombotic microangiopathy［J］. International Heart Journal，2015，56（2）：245-248.

［5］Nayyar D，Muthiah K，Hayward CS，et al. Pulmonary tumor thrombotic microangiopathy from metastatic prostate carcinoma［J］. Case Reports in Pulmonology，2015，2015：286962.

（冯家华　东莞市滨海湾中心医院）

## 病例 18 肺纤维化合并肺气肿致肺动脉高压

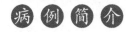

患者男性,76 岁,因反复咳嗽、咳痰 6 年,气促 3 年,加重 1 个月,于 2019 年 11 月 23 日入院。患者 6 年前无明显诱因出现咳嗽、咳痰,以白色黏痰为主,季节交替或天气骤变时明显;当时否认发热、盗汗、气促、咯血、胸痛不适,于当地医院就诊,多次诊断为气管炎,予以经验性抗感染、止咳、化痰后好转。3 年前自诉活动耐力逐渐下降,伴发活动后气促,上 2 楼或快走时明显,休息后可缓解,当地医院胸部 CT 提示肺气肿、双下肺少许炎症性改变,诊断为慢性阻塞性肺疾病(COPD)急性加重,予以抗感染、平喘、化痰等治疗后部分缓解。出院后不规律使用吸入药物。1 个月前,患者受凉后再次出现活动后气促,症状较前加重,上 1 层楼或快走 100 米左右即感气促,伴左侧下肢浮肿,再次至当地医院就诊,心脏彩超提示重度肺动脉高压(PASP 80 mmHg),予以对症治疗后未缓解,遂至我院就诊。自发病以来,患者精神尚可,食欲、睡眠欠佳,大、小便如常,体重无明显变化。

吸烟 30 余年,平均 10 支/天,已戒烟 10 年。饮白酒 30 余年,平均每天 100 mL,已戒酒 10 年。否认家族中有相关疾病记载,无传染病及遗传病等病史。

**【入院体格检查】**

T 36.5℃,P 78 次/分,R 22 次/分,BP 115/83 mmHg,$SpO_2$ 83%(吸空气下)。神志清楚,对答切题,自动体位。皮肤黏膜无黄染,全身浅表淋巴结未触及肿大。双肺呼吸音减弱,可闻及少许干啰音。心律齐,P2>A2,未闻及其他病理性杂音。左侧下肢轻度水肿,可见静脉曲张;右侧下肢无水肿,双下肢皮温可,未见明显异常。

**【入院前辅助检查】**

胸部 CT(外院)  双肺肺气肿。

**【入院诊断】**

(1)肺动脉高压原因待查:呼吸系统疾病相关? 慢性血栓栓塞性肺动脉高压(CTEPH)?

(2)COPD 急性加重。

(3)心功能不全。

(4)左下肢静脉曲张。

**【实验室检查】**

1. 血常规  WBC $7.1×10^9$/L,NEUT% 84.7%(↑),Hb 200 g/L(↑),RBC $5.99×10^{12}$/L(↑),PLT $194×10^9$/L。

2. 感染相关指标 CRP、PCT 正常范围内。

3. 尿常规、大便常规＋隐血试验 正常范围内。

4. 血气分析（$FiO_2$ 33%） pH 7.409，$PaO_2$ 74.5 mmHg(↓)，$PaCO_2$ 32.4 mmHg(↓)，$SaO_2$ 93.8%。

5. 凝血功能＋易栓症筛查 D-二聚体 208 ng/mL(FEU)，AT-Ⅲ 68%(↓)，PC 64%(↓)，PS 61%，PT、APTT 正常范围内。

6. 肾功能 Cr 159.2 $\mu$mol/L(↑)。

7. 心功能 cTnI 0.10 $\mu$g/L(↑)，LDH 258.6 U/L(↑)，NT-proBNP 245.2 pg/mL。

8. 免疫八项 C3 0.677 g/L(↓)，CH50 62 U/mL(↑)，抗 $\beta_2$ 糖蛋白 1 抗体(IgG)、狼疮抗凝物(＋)。

9. ANA 十一项 ANA 1∶100，抗 Jo-1 抗体(＋)，抗 CCP 抗体、ANCA 均阴性。

10. 其他 涎液化糖链抗原 620 U/mL，甲状腺功能指标在正常范围内。

【其他辅助检查】

1. 心电图 窦性心律，右心房增大，右心室传导阻滞，T 波改变，心电轴右偏。

2. 双下肢血管 B 超 左侧腓静脉管径增宽，流速减慢，余静脉未见明显异常声像。

3. 心脏超声 主动脉瓣退行性变；三尖瓣反流（三尖瓣反流束面积 4.3 $cm^2$，PG 68 mmHg），肺动脉高压（估测 PASP 73 mmHg）。

4. 肺通气＋舒张功能 轻度阻塞性肺通气功能障碍，支气管舒张试验阴性（表 18-1）。

表 18-1 肺通气＋舒张功能

| 指 标 | 单位 | Pred | A1 | Al/Pd | P1 | A2/Pd | chg%1 | P2 | A3/Pd | chg%2 | P3 | A4/Pd | chg%3 |
|---|---|---|---|---|---|---|---|---|---|---|---|---|---|
| FVC | L | 2.83 | 3.74 | 132.2 | 3.7 | 130.8 | -1.07 | 3.77 | 133.6 | 1.02 | 3.76 | 133.2 | 0.75 |
| $FEV_1$ | L | 2.13 | 2.42 | 113.5 | 2.44 | 114.6 | 0.95 | 2.42 | 113.6 | 0.09 | 2.42 | 113.5 | 0.03 |
| $FEV_1$/FVC | % | 84.03 | 64.7 | 77 | 66.02 | 78.6 | 2.04 | 64.11 | 76.3 | -0.92 | 64.24 | 76.4 | -0.72 |
| $FEV_1$/VC MAX | % | 73.53 | 62.11 | 84.5 | 63.43 | 86.3 | 2.13 | 62.4 | 84.9 | 0.48 | 62.75 | 85.3 | 1.04 |
| VC MAX | L | 2.9 | 3.89 | 134.1 | 3.85 | 132.5 | -1.16 | 3.88 | 133.6 | -0.39 | 3.85 | 132.7 | -1 |
| PEF | L/s | 6.63 | 6.68 | 100.9 | 6.39 | 96.5 | -4.35 | 6.58 | 99.3 | -1.58 | 6.04 | 91.2 | -9.6 |
| $MMEF_{75/25}$ | L/s | 2.51 | 0.93 | 36.9 | 0.98 | 39.1 | 5.86 | 0.94 | 37.4 | 1.32 | 0.93 | 37.2 | 0.81 |
| $MEF_{50}$ | L/s | 3.31 | 1.46 | 44.2 | 1.48 | 44.7 | 1.14 | 1.4 | 42.3 | -4.24 | 1.44 | 43.5 | -1 |
| $MEF_{25}$ | L/s | 0.83 | 0.27 | 32.7 | 0.31 | 37.5 | 14.81 | 0.26 | 31.5 | -3.7 | 0.26 | 31.5 | -1.64 |
| FET | S | | 12.18 | | 10.88 | | -10.64 | 12.24 | | 0.53 | 11.75 | | -3.7 |
| V backextrapolation | ex L | | 0.11 | | 0.12 | | 16.1 | 0.11 | | 8.99 | 0.14 | | -3.49 |
| PIF | L/s | | 5.48 | | 4.85 | | -11.5 | 5.39 | | -1.68 | 5.41 | | 32.06 |

续 表

| 指 标 | 单位 | Pred | A1 | A1/Pd | P1 | A2/Pd | chg%1 | P2 | A3/Pd | chg%2 | P3 | A4/Pd | chg%3 |
|---|---|---|---|---|---|---|---|---|---|---|---|---|---|
| FIV1 | L | | 3.82 | | 3.76 | | −1.5 | 3.84 | | 0.5 | 3.76 | | −1.33 |
| FEF50%/ FIF50% | % | | 28.12 | | 33.55 | | 19.32 | 29.22 | | 3.91 | 33.25 | | −1.67 |
| MVV | L/min | 89.41 | | | | | | | | | | | 18.25 |

5. CTPA 两肺慢性支气管炎、肺气肿、散在肺大疱；轻度肺动脉高压改变；亚段以上肺动脉未见明确栓塞(图 18-1)。

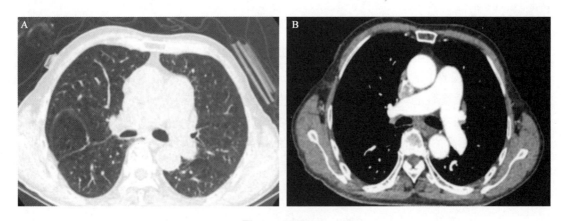

**图 18-1 CTPA**

A. 两肺慢性支气管炎、肺气肿、散在肺大疱；B. 肺动脉主干增宽

6. 肺通气/灌注显像 双肺多发灌注功能受损，以两肺上叶、右肺中叶为主，与通气显像呈欠匹配性改变。分肺灌注功能的测定：左肺占全肺 49.24%，右肺占全肺 50.76%(图 18-2)。

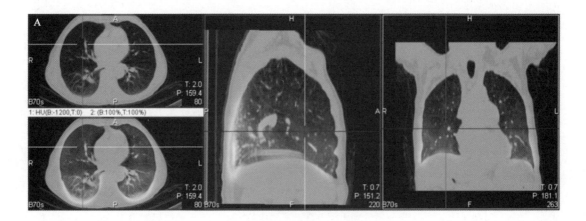

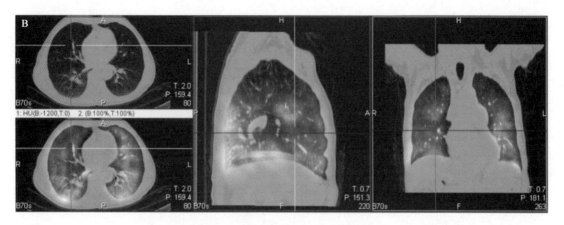

**图 18-2　肺通气/灌注显像(见彩色插页)**

A. 肺灌注显像示双肺多发灌注受损,以双上肺与右中肺为主;B. 肺通气显像示双肺多发通气受损,以双上肺为主。肺灌注与通气显像两者呈欠匹配性改变(肺灌注受损较通气稍严重)

　　7. **右心导管检查 + 肺动脉造影 + OCT 成像**　PAP 78/32 mmHg(mPAP 53 mmHg)(吸氧 3 L/min);右肺动脉 A1 分支近端发现混合血栓,远端内膜增厚。管壁有增厚改变(图 18-3)。

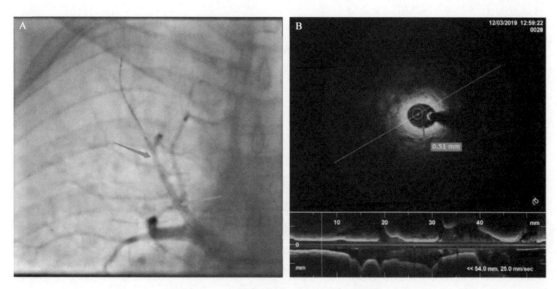

**图 18-3　肺动脉造影和 OCT(见彩色插页)**

A. 肺动脉造影示右肺动脉 A1 分支近端混合血栓(绿色、红色箭头);B. OCT 示右肺动脉 A1 分支远端内膜增厚,管壁增厚

**【诊治经过】**

　　予低流量吸氧(3 L/min),激素雾化,左氧氟沙星(0.5 g,qd)抗感染,利尿、化痰、平喘等治疗后,患者症状改善不明显。在原有治疗基础上,进一步调整治疗方案,给予低分子肝素抗凝,西地那非(25 mg,tid)和波生坦(62.5 mg,bid)降肺动脉压,患者咳嗽、咳痰症状较前明

显缓解,予以带药出院。出院予止咳、化痰、平喘[布地格福(2 吸,bid)、氨溴索(30 mg,tid)、茶碱(0.1 g,bid)],抗凝[达比加群(0.11 g,bid)],降肺动脉压[西地那非(25 mg,tid)、波生坦(62.5 mg,bid)(1 个月后增量至 125 mg,bid)],利尿[呋塞米(20 mg,bid)+ 螺内酯(40 mg,bid)]。

**【出院诊断】**

(1) 肺动脉高压:肺纤维化合并肺气肿(CPFE)相关。

(2) COPD 急性加重。

(3) 肺动脉原位血栓形成。

(4) 心功能不全。

(5) 左下肢静脉曲张。

**【随访】**

经药物治疗后,患者活动后气促未见明显好转并逐渐加重,经讨论后考虑肺纤维化合并肺气肿,建议其行肺移植。

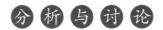
分 析 与 讨 论

**谢燕清讲师**(广州医科大学附属第一医院,肺功能中心)

本例患者反复咳嗽、咳痰且有多年吸烟病史,存在 COPD 形成的诱因,具有比较典型的 COPD 患者病史。肺功能检查提示 FEV$_1$/FVC 64.70%,吸入支气管舒张剂后 FEV$_1$/FVC 62.11%仍低于 70%,MEF$_{50}$ 1.46 L/s(↓)、MEF$_{25}$ 0.27 L/s(↓),以上均支持本例患者 COPD 的诊断,轻度阻塞性通气功能受限,但与临床症状不匹配,需要进一步完善心肺功能检查。

**王春燕主任医师**(广州医科大学附属第一医院,血液科)

血常规提示 Hb 200 g/L,升高明显,考虑低氧导致红细胞增多,应与真性红细胞增多症相鉴别。真性红细胞增多症属于骨髓增生性肿瘤疾病,本例患者 Hb>150 g/L,外周血 SpO$_2$<95%,以肺动脉高压或血栓等为首发表现,符合该病表现。为进一步鉴别诊断,可行骨髓穿刺、EPO 水平检测、融合基因检测等。

**宫素岗副主任医师**(上海市肺科医院,肺循环科)

患者吸空气下 SpO$_2$ 83%,低流量吸氧后血气分析提示动脉血氧饱和度 93.8%,氧分压 74.5 mmHg,明显低氧。结合典型的肺气肿影像学改变,考虑患者为肺部疾病和(或)低氧相关肺动脉高压,反复低氧可导致红细胞增多,血流减慢,继发性血栓形成,从而引起肺动脉高压症状加重,但肺气肿的通气/灌注特点为早期通气受损,逐渐进展为灌注受损,一般通气/灌注相匹配或是通气受损较重。建议待病情相对稳定后完善运动心肺试验。

**王育凯副主任医师**（汕头市中心医院，风湿免疫科）

本例患者 ANA 阳性（1∶100），可能与年龄相关。老年患者随年龄增长，可出现低滴度 ANA 阳性，与细胞自身代谢清除能力下降有关，凋亡、死亡细胞可刺激机体产生针对自身组织和细胞的低滴度自身抗体。抗 Jo-1 抗体弱阳性，也无特异性，且患者无明显皮肤、肌肉相关症状，所以暂不考虑风湿类疾病可能。另外，需要与 CPFE 相鉴别。CPFE 是一种不同于肺纤维化和肺气肿的综合征，肺部高分辨率 CT 可见上肺的肺气肿以及下肺的肺纤维化。目前，大多数 CPFE 研究都集中在特发性肺纤维化（idiopathic pulmonary fibrosis，IPF）方面，IPF 和 COPD 具有共同的危险因素，如高龄和吸烟。肺动脉高压同样是 CPFE 常见的并发症，也是患者预后不良的主要因素。有数据统计显示 CPFE、IPF、COPD 的肺动脉高压的发生率分别为 47%～90%、31%～46%、50%。但目前尚缺乏统一的 CPFE 诊断标准和诊疗指南，其致病机制仍不完全清楚，细胞和分子水平的机制需要进一步研究，目前尚无有效治疗药物。

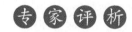

**专 家 评 析**

**熊长明主任医师**（中国医学科学院阜外医院，肺血管与综合内科）

老年男性患者，慢性病程，以明显的气短为特征。根据病史、检验及检查结果，可排除左心疾病、CTEPH、风湿性疾病、POVD、肺毛细血管瘤病（PCH）等。红细胞增多是低氧引起的，暂不考虑真性红细胞增多症。肺部 CT 提示明显的双肺组织弥漫的肺气肿，双下肺有一些肺间质改变，尚欠缺弥散功能检查，若有异常则可诊断为第三大类〔肺部疾病和（或）低氧相关〕肺动脉高压，结合目前情况，考虑 CPFE 可能性大。CPFE 作为第三大类肺动脉高压，临床特点为：① 好发于 65 岁以上男性，病情进展较快，可短期内突然加重；② 血气分析提示低氧血症；③ 肺功能提示轻中度通气功能障碍，中重度弥散功能障碍；④ 临床症状明显，但心力衰竭指标无明显升高；⑤ 高分辨胸部 CT 以双上肺弥漫性肺气肿、双下肺肺纤维化为主，但双下肺肺纤维化不是必要条件。该患者还需另外考虑 IPAH 合并 COPD 的可能。治疗上可参考 IPAH 的治疗原则，建议完善弥散功能检查和心肺功能试验以辅助鉴别。

**总 结**

（1）COPD 所致肺动脉高压多有明确的肺病史，症状多与肺部疾病本身引起的气促、呼吸困难以及胸闷等有重叠，易被忽略。随着疾病进展，直到发展为右心衰竭时才被重视，导致远期预后欠佳。肺功能通气弥散障碍程度多与临床症状相符。对于临床症状重而肺功能轻度受损甚至正常，而弥散功能受损严重的患者，需要考虑 CPFE。故针对此类患者，应早期进行肺功能通气＋弥散功能检查及心脏超声。

（2）右心导管检查是诊断肺动脉高压的金标准，肺动脉造影检查可明确是否存在慢性血栓栓塞的证据,结合 OCT 检查,明确堵塞性质与程度。常见的血栓栓塞证据包括肺动脉狭窄或分支闭塞、血管壁不规则、管腔内网状充盈缺损、肺动脉近端扩张和造影剂滞留并远端狭窄等。

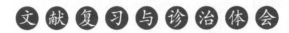

文 献 复 习 与 诊 治 体 会

CPFE 指患者同时存在肺纤维化和肺气肿的临床、影像和病理特征的一类综合征。临床特征包括:好发于老年男性,有吸烟史;表现为呼吸困难、气促等;常有低氧血症;肺功能＋弥散检测提示肺活量和肺容量相对正常或轻度减退,但弥散功能减退明显;肺动脉高压发生风险相对增加[1]。47%CPFE 患者在确诊时存在肺动脉高压,55%在后续随访中发生了肺动脉高压[2]。有研究发现 CPEF 合并肺动脉高压患者的 mPAP 为($40 \pm 9$)mmHg,患者 $CI < 2.4$ L/(min·m²)或 PVR $>484$ dyn/(s·cm⁵)时预后不佳[3]。影像学上以双肺上叶肺气肿、下叶肺纤维化为主要特征。病理多以间质性肺炎为主,无特征性表现。高分辨率 CT 扫描、肺通气＋弥散功能检查有助于 CPFE 的诊断。

目前针对 CPFE 合并肺动脉高压的治疗尚无明确推荐药物,靶向药物效果大多不理想。鼓励患者戒烟,积极进行疫苗接种;对伴有低氧血症的患者推荐家庭氧疗。支气管扩张剂可改善气流受限程度,尼达尼布或吡非尼酮可抗纤维化。吸烟导致肺血管床受损,气促逐渐加重,预后差,弥散功能严重受损时可以考虑肺移植治疗。

参·考·文·献

[1] 中华医学会呼吸病学分会肺栓塞与肺血管病学组,中国医师协会呼吸医师分会肺栓塞与肺血管病工作委员会,全国肺栓塞与肺血管病防治协作组等.中国肺动脉高压诊断与治疗指南(2021 版)[J].中华医学杂志,2021,101(1):11-51.

[2] Jankowich M D, Rounds S I S. Combined pulmonary fibrosis and emphysema syndrome[J]. Chest, 2012,141(1):222-231.

[3] Mejia M, Carrillo G, Rojas-Serrano J, et al. Idiopathic pulmonary fibrosis and emphysema: decreased survival associated with severe pulmonary arterial hypertension[J]. Chest, 2009, 136(1):10-15.

(王哲文　广州医科大学附属第一医院)

# 第四节

# 慢性血栓栓塞性肺动脉高压和其他肺动脉阻塞性疾病所致肺动脉高压

## 病例 19 经皮肺动脉球囊成形术后继发急性肺栓塞

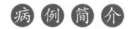

病 例 简 介

患者女性,45 岁。因活动后胸闷、气促 11 月余,于 2020 年 8 月 11 日第三次入院。患者 11 个月前无明显诱因出现活动后气促,伴胸闷、心悸,未予重视;后上述症状逐渐加重,于 2020 年 3 月 5 日至我院第一次就诊,诊断为急性肺栓塞(PE)(中高危组)(图 19-1A),予以溶栓后,改低分子肝素抗凝、马昔腾坦降压等治疗,患者胸闷、气促症状改善,规律服用利伐沙班[前 2 周(15 mg,bid),后续为(20 mg,qd)至满 3 个月]。2020 年 5 月 3 日,复查 CTPA,示右肺动脉栓塞较前明显吸收(图 19-1B)。抗凝期间,患者仍诉间断性胸闷、气促,活动受限。2020 年 6 月 8 日,第二次入院并行经皮 BPA(第一次),术后患者胸闷、气促较前改善,出院后继续服用利伐沙班(20 mg,qd)。近期诉上四楼气促、胸闷明显,否认发热、胸痛、痰中带血、咯血、双下肢水肿。为进一步评估病情入院。发病以来,患者精神欠佳,饮食、睡眠可,大、小便正常,体重无明显变化。

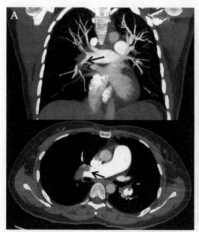
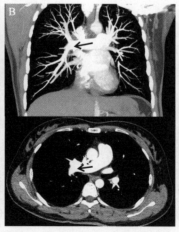
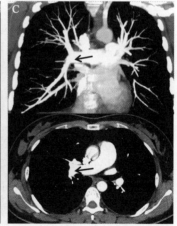

**图 19-1 患者 CTPA 图像**

A. 2020 年 3 月 5 日首次就诊时 CTPA,示右肺动脉栓塞(黑色箭头);B. 2020 年 5 月 3 日复查 CTPA,示右肺动脉栓塞明显吸收(黑色箭头);C. 2020 年 8 月 12 日复查 CTPA,示与 2020 年 5 月 3 日相仿(黑色箭头)

有反流性食管炎史,药物治疗后好转,后自行停药。30年前曾行右侧肘部关节手术(具体不详)。否认吸烟、饮酒史。家族无血栓相关疾病史。

**【入院体格检查】**

T 36.5℃,P 65次/分,R 20次/分,BP 135/69 mmHg,SpO₂ 98%(吸空气下)。神志清楚,对答切题,自动体位。皮肤黏膜无黄染,全身浅表淋巴结未触及肿大。口唇无发绀。双肺呼吸音清晰,双肺未闻及干、湿啰音及胸膜摩擦音。心律齐,A2>P2。双下肢无水肿。余未见明显异常。

**【入院诊断】**

(1)慢性血栓栓塞性肺疾病。

(2)经皮BPA术后。

**【实验室检查】**

1. 血常规 WBC $8.9×10^9$/L,Hb 125 g/L,PLT $267×10^9$/L。

2. 凝血功能 D-二聚体、PT、APTT正常范围内。

3. 易栓症三项 PC、PS正常范围内。

4. 风湿免疫 ANA定量、ANA谱十一项、ANCA、ACA、抗CCP抗体、同型半胱氨酸未见明显异常。

5. 其他 尿常规、大便常规+隐血试验、肝肾功能、电解质、肿瘤标志物、心肌酶谱、心肌标志物、NT-proBNP均在正常范围内。

**【其他辅助检查】**

1. 心脏彩超 右心房、右心室腔未见增大(LA 31 mm、RA 31 mm、RV 21 mm、LVDd 44 mm、SV 63 mL、EF 70%),CDFT示三尖瓣反流束面积2.9 cm²,估测PASP 31 mmHg。

2. 双下肢静脉、下腔静脉及髂静脉超声 未见异常。

3. CTPA 右侧肺栓塞较前明显吸收,肺动脉主干略增宽(图19-1C)。

4. 肺灌注显像 两肺多发段、亚段性血流灌注受损灶,与2020年6月12日相比,两下肺后基底段血流灌注较前改善,右肺上叶尖段灌注受损范围较前稍增大,左肺上叶前段、右肺上叶前段,以及右肺下叶内、前、外基底段血流灌注量较前增加,余基本同前。分肺灌注功能的测定:左肺占全肺的44.74%,右肺占全肺的55.26%;肺动脉高压;左肺下叶外基底段斑片影,范围同前,考虑为肺梗死(图19-2)。

**【诊治经过】**

2020年8月18日行第2次BPA(表19-1),术前将利伐沙班改为依诺肝素钠(0.5 mL,皮下注射,q12h)抗凝。术前明确无BPA禁忌后停用(2020年8月17日晚至2020年8月18日上午)低分子肝素。BPA术中使用肝素2 000 U(患者体重56 kg),术中每间隔1小时补充1 000 U肝素,共补充肝素2 000 U。术中扩张左下肺动脉主干、LA8干、LA10干,以及LA5、LA6、RA7、RA2、RA3肺动脉,扩张右侧肺动脉(RA7)时患者出现咳嗽,程度较剧烈,无咯血,考虑有血管损伤可能,予球囊(3.0 mm×15 mm,2ATM)压迫 10 min 后,患者咳嗽症状略有好转。BPA 术后给予患者心电监护、吸氧,手术当晚未予抗凝治疗。

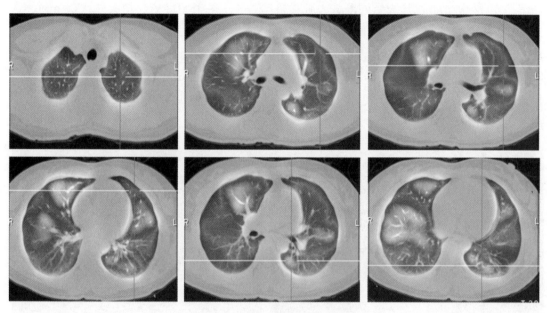

图 19-2　肺灌注显像(见彩色插页)

表 19-1　BPA 前后参数对比

| 指　标 | 球扩前 | 球扩后 |
|---|---|---|
| HR(bpm) | 68 | 74 |
| BP(mmHg) | 114/62/79 | 108/64/79 |
| SVC(mmHg) | 9/5/6 | 9/3/4 |
| RAP(mmHg) | 8/5/7 | 8/4/6 |
| IVC(mmHg) | 9/4/6 | 6/2/3 |
| PAP(mmHg) | 33/9/18 | 27/8/16 |
| PAWP(mmHg) | 11/5/7 | 11/5/7 |
| DPG(mmHg) | 2 | 1 |
| AO∶PA | 4.4 | 4.9 |
| CO(Fick's 法) | 5.6 | 9.3 |
| CI(Fick's 法) | 3.7 | 6.1 |
| PVR(WU,Fick's 法) | 2.0 | 1.0 |
| TPR(WU,Fick's 法) | 3.2 | 1.7 |
| SVR(WU,Fick's 法) | 13.0 | 7.8 |
| PA(%) | 77 | 85 |
| SVC(%) | 79.1 | 86.5 |
| IVC(%) | 78.5 | 77.2 |
| $SaO_2$(%) | 97 | 97 |

次日凌晨,患者诉气促较前加重,无咯血,未咳粉红色泡沫痰。复查 D-二聚体 2 956 ng/mL(↑)、NT-proBNP 27.68 pg/mL。复查 CTPA(图 19-3A):① 右肺多发肺栓塞,考虑为新增病变;② 肺动脉高压大致同前。心脏彩超:右心房、右心室腔未见增大(LA 26 mm、RA 31 mm、RV 19 mm、LVDd 39 mm、SV 49 mL、EF 76%),三尖瓣反流束面积 8.0 cm²,估测 PASP 77 mmHg。复查肺灌注显像,两肺灌注受损范围较前明显增大,左肺下叶背段、前内基底段血流灌注较前稍改善。重新启动抗凝[低分子肝素(0.5 mL,q12h)],患者气促好转,血流动力学无异常,无低氧表现,准予出院。嘱出院后服用利伐沙班[前三周(15 mg,bid ),后改为(20 mg,qd)长期服用]。

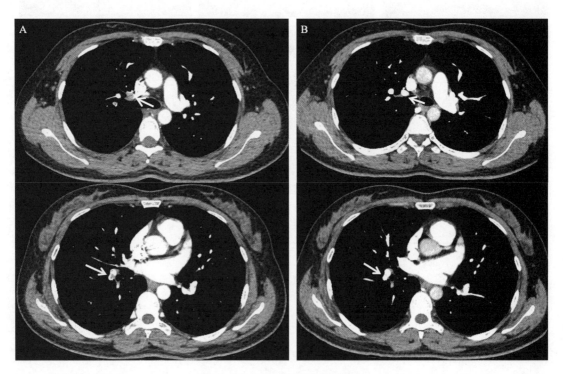

**图 19-3　BPA 术后 CTPA 图像**

A. 术后 CTPA 提示右肺动脉及其分支栓塞(白色箭头);B. 术后 1 个月 CTPA 提示右肺动脉及其分支栓塞基本吸收(白色箭头)

**【出院诊断】**

(1)慢性血栓栓塞性肺疾病急性加重。

(2)经皮 BPA 术后。

**【随访】**

患者一般活动不受限,平日无明显胸闷、气促,可爬行 5 楼。一个月后复查 CTPA:两肺多发肺动脉栓塞基本吸收,肺动脉干增粗较前改善(图 19-3B)。心脏彩超:右心房、右心室腔未见增大(LA 32 mm,RA 30 mm,RV 28 mm,LVDd 41 mm,SV 51 mL,EF 69%),三尖瓣反流束面积 2.2 cm²,估测 PASP 28 mmHg。

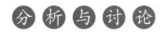

## 分析与讨论

**雷永霞主治医师**（广州医科大学第一附属医院，放射科）

患者首次入院 CTPA 可见两肺多发肺动脉栓塞，经过规律抗凝治疗后，较大的血栓已经消失，残留两下肺基底段的慢性血栓，导致局部管腔变窄。第一次 BPA 主要扩张右肺血管，术后复查 CTPA 显示，扩张后的肺动脉较术前增粗，分支增多。第二次 BPA 主要扩张左肺动脉，术后复查 CTPA 显示右肺动脉新增血栓，考虑 BPA 术后继发急性血栓。

**崔晓霈副主任医师**（山东大学齐鲁医院，心血管内科）

在临床中，行 BPA 时常规术前停止口服抗凝药，改用皮下注射低分子肝素抗凝。结合自身经历，曾有一位慢性血栓栓塞性肺动脉高压（CTEPH）患者，存在低分子肝素禁忌证，术前予以达比加群，术中肝素减半（普通肝素起始量 60 U/kg），术中发生急性血栓形成，即刻追加肝素，术后足量抗凝。第二次 BPA 复查发现发生急性血栓的血管已经开通。由此推及本例患者，BPA 术后发生急性肺栓塞，考虑与术后制动和术后停止抗凝有关。

**金博文主治医师**（武汉亚洲心脏病医院，心脏外科）

该患者 BPA 术后发生急性 PE 考虑与术中偶发鞘管内小血栓有关。对于行 BPA 治疗患者，术前可不停用口服抗凝药，尤其是肺动脉压力不是很高的患者，其咯血风险较低，倘若出现咯血也易控制。我们单位 BPA 术起始普通肝素剂量为 1 000～2 000 U，后每间隔一小时补充 500 U 普通肝素；同时，术中每隔 20～30 min，通过鞘管回抽以监测有无血栓形成。如有血栓，回抽除去血栓，确定无血栓之后，适当补充普通肝素。术后普通肝素抗凝，无明显禁忌证时，建议不中断抗凝治疗。

**赵智慧主任医师**（中国医学科学院阜外医院，心血管内科）、**潘欣副主任医师**（上海市胸科医院，心血管内科）、**曹云山主任医师**（甘肃省人民医院，心血管内科）

行介入手术时异物（如导管导丝、球囊等）易损伤血管壁内膜，特别是有易栓症倾向的患者，伴发损伤因素时可激发体内的凝血系统，导致栓塞发生，尤其是术中、术后出现少量咯血的患者，术后停用抗凝药物治疗时，倘若再进行下肢制动，更容易发生血栓现象。BPA 治疗过程中，如术中出现咯血常伴有血管损伤，可给予球囊封堵，若封堵时间较长，会进一步增加术中形成血栓的风险；因此，适当控制封堵时间、术中适时补充肝素可有一定效果，密切监测患者术中症状变化。

**蒋鑫副主任医师**（北京协和医院，心血管内科）

按照既往经验，这种血栓考虑与医源性因素有关，触发激活了外源性凝血系统。针对此类血栓,可在术后给予全量抗凝[如利伐沙班(15 mg,bid)],处理后患者的转归均较好(多数病例 1 个月后血栓基本吸收)。术中或围手术期形成的血栓也有可能为局部血栓的形成,而非下肢血栓脱落。因为术中造影发现的充盈缺损,一般不是弥漫的,而仅局限在 1～3 根血管,术后抗凝即可消失。对于手术抗凝剂量,尚未有固定的剂量指导意见;术中更应该预防咯血发生,故起始抗凝剂量会相对较小。术中出现咯血,术后应根据患者的咯血量决定是否需要抗凝,如果患者咯血量达到 50 mL 以上,则需停止抗凝;如果术后咯血量小,则可继续抗凝。如术中咯血得到控制,术后基本不会再出现咯血;因此如术后再次出现咯血即需考虑与其他原因有关,如刺激导致支气管动脉血管破裂。

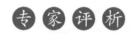

**专 家 评 析**

**杨振文主任医师**(天津医科大学总医院,心血管内科)

患者为 45 岁中年女性,尽管易栓症筛查阴性,仍有易形成血栓的风险。BPA 术后出现急性 PE 的原因仍不明确。结合我们的经验,考虑可能存在如下三种情况:① 术中肺血管损伤激活凝血系统,形成血栓;② 术中、术后抗凝不足,加剧了血栓的形成;③ 手术制动时间较长,下肢静脉可能形成血栓或微小血栓。为了减少这种风险,可考虑:① 对于术前抗凝策略,目前文献及指南无确切推荐,主要根据各家医院临床经验判断,一般＞50 kg 的患者,起始给予 2 000～5 000 U 普通肝素,术中每小时补充 500～1 000 U;如术中有血栓形成,立即追加普通肝素;② 术中若发生血栓形成,可参考金博文教授的建议,也可行肺动脉造影,若为局部的血栓,可继续观察,术后全量抗凝;③ 如术中出现咯血,术中有效控制住,术后应根据患者术中咯血量决定是否继续抗凝治疗;如术中无咯血,但有相关临床症状(如新发咳嗽、心率突然增加＞20 次/分、SpO₂ 下降＞5%),只需术中止血,术后继续全量抗凝。对于上述第三种情况,若术中咯血量＜50 mL、术中止血,术后仍可启动抗凝,抗凝药选用普通肝素,如咯血停止,次日可改用低分子肝素抗凝;若术中咯血量达到 50 mL 以上、术中止血,术后暂停抗凝,如咯血停止,次日可重新启动全量抗凝。

**总 结**

BPA 作为 CTEPH 内科治疗中一种有效的治疗手段,适用于不能或不适宜行肺动脉内膜剥脱术的 CTEPH 患者,可有效降低患者 mPAP,增加 6MWD,改善患者的活动耐力。术前须充分评估血气分析、肾功能、凝血功能、心脏彩超、肺通气与弥散功能等检查结果。BPA 中可能会出现的医源性损伤包括血管内皮损伤或破裂,导管内血栓形成,球囊压力超上限致球囊破裂等。因此,在 BPA 中需密切关注心电监护(注意 HR、BP、SpO₂ 变化),观察患者有无咯血、咳嗽、气促等症状;若存在,建议即刻暂停相关操作,密切观察并积极寻找病因,必要时追加肝素或 BPA 球囊压迫与封堵。

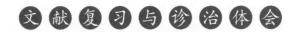

文 献 复 习 与 诊 治 体 会

CTEPH是一种以肺动脉血栓机化致血管狭窄或闭塞、肺血管阻力和肺动脉压力进行性升高,最终导致右心功能衰竭为特征的一类疾病,属于第4大类肺动脉高压[1, 2]。CTEPH可以通过外科手术、血管介入和(或)靶向药物治疗显著改善预后。肺动脉内膜剥脱术(PEA)是CTEPH的首选治疗方法。但其创伤较大、手术风险较高,目前国内仅部分中心开展。经皮BPA是近年迅速发展的肺动脉介入治疗技术,可作为不适合PEA或PEA术后残余肺动脉高压患者的治疗选择,目前已经成为CTEPH的重要治疗手段[1, 2]。

BPA的并发症包括再灌注肺水肿、造影剂肾病、咯血等。其中咯血多由医源性因素导致的血管损伤引起,血管损伤相关表现包括术中咳嗽、心率突然增加或突发指脉氧饱和度下降,即使未出现咯血,也提示可能发生肺血管损伤,需暂停球囊扩张操作。保留指引导管和导丝在处理血管腔内,回撤球囊导管至血管近端,然后低压充盈球囊封堵血管以达到止血目的[3],球囊封堵时间一般为10～15 min,缩瘪球囊后继续观察10～15 min,待到咯血停止后方可撤出球囊导管、导丝和指引导管。必要时可给予明胶海绵、弹簧圈栓塞或覆膜支架置入[4]。确保咯血停止后再结束手术,否则后续再咯血,处理起来会更加棘手。对于危及生命的大咯血,建议采用双腔气管插管,封堵出血一侧气管,保证健侧肺通气,尽快补液、输血,经过介入治疗无效时及时外科止血治疗。术中发生咯血者,术后根据咯血情况调整抗凝方案,必要时暂停抗凝药物。

参·考·文·献

[1] Humbert M, Kovacs G, Hoeper M M, et al. 2022 ESC/ERS Guidelines for the diagnosis and treatment of pulmonary hypertension[J]. European Respiratory Journal,2022.

[2] 中华医学会呼吸病学分会肺栓塞与肺血管病学组,中国医师协会呼吸医师分会肺栓塞与肺血管病工作委员会,全国肺栓塞与肺血管病防治协作组,等. 中国肺动脉高压诊断与治疗指南(2021版)[J]. 中华医学杂志,2021,101(1):11-51.

[3] Ikeda N, Kubota S, Okazaki T, et al. The predictors of complications in balloon pulmonary angioplasty for chronic thromboembolic pulmonary hypertension[J]. Catheterization and Cardiovascular Interventions,2019,93(6):E349-E356.

[4] Inami T, Kataoka M, Shimura N, et al. Incidence, avoidance, and management of pulmonary artery injuries in percutaneous transluminal pulmonary angioplasty[J]. International Journal of Cardiology,2015,201:35-37.

(黄建戈 南昌市第一医院)

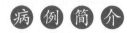

病 例 简 介

患者女性,50岁。因反复晕厥10年,活动后气促7年,下肢水肿4年,于2020年7月入院。患者10年前步行时突发晕厥,半小时后自行清醒,无头晕、头痛,无耳鸣,无胸闷、胸痛,无四肢麻木,到当地医院就诊。CTPA提示肺栓塞(PE)(具体报告不详),诊断为急性PE,予以华法林抗凝(具体用药剂量不详,自述未规律监测INR),上述晕厥症状仍反复出现,可自行缓解。7年前开始出现活动后气促,呈进行性加重,走一层楼梯则明显气促。遂至当地医院就诊,诊断为慢性血栓栓塞性肺动脉高压(CTEPH)。患者长期不规律口服呋塞米、西地那非、华法林,未规律复诊,仍有间断性晕厥(1~2次/年),活动后气促症状加重。4个月前气促加重,平地步行500米即气促,伴双下肢水肿,遂至我院就诊。发病以来,精神、睡眠尚可,食欲减退,大便正常,尿量减少,近期体重增加约3 kg。

否认高血压病、冠心病、糖尿病,无烟酒嗜好史,工作生活环境无污染;否认家族中有相关疾病记载,无传染病及遗传病等病史。

**【入院体格检查】**

T 36.3℃,P 79次/分,R 24次/分,BP 116/65 mmHg,SpO₂ 97%(鼻导管吸氧2 L/min)。神志清楚,对答切题,自动体位。皮肤黏膜无黄染,全身浅表淋巴结未触及肿大。唇甲无紫绀。呼吸稍急促,双肺呼吸音清,未闻及干、湿啰音。心律齐,P2>A2。双下肢中度凹陷性水肿,可见下肢静脉曲张。余未见明显异常。

**【入院诊断】**

(1) CTEPH。

(2) 心功能不全(心功能Ⅲ级)。

(3) 下肢静脉曲张。

**【实验室检查】**

1. 血常规  WBC $5.9×10^9$/L,Hb 92 g/L(↓),PLT $252×10^9$/L。

2. 血气分析(FiO₂ 29%)  pH 7.508(↑),PaO₂ 75.8 mmHg(↓),PaCO₂ 25.4 mmHg(↓),HCO₃⁻ 20.4 mmol/L(↓)。

3. 尿常规  尿白细胞(+++),细菌 19/μL。中段尿培养:大肠埃希菌。

4. 凝血功能  D-二聚体  905 ng/mL(↑),INR 1.3,其余基本正常。

5. 肝功能  γ-GGT 199.9 U/L(↑),TBIL 50.3 μm/mL(↑),DBIL 22.1 μm/mL(↑)。

6. 心功能  NT-proBNP 1 117 ng/L(↑),心肌标志物、心肌酶谱均在正常范围内。

7. 风湿免疫  免疫八项、ANA十一项、ACA三项、风湿三项、抗CCP抗体、血管炎指标正常。

【辅助检查】

1. 心电图 窦性心律,电轴右偏。

2. 心脏超声 RA 53 mm,RV 36 mm,LA 29 mm,LVDd 35 mm,LVDs 16 mm,SV 44 mL,EF 85%。右心增大,三尖瓣反流(重度),肺动脉高压(重度)。肺动脉瓣反流(中度),左心室收缩功能未见异常。

3. 多部位超声 下腔静脉、髂静脉、下肢深静脉:双侧小腿段肌间静脉增宽,未见明显异常声像。肝淤血,胆囊壁水肿,胆囊结石。泌尿系统未见明显异常。

4. CTPA 右上肺动脉各段分支、右中肺动脉可见多发偏心充盈缺损影,左下肺后、前内基底段动脉纤细,远端显影不清。余肺动脉主干及各大分支明显增粗,未见狭窄、扩张及充盈缺损,未见异常血管团。两肺透亮度不均。右中肺、左下肺外基底段胸膜下见多发结片状、条索状影;余两侧肺野清晰,肺纹理走行自然,未见间、实质病变。气管、各大支气管通畅,未见明显狭窄或扩张,未见管壁增厚及腔内外肿物。两侧肺门、纵隔未见肿大淋巴结。心包见少量积液(图 20-1)。

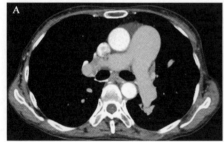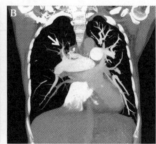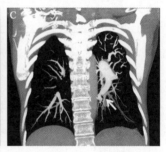

图 20-1 CTPA

A. 主肺动脉明显增宽;B. 右上肺动脉栓塞,管腔狭窄、闭塞,分支减少(白色箭头);C. 左下肺动脉多发分支狭窄、闭塞,分支减少(白色箭头)

5. 6 分钟步行试验 6MWD 204 米。

【诊治经过】

予低流量吸氧,维持外周血氧饱和度>95%。予利尿[呋塞米(20 mg,bid)+螺内酯(20 mg,bid)],靶向药物[马昔腾坦(10 mg,qd)],低分子肝素抗凝治疗。

2020 年 7 月 10 日行 BPA。肺动脉球囊扩张前:RAP 20/11/16 mmHg,PAP 112/33/65 mmHg,PVR 12.5 WU。分别于左侧后基底段、左舌段、右肺上叶后段、基底段球囊扩张后:RAP 12/7/10 mmHg,PAP 93/28/53 mmHg,PVR 10.9 WU(表 20-1)。

表 20-1 BPA 治疗前后对比

| 指 标 | 球 扩 前 | 球 扩 后 |
| --- | --- | --- |
| HR(bpm) | 92 | 79 |
| BP(mmHg) | 110/85/93 | 109/70/83 |

续　表

| 指　　标 | 球 扩 前 | 球 扩 后 |
|---|---|---|
| SVC(mmHg) | 19/11/15 | 13/7/10 |
| RAP(mmHg) | 20/11/16 | 12/7/10 |
| IVC(mmHg) | 18/11/16 | 12/7/10 |
| PAP(mmHg) | 112/33/65 | 93/28/53 |
| PAWP(mmHg) | 11/6/8 | 11/6/8 |
| DPG(mmHg) | 25 | 20 |
| AO：PA | 1.4 | 1.6 |
| CO(Fick's 法) | 4.6 | 4.1 |
| CI(Fick's 法) | 3.4 | 3.1 |
| PVR(WU,Fick's 法) | 12.5 | 10.9 |
| TPR(WU,Fick's 法) | 14.3 | 12.9 |
| SVR(WU,Fick's 法) | 17.0 | 17.7 |
| PA(%) | 52 | 58 |

**【最终诊断】**

(1) CTEPH。

(2) 右心功能不全(心功能Ⅲ级)。

(3) 下肢静脉曲张。

**【随访】**

出院后1周,患者活动后气促改善,咳嗽、胸闷减轻,活动耐力改善明显。6个月后电话随访,患者平路行走500米、走2层楼梯无气促,未再发晕厥,无下肢浮肿。

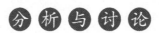

分 析 与 讨 论

**宫素岗副主任医师**(上海市肺科医院,肺循环科)

患者CTEPH诊断明确,未经治疗的CTEPH患者进行性肺动脉高压,右心衰竭和死亡风险较高。CTEPH治疗主要包括外科手术治疗、介入治疗和靶向药物治疗。该患者存在部分远端血管闭塞,NYHA心功能分级Ⅳ级,需经过靶向药物治疗(利奥西呱)及充分抗凝治疗。如果疗效不佳,在PEA经验相对缺乏的单位,可以行BPA治疗。该患者经过BPA后症状明显改善,复查右心导管提示肺动脉压力、右心室压力、PVR均下降,可知BPA疗效好。

**王剑锋副主任医师**(首都医科大学附属北京朝阳医院,放射科)

患者诊断CTEPH明确,CTEPH需多学科诊治团队共同探讨,对于存在PEA适应证患者,可以行 PEA 治疗。虽然 PEA 是 CTEPH 重要治疗手段之一,但是手术操作技术难度大,手术过程出血等风险高,目前越来越多的研究开始探讨 BPA 桥接 PEA。通过 BPA 治疗后,患者心功能得到改善,可降低手术风险,提高 PEA 手术成功率。但是,也有学者认为 BPA 改变了血管内血栓且造成血管内膜损伤,会增加 PEA 的手术风险。

**赵智慧主任医师**(中国医学科学院阜外医院,心血管内科)

该患者活动后明显气促,NT-proBNP 和 PAP 高,NYHA 心功能Ⅲ～Ⅳ级。患者 CTEPH 的诊断明确,未经治疗的 CTEPH 存在进行性肺动脉高压风险。患者肺动脉血栓分型属于Ⅱ～Ⅲ型,右肺上叶、中叶肺动脉血栓靠近肺动脉近端,可以考虑行 PEA 治疗。对于合并外周病变且 PVR 显著增高(>12 WU)的Ⅱ型或Ⅲ型病变,推荐行 BPA 术 1～3 个月后,待心功能改善后再行 PEA。考虑患者年龄高,肺功能差,多发肺动脉血栓靠近外周血管,可先行 BPA 治疗以改善心肺功能。注意防范肺水肿发生风险。患者心功能得到改善后评估是否有 PEA 手术指征。

**陶新曹副主任医师**(中国医学科学院阜外医院,呼吸与肺血管中心)

根据美国加州大学圣地亚哥医学中心的标准,患者肺动脉血栓分型属于Ⅱ型至Ⅲ型,右肺上叶、中叶血栓靠近肺动脉近端,可以考虑 PEA 治疗。但是,患者心功能极差且术者单位 PEA 手术经验不足,存在 PEA 治疗风险。建议先进行 BPA 治疗,改善心功能,再进行 PEA 手术桥接。从目前经验来说,认为 BPA 不会对 PEA 造成影响,因为:① BPA 会对血管内皮造成损伤,但是术后 1 个月血管内皮损伤基本修复;② 规范操作下球囊扩张过程相对安全,很少造成血管破裂。相反,球囊扩张可改善肺动脉压力,改善患者心功能。所以,对于存在 PEA 禁忌证的患者,可先行 BPA 治疗后改善患者心肺功能状态,再请多学科会诊评估 PEA 风险。

**龚娟妮副主任医师**(北京朝阳医院,呼吸与危重症医学科)

CTEPH 治疗方案包括靶向药物、BPA 及 PEA。国内大部分医院并不具备 PEA 手术资质,建议先充分抗凝和靶向药物治疗,如病情未得到控制,可行 BPA 改善患者心肺功能,降低患者危险分层,再进行 PEA。对于位于肺动脉段或肺动脉段近端的栓塞,血管管腔大,BPA 难度高,此类血管适宜做 PEA。若存在近端肺动脉血栓、远端血管病变、PVR 大于12.0 WU,可先做 BPA 降低血管压力,再行 PEA 治疗。

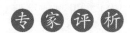

专 家 评 析

- - - - - - - - - - - - - - - - - - - - - - - - - - - - - - - - - - - - - - - - - - - - - - - - - - - - - - - - - - - - - - -

**蒋鑫副主任医师**(北京协和医院,心血管内科)

CTEPH 患者一旦确诊后,需行多学科诊治,对于适合行 PEA 的患者,治疗单位具有设备条件时,建议先行 PEA 治疗。对于设备条件不足的医院,或心肺功能差尚不能耐受 PEA 的患者,建议行靶向药物治疗和(或)BPA。目前,单纯靶向药物治疗 CTEPH 患者的 3 年生存率为 53%～70%,整体效果不及 PEA 和 BPA。肺动脉高压靶向药物治疗适用于不适合 PEA 或者 PEA/BPA 术后残余肺动脉高压的患者。PEA/BPA 术前是否使用肺动脉高压靶向治疗尚存在争议。从临床经验来看,对于心功能差的肺动脉高压患者,术前强调靶向治疗,以缓解右心衰竭的症状,降低 BPA 术后肾衰竭、心力衰竭加重的风险。所有 CTEPH 患者无差别推荐终生抗凝,注意出血风险。

(1) CTEPH 是以呼吸困难、乏力和活动耐力下降为主要表现的临床疾病,患者依从性差、治疗不规范等因素可导致患者发生右心衰竭的风险增加。肺动脉造影是 CTEPH 诊断和评价介入治疗的重要方法,可明确肺动脉血流受损情况。

(2) CTEPH 的治疗包括基础治疗、手术治疗、药物治疗和介入治疗。基础治疗主要包括长期抗凝治疗、家庭氧疗、改善心功能和康复等。BPA 适合用于存在远端慢性血栓栓塞但不宜行 PEA 的患者,或可用于 PEA 术后残余肺动脉高压或复发性肺动脉高压的患者,术中应注意患者症状变化,术后应防范再灌注性肺水肿风险。

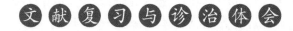

CTEPH 的诊断标准为:经过 3 个月以上规范抗凝治疗后,肺通气/灌注显像提示通气/血流灌注不匹配,或影像学证实肺动脉存在慢性血栓,右心导管检查证实 mPAP > 20 mmHg 且 PAWP≤15 mmHg,并排除其他类似栓塞性病变,如血管炎、肺动脉肉瘤、纤维性纵隔炎(FM)、先天性肺动脉狭窄等[1]。

圣地亚哥医学中心根据肺动脉栓塞部位,将 CTEPH 病变分为 4 型:Ⅰ型,主肺动脉及左、右肺动脉主干内血栓;Ⅱ型,肺动脉栓塞位于叶肺动脉水平;Ⅲ型,远端及亚段水平血栓;Ⅳ型,远端小血管病变。临床上以Ⅱ型(38%)、Ⅲ型(39.4%)血管病变为主[2]。PEA 适用于Ⅰ～Ⅲ型 CTEPH,对围手术期治疗及管理团队、影像科医生经验要求高。对于支气管动脉代偿增生、侧支血管丰富的患者和反复咯血的患者,术前应先行支气管动脉栓塞术。BPA 适用于Ⅱ～Ⅳ型病变,由于操作相对简易,技术门槛相对低,易于在各个单位推广。对于合并外周病变且 PVR 显著增高(>12 WU)的Ⅱ型或Ⅲ型 CTEPH,推荐行 BPA 1～3 个月后,待心功能改善后再行 PEA[3]。

参·考·文·献

[1] 中华医学会呼吸病学分会肺栓塞与肺血管病学组,中国医师协会呼吸医师分会肺栓塞与肺血管病工作委员

会,全国肺栓塞与肺血管病防治协作组,等. 中国肺动脉高压诊断与治疗指南(2021 版)[J]. 中华医学杂志,2021,101：11 - 51.

[ 2 ] Madani M，Mayer E，Fadel E，et al. Pulmonary endarterectomy. Patient selection，technical challenges，and outcomes[J]. Annals of the American Thoracic Society，2016，13(S3)：240 - 247.

[ 3 ] Kim N H，Delcroix M，Jais X，et al. Chronic thromboembolic pulmonary hypertension[J]. The European Respiratory Journal，2019，53(1)，1801915.

（郭炳鹏　广州医科大学附属第一医院）

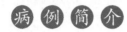

患者女性,57 岁。因胸闷、气促 2 年余,于 2020 年 8 月入院。2 年余前因受凉出现胸闷、气促,活动时明显,伴上腹部不适,于当地医院以感冒、胃炎收住入院治疗,病情好转后出院。后因气促逐渐加重,伴双下肢浮肿,再次就诊于当地医院,予以控制血压、利尿、营养心肌等治疗,气促好转,双下肢水肿消失。患者出院 10 天左右再发胸闷、气促,遂于 2018 年 1 月就诊于我院,完善抗心磷脂抗体检测,CTPA、肺通气/灌注显像等检查,诊断为慢性血栓栓塞性肺动脉高压(CTEPH)、易栓症,予以抗凝、强心、利尿、降肺动脉压治疗后,病情好转出院。出院后定期门诊随访,长期口服呋塞米、螺内酯、利伐沙班、波生坦治疗,自诉可步行 1 公里以上。2019 年 4 月 15 日,患者因胸闷、气促症状再发,加用西地那非(10 mg,qd)治疗,但症状仍反复,遂于 2019 年 6 月再次住院,CTPA 提示肺动脉增宽(图 21 - 1A、B),评估后拟行右肺动脉 BPA。术中见右肺基底动脉多发狭窄,予以球囊扩张治疗(图 21 - 1C)。出院后,患者继续服用波生坦(62.5 mg,bid)、利伐沙班(10 mg,qd)等,气促症状较前缓解。现为继续诊治再次入院。

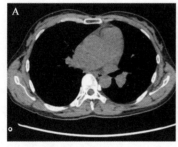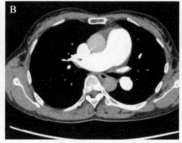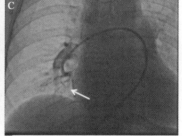

**图 21 - 1 CTPA(2019 年 6 月)**

A、B. CTPA 检查,肺动脉增宽(A,纵隔窗位;B,肺动脉期);C. BPA 术中造影,右肺动脉基底 A8/A9 动脉多发分支狭窄(箭头)

既往有高血压病(2 级,高危组)病史多年,现未服降压药物,监测血压尚可。

【入院体格检查】

T 36.5℃,P 62 次/分,R 20 次/分,BP 133/81 mmHg,SpO₂ 98%(吸空气下)。神志清楚,对答切题,自动体位。双肺呼吸音清,未闻及干、湿啰音。心尖搏动正常,无震颤,心界正常,心律齐,HR 62 次/分,P2>A2,三尖瓣听诊区可闻及收缩期杂音。双下肢无浮肿。余未见明显异常。

**【入院诊断】**

（1）CTEPH。

（2）BPA 术后。

（3）易栓症。

（4）高血压病（2 级，高危组）。

**【实验室检查】**

1. 血常规　WBC $5.50 \times 10^9$/L，NEUT％ 45.7％，Hb 133 g/L，PLT $93 \times 10^9$/L（↓）。

2. 尿常规　尿蛋白微量，尿白细胞试验（＋＋），白细胞 322.00/$\mu$L（↓）。

3. 凝血功能＋易栓症筛查　APTT 48.0 s（↑），PTR 1.39（↑），PT、INR、FIB、PC、PS、D-二聚体在正常范围内。

4. ACA 三项　ACA IgG＞300 GPL/mL（↑），ACA IgM 166.16 MPL/mL（↑）。

5. 其他　血脂六项、超敏 CRP、甲状腺功能五项、肺肿瘤五项、血传播八项、NT-proBNP、血乳酸、血栓弹力图试验（普通）、心梗鉴别六项、肝肾功能、电解质、TH1/TH2 细胞因子检测、TBNK 检测、ANA 谱十一项、风湿三项、抗 CCP 抗体、血管炎未见明显异常。

**【其他辅助检查】**

1. 心脏彩超　RA 52 mm，RV 25 mm，LA 29 mm，LVDd 45 mm，LVDs 29 mm，SV 59 mL，EF 65％，PASP 129 mmHg。结果提示符合肺心病声像。三尖瓣反流（三尖瓣反流束面积 9.9 cm²，PG 116 mmHg），肺动脉高压（估测 PASP 129 mmHg）。左心室收缩功能未见异常，微量心包积液。

2. 肺功能检查　通气功能、弥散功能在正常范围内。

3. 心电图　窦性心律，ST－T 改变，不完全性右束支传导阻滞，肺型 P 波。

4. CTPA　肺动脉高压，考虑左肺动脉主干远段夹层可能性大；亚段以上肺动脉未见明确栓塞（图 21－2）。

5. 肺灌注成像　可见右肺上叶后段，下叶背段，外、后基底段，左肺上叶下舌段胸膜下血流灌注受损灶。原右肺上叶后段、下叶背段局部血流灌注受损范围较前稍缩小，余两肺多发血流灌注受损范围较前增大。左肺占全肺的 34.71％；右肺占全肺的 65.29％。

6. 其他　双下肢静脉超声、泌尿系统超声、腹部超声、颈内静脉超声、颈动脉＋椎动脉超声、双侧髂静脉超声未见异常。

**【诊治经过】**

患者此次入院左主肺动脉夹层诊断明确，考虑短期内暂不适宜行 BPA 治疗，遂继续予减轻水肿（呋塞米、螺内酯），改善心功能（地高辛），抗凝（利伐沙班），以及靶向药物（西地那非、波生坦、马昔腾坦）治疗。

**【出院诊断】**

（1）肺动脉夹层。

（2）CTEPH。

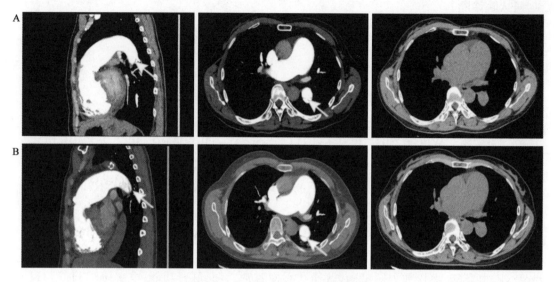

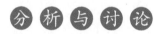

图 21－2　BPA 术后 CTPA 图像

A. 2020 年 8 月 CTPA 提示左肺动脉夹层(箭头)；B. 2020 年 9 月 CTPA 提示左肺动脉夹层较前相仿(箭头)

（3）BPA 术后。

（4）易栓症。

（5）高血压病(2 级,高危组)。

【随访】

患者出院后规律服用马昔腾坦(10 mg,qd),利伐沙班(10 mg,qd),伊伐布雷定(5 mg,qd)治疗。1 个月后(2020 年 9 月)门诊复诊,CTPA 见肺动脉夹层与前相仿(图 21－2B)。患者未诉明显不适。

**分 析 与 讨 论**

**雷永霞主治医师**(广州医科大学附属第一医院,放射科)

此患者 CTPA 示左下肺起始部管腔内见一长度约 1.5 cm 的低密度影。左下肺动脉开口上方见局限性内膜掀起,考虑为肺动脉夹层。双肺实质未见明显异常征象,双肺透亮度稍不均匀,右下肺尤为明显。肺动脉主干,左、右肺动脉干明显增粗；右心房明显增大,右心室壁心肌稍增厚。最大密度投影重构成像显示主肺动脉及左、右肺动脉干未见明显栓塞,肺动脉远端分支变细,下肺外侧基底段和远端变细,下肺以及舌段不成比例变细。结合该患者年龄较大,考虑远端肺小血管的狭窄可能是慢性血栓导致的。对比患者三次 CTPA 的表现,此次影像主要特点是左肺动脉主干处可见内膜不连续,局部有掀起征象,考虑诊断为肺动脉夹层。

据文献报道,肺动脉夹层主要发生在肺动脉主干(可合并破口,以及主干扩张、夹层动脉瘤形成),较少发生在叶段血管。肺动脉夹层可为自发性,也可继发于 BPA 或艾森门格综合征等疾病,还可与导管和造影剂潴留有关。

**龚娟妮副主任医师**(首都医科大学附属北京朝阳医院,呼吸与危重症医学科)

　　该患者近 4~6 个月病情逐渐加重,其 CTPA 并没有明显慢性血栓和血管闭塞的征象,但提示局部外周血管稀疏,灌注显示局部灌注减损。患者平均肺动脉压力与患者肺部灌注缺损程度相符,故不能排除 CTEPH 可能。此外,该患者 ACA 阳性,且经利伐沙班抗凝治疗后患者血栓有进展,因此亦不能排除抗磷脂综合征(APS)可能,对于 APS 患者,一般建议使用华法林抗凝而不是利伐沙班,因利伐沙班抗凝强度不足以及该药物在此类患者中的代谢情况是不确切的。

**向睿主治医师**(重庆医科大学附属第一医院,心血管内科)

　　由于该患者检查结果提示肺栓塞的部位较局限且经治疗后仍在进展,因此若要明确导致患者肺动脉压力升高的病因仍需进一步检查。CT 显示肺动脉夹层破口是从底部往上撕裂所致,如为手术因素引起,则影像上可见充盈缺损。但这与该病例明显不符。根据以往的经验,我们一般不会对这类情况进行干预。我们在行球囊扩张术时,往往在导丝到达左肺时无意识地损伤了肺动脉壁,尤其是在肺动脉扩张和肺动脉压力高的患者中,因此会比较容易造成医源性的动脉夹层。临床上,肺动脉主干的动脉夹层比较常见。曾有两位患者出现右下肺动脉主干逆向轻度撕裂,当时未予特殊处理但复查时夹层已自行闭合。该患者的撕裂情况比较严重,临床上较为少见,既往经验显示一般 3~6 个月就会自行闭合。对于该患者的治疗,我认为保守治疗的效果可能会比较好。如果同时对患者左上肺和左下肺进行干预治疗减轻心脏负荷,治疗效果可能会更佳。患者目前肺血管夹层的存在不会影响 BPA 的操作,可以进一步进行肺血管的处理。

**崔晓霈副主任医师**(山东大学齐鲁医院,心血管内科)

　　文献报道肺动脉夹层多发生于重度的肺动脉高压患者或者艾森门格综合征的患者。该患者肺动脉压力无明显增高,肺动脉也无明显扩张,现 CTPA 出现肺血管内分隔影,并不能肯定为肺动脉夹层,也可能为带状血栓,可完善肺血管内 OCT 检查进一步明确。另外,根据我院病例资料显示,肺动脉夹层的出现大部分与导管和造影剂潴留有关,后期均可自行愈合。该患者病变局限,且没有相关的临床症状与肺动脉内血流动力学改变,故可保守治疗并持续观察,若后续复查见夹层缩小甚至消失,可以继续进行 BPA。

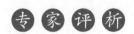

专 家 评 析

---

**熊长明主任医师**(中国医学科学院阜外医院,肺血管与综合内科)

患者肺动脉高压病因仍需进一步完善相关检查明确。首先,患者影像学检查提示肺动脉夹层可能性大,但影像学上低密度影较局限,与漂浮带状血栓差别较大。其次,患者在抗凝治疗中出现该影像学变化,血栓形成可能性较小。肺动脉夹层较为罕见,包括自发性夹层、医源性夹层和主动脉夹层累及肺动脉。自发性夹层患者又可出现肺动脉压力正常和肺动脉高压两种情况。肺动脉高压常见于艾森门格综合征患者,此类患者夹层一般发生在左肺动脉。医源性夹层常见于PDA封堵器调至左肺动脉时划破内膜,这种夹层一般是小血管夹层,为操作所致,而单纯由导管检查引起较为少见,单纯由肺动脉造影引起也较少见。主动脉夹层累及肺动脉主要有两个原因:① 正常人的动脉导管闭合,主动脉夹层通过动脉韧带撕裂累及肺动脉;② 主动脉夹层形成的漏洞破溃到肺动脉,形成肺动脉撕裂。我认为该患者的夹层范围较小,无须特殊处理。理论上,如非必要,应该暂时停止抗凝。如果诊断CTEPH的证据不足,不能排除特发性肺动脉高压(IPAH)时,出现不典型肺灌注缺损,则需要抗凝。但是IPAH并非必须抗凝。该患者的夹层很可能是与操作有关,为医源性因素所致,因其肺动脉靠下,左下肺动脉相对较狭窄。该患者的抗凝需要谨慎,可以改成华法林,因为新型的口服抗凝药对于CTEPH和IPAH的抗凝证据不足。同时,可以考虑给予患者靶向药物治疗,而OCT无法鉴别内膜的情况,所以对本例患者使用价值不高。

（1）肺动脉夹层是罕见的心血管系统疾病。80％的肺动脉夹层发生在主肺动脉,通常不累及分支;可见于左、右肺动脉及肺内分支(较少);易发生破裂,可累及心包、纵隔、肺及胸腔而导致死亡。

（2）CTPA和胸部MRI可清晰显示肺动脉夹层中突起的肺动脉内膜、假腔及病变的范围,有助于诊断。

（3）肺动脉夹层预后欠佳,应针对病因采取个体化治疗。对于病变范围小、病情稳定的患者,以积极治疗原发病为主,动态随访CTPA或胸部MRI增强。

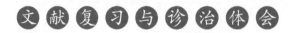

肺动脉夹层最早在1842年被报道,病因尚不清楚,临床表现缺乏特异性,常见的临床表现包括胸或肩胛间区疼痛、呼吸困难、发绀及休克等[1]。肺动脉夹层多见于肺动脉高压或艾森门格综合征,也可见于肺动脉血管瘤、肺动脉扩张、感染、创伤、结缔组织病(CTD)等,少数为医源性[2,3]。

目前,研究发现,肺动脉夹层绝大多数继发于各种病因导致的慢性肺动脉高压,长期的肺动脉高压导致肺动脉中膜变性、弹性纤维断裂,使肺动脉发生扩张,血管内压力和剪应力升高导致内膜撕裂形成了夹层。部分个案报道,肺动脉夹层发生于局部动脉瘤处,而动脉瘤通常发生于可导致持续肺高血流量和肺动脉高压的先天性心脏病患者中,特别是PDA

患者[4]。

对于肺动脉夹层患者,应针对病因采取个体化的方案。对于绝大多数的肺动脉夹层患者,人工血管置换是最常使用的外科手术方法,但由于肺动脉夹层发生时组织极其松脆,血管壁薄,血管置换出血风险较大。对先天性心脏病、艾森门格综合征合并肺动脉夹层的患者,或肺动脉夹层波及范围较广者,可同期行心肺联合移植术,术后 1 年和 5 年生存率可达52％和 39％;也可单纯行心内畸形纠治,如室间隔缺损修补;对破口破入肺实质的患者,还可行肺叶或全肺切除;对于病变范围小、病情稳定的患者,积极治疗原发病,动态随访观察[5,6]。

············· **参·考·文·献** ·············

［1］Wunderbaldinger P，Bernhard C，Uffmann M，et al. Acute pulmonary trunk dissection in a patient with primary pulmonary hypertension［J］. Journal of Computer Assisted Tomography，2000，24(1)：92 - 95.

［2］Westaby S，Evans B J，Ormerod O. Pulmonary-artery dissection in patients with Eisenmenger's syndrome ［J］. New England Journal of Medicine，2007，356：2110 - 2112.

［3］Senbaklavaci O，Kaneko Y，Bartunek A，et al. Rupture and dissection in pulmonary artery aneurysms：incidence，cause，and treatment - review and case report［J］. Journal of Thoracic and Cardiovascular Surgery，2001，121(5)：1006 - 1008.

［4］Shilkin K B，Low L P，Chen B T. Dissecting aneurysm of the pulmonary artery［J］. Journal of Pathology，1969，98(1)：25 - 29.

［5］Sakamaki Y，Minami M，Ohta M，et al. Pulmonary artery dissection complicating lung transplantation for primary pulmonary hypertension［J］. Annals of Thoracic Surgery，2006，81(1)：360 - 362.

［6］Deterling R A，Clagett O T. Aneurysm of the pulmonary artery：Review of the literature and report of a case ［J］. American Heart Journal，1947，34(4)：471 - 499.

（李杰英　暨南大学附属第一医院）

## 病例 22 肺动脉平滑肌肉瘤合并结肠癌

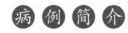

患者男性,67岁。因活动后气促1年,反复双下肢浮肿半年,于2020年5月11日入院。患者1年前(2019年6月),无明显诱因出现活动后气促,伴咳嗽、咳痰(少量灰白色痰),至当地医院就诊,考虑为慢性支气管炎,给予对症处理,效果不佳,活动后气促逐渐加重,爬4层楼后即出现气促。2019年8月,患者至当地另一家医院就诊,CTPA提示左肺动脉干及其分支血栓栓塞,双肺结节,肺动脉高压(图22-1),考虑为肺栓塞(PE)、慢性肺源性心脏病(失代偿)、Ⅰ型呼吸衰竭。住院期间给予抗凝[利伐沙班(10 mg,qd)]、抗感染、平喘、化痰等治疗,活动后气促症状稍缓解。患者出院后规律服用利伐沙班(10 mg,qd),但活动后气促症状仍反复并逐渐加重(爬2层楼后即出现气促)。2020年4月28日,再次至该医院就诊,复查胸部CTPA,考虑为慢性血栓栓塞性肺动脉高压(CTEPH),予抗凝[利伐沙班(20 mg,qd)]、强心、利尿、平喘等对症治疗,症状缓解不明显,为进一步诊治转入我院。患者起病以来,饮食、睡眠一般,大、小便如常,体重下降约3 kg。

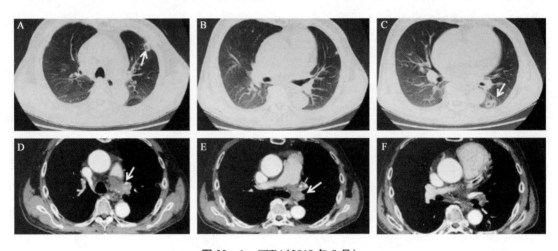

**图 22-1 CTPA(2019年8月)**

A、B、C. 双肺多发结节(左肺为主),部分结节内伴空洞性病变(白色箭头);D、E、F. 主动脉、肺动脉明显增粗,肺动脉高压,左肺动脉干见大块状充盈缺损(白色箭头),病变密度不均、点状钙化、增强后部分强化

有下肢静脉曲张、慢性支气管炎病史20余年,未规律诊治。甲状腺功能亢进4年余,口服治疗甲状腺功能亢进的药物1年,自诉已治愈,后未予复查。高血压病、2型糖尿病4年余,未规律监测与用药。2017年,因右下肢骨折行手术治疗,术后恢复可。个人史、家族史无异常。

**【入院体格检查】**

T 36.3℃，P 118 次/分，R 20 次/分，BP 123/68 mmHg，SpO$_2$ 98％（吸空气下）。神志清楚，对答切题。全身浅表淋巴结未触及肿大。双肺呼吸音清，未闻及干、湿啰音。心律齐，P2＞A2，各瓣膜区未闻及病理性杂音。双下肢静脉曲张，右下肢可见手术瘢痕。

**【入院诊断】**

（1）CTEPH。

（2）肺部多发结节：肺梗死？

（3）双下肢静脉曲张。

（4）慢性支气管炎。

（5）甲状腺功能亢进。

（6）高血压病。

（7）2 型糖尿病。

**【实验室检查】**

1. 血常规　基本正常。

2. 血气分析（FiO$_2$ 21％）　pH 7.4，PaO$_2$ 60.6 mmHg（↓），PaCO$_2$ 32.4 mmHg（↓），HCO$_3^-$ 20 mmol/L（↓）。

3. 尿常规　尿蛋白（＋）。

4. 大便常规＋隐血试验　隐血阳性。

5. 凝血功能　D-二聚体 613 ng/mL（↑），PT、APTT、INR 大致正常。

6. 心功能　cTnI 0.05 μg/L（↑），NT-proBNP 4 350 pg/mL（↑）。

7. 肺肿瘤指标　NSE 27.26 ng/mL（↑），CA153 25.14 U/mL（↑），余项正常。

8. 甲状腺功能及甲状腺自身抗体　抗甲状腺球蛋白抗体 3 880 IU/mL，抗甲状腺过氧化物酶抗体＞600 IU/mL，甲状腺功能五项正常。

9. 易栓症三项　AT-Ⅲ 69％（↓），PC 48％（↓），PS 正常。

10. 风湿免疫指标　ANA 定量 29.82 U/mL（↑），抗 SS-A 抗体弱阳性，余项均阴性；ESR 48 mm/h（↑），免疫八项、ACA、血管炎指标正常。

11. 血传播八项　阴性。

12. 其他　HbA1c 7.2％（↑）。

**【其他辅助检查】**

1. 心电图　窦性心律，左心房负荷重，不完全性右束支传导阻滞。

2. 心脏超声　右心房、右心室大（LA 33 mm，LVDd 37 mm，RA 62 mm，RV 49 mm，SV 38 mL），三尖瓣重度反流，TAPSE 10 mm，估测 PASP 44 mmHg。

3. 双下肢静脉彩超　双下肢大隐静脉曲张，髂静脉及下腔静脉彩超未见异常声像。

4. CTPA　左肺动脉主干完全性肺栓塞，肺动脉高压，右心增大，双肺散在多发病灶、部分病灶伴小空洞形成，左上肺下舌段少许慢性炎症/纤维灶（图 22-2）。

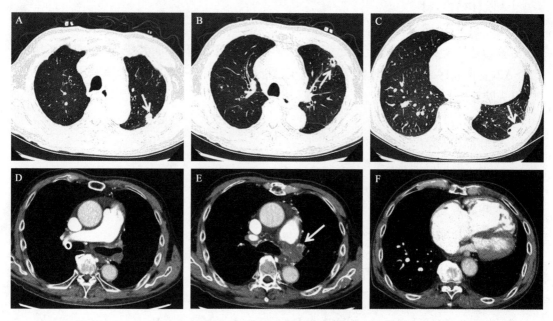

**图 22-2　CTPA(2020 年 5 月)**

A、B、C. 双肺多发结节(左肺为主),部分结节内伴空洞性病变,病变较前增多;D、E、F. 肺主肺动脉增宽,右心房、右心室增大,左肺动脉干充盈缺损较前变化不大,纵隔内见多发增粗迂曲血管(白色箭头),考虑侧支循环形成

5. 肺通气/灌注显像　双肺多发灌注功能受损,以左肺及右肺上叶为主,与通气显像呈不匹配性改变,符合 PE 的影像学表现;左肺占全肺的 13.27%,右肺占全肺的 86.73%。

**【诊治经过】**

入院后予依诺肝素钠(0.6 mL,q12h)抗凝,阿卡波糖(50 mg,tid)降糖,吸氧,止咳等对症治疗。外院抗凝治疗效果欠佳,不排除肺动脉内肿瘤可能。2020 年 5 月 18 日行全身 PET/CT 检查:左肺动脉主干及分支充盈缺损区糖代谢增高(SUVmax 7.5),考虑恶性肿瘤(原发肺动脉肉瘤)可能(图 22-3)。结肠肝曲可见高代谢病灶,延迟扫描示糖代谢进一步增高,CT 示相应部位肠管增厚,不能排除结肠癌。双肺(右上肺尖段、左上肺尖后段、前段、左下肺后基底段及外基底段)多发结节,部分合并空洞,考虑感染性病变可能性大。与患者及家属沟通后,进一步完善右心导管、肺动脉造影、经皮肺动脉腔内活检术。右心导管检查示:RAP 23/17/20 mmHg,PAP 58/19/36 mmHg,PAWP 16/6/9 mmHg,上腔静脉血氧饱和度 37%,CO 2.3 L/min(Fick's 法),CI 1.3 L/(min·m²)(Fick's 法),PVR 11.7 WU(Fick's 法)、SVR 40.3 WU(Fick's 法)。肺动脉造影示左肺动脉主干及右上肺动脉 RA2、RA3 支闭塞。因造影后未能明确显示左肺动脉干分岔处,故未行左肺动脉活检术。2020 年 5 月 27 日于 11 L 淋巴结区行 EBUS-TBNA,术后病理示梭形瘤细胞,间质黏液样,有异型;免疫组化:Vim(+),SMA(-),Actin(+),S100(-),CD34(-),CD31(-),Ki-67(约 20%阳性),myogenin(-),组织改变为平滑肌肉瘤(图 22-4)。2020 年 5 月 28 日,行胃肠镜检查,结肠肝曲处见一个大小为 2.5 cm×2.3 cm 的菜花样肿物,表面凹凸不平,易出血,于该处取活检,病理提示中分化腺癌。建议患者进一步行化疗(拟行紫杉醇＋卡铂方案化疗)及胃肠手术治疗,患者因家庭、经济原因放弃治疗,于 2020 年 6 月 2 日签字自动出院。

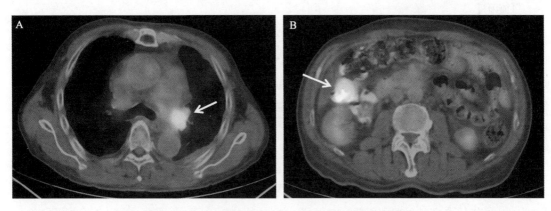

**图 22‑3　PET/CT(2020 年 5 月 18 日,见彩色插页)**

A. 左肺动脉干内结节状代谢增高灶(白色箭头);B. 结肠脾曲代谢增高灶,相应部位管壁增厚(白色箭头)

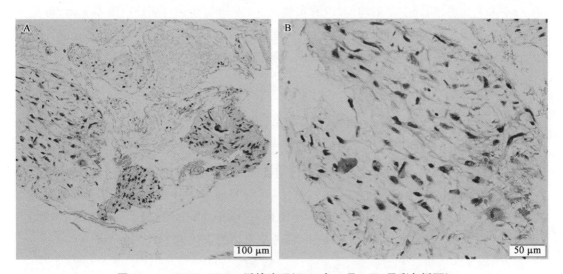

**图 22‑4　EBUS‑TBNA 活检病理(2020 年 6 月 3 日,见彩色插页)**

A、B. 见梭形肿瘤细胞呈编织状排列,胞质丰富,伴斑块状坏死,组织改变符合肺动脉肉瘤(平滑肌肉瘤)

**【最终诊断】**

(1) 肺动脉肉瘤。

(2) 结肠腺癌。

(3) 肺动脉高压(Ⅳ型,中度,高危组);右心房、右心室增大;心功能Ⅲ级。

(4) 肺动脉栓塞。

(5) 两肺多发结节影(肺梗死可能性大)。

(6) 慢性肺源性心脏病(失代偿期)。

（7）桥本甲状腺炎。

（8）高血压病（2级，很高危组）。

（9）2型糖尿病。

**【随访】**

患者出院后继续服用利伐沙班（20 mg，qd）抗凝，西地那非（25 mg，tid）降肺动脉压，利尿，降糖等对症治疗，未行化疗、手术治疗。2021年1月电话随访，家属告知患者情况较差，在当地医院接受对症治疗。

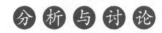

分析与讨论

**雷永霞主治医师**（广州医科大学附属第一医院，放射科）

CT（肺窗）示双肺有多发的椭圆、不规则结节影，部分结节内见空洞，以双上肺靠近胸膜处为主，结节与典型的肺梗死病灶（楔形影、尖端指向肺门）不同；纵隔左移。CT（纵隔窗）示肺动脉高压，右心房、右心室明显增大，主动脉、肺动脉干增粗。左肺动脉干见低密度影填充，分支未见显影，病灶密度不均匀，内有点状钙化，不均匀强化且病灶边缘不光滑，可见蚀壁征，首先考虑恶性肿瘤导致肺动脉阻塞性疾病，需与CTEPH相鉴别。患者肺动脉高压为肺动脉阻塞所致，应为第四大类肺动脉高压。腹部CT见胃壁增厚、结肠肝曲区管壁增厚，结肠癌待排，必要时应完善胃肠镜检查。

**邓宇主任医师**（广州医科大学附属第一医院，放射科）

除了左肺动脉干，右上肺尖段动脉亦可见充盈缺损病灶。左肺动脉干内充盈缺损病变密度不均，不均匀强化，管壁不光滑。左下肺动脉完全收缩变细，全肺灌注下降并形成了非常明显的侧支循环，结合患者病程（1年），符合CTEPH征象。该患者CTPA见左侧纵隔大量静脉分支增粗显影，部分回流到左心房，不能排除纵隔恶性占位可能。另结合患者肺部多发结节、空洞性病变、左肺动脉干充盈缺损，需考虑真菌感染可能。

**洪城主任医师**（广州医科大学附属第一医院，呼吸与危重症医学科）

结合患者病史、症状、体征、辅助检查，诊断上CTEPH不能排除，但存在疑点。CTEPH患者肺内大动脉血栓在影像学上更多表现为附壁的充盈缺损，如本例患者所示的左肺动脉干完全闭塞，在CTEPH患者当中比较少见。CTEPH患者亦可见肺动脉干完全闭塞，主要为反复血栓、血栓病程长导致血管钙化、机化和回缩所致。另一方面，左肺动脉干充盈缺损密度不均，内见钙化点、不均匀强化、边缘不光滑，应考虑肺动脉内恶性肿瘤可能。患者抗凝治疗效果欠佳亦支持肿瘤的诊断，故不能排除，需完善PET/CT等明确诊断。患者为广西人，长住广西，结合影像学见双肺多发结节、空洞，需考虑肺部真菌感染可能。最后，虽然患者为老年男性，但CTPA提示左肺动脉干完全闭塞，不能排除大动脉炎可能。

**王欣璐主任医师**（广州医科大学附属第一医院，核医学科）

肺通气/灌注显像示左、右肺通气均匀；左肺灌注完全缺损，右肺上叶灌注缺损；左肺、右肺上叶通气/灌注明显不匹配。PET/CT示肺动脉主干明显扩张；左肺动脉干靠肺门处见条形病变，形状不规则，病变向下延伸；病变与CTPA充盈缺损病变位置吻合，向下延伸，代谢增高。CTEPH患者肺动脉内充盈缺损代谢常无明显增高，但本例患者肺动脉内病变代谢增高（SUVmax 7.5），需考虑肺动脉内恶性病变，如肺动脉肉瘤、转移瘤可能。左肺下叶的结节代谢无明显升高，左肺上叶空泡样结节代谢轻度增高，不考虑原发肺癌。结肠肝曲见高代谢病变，结合患者大便隐血阳性，需考虑结肠癌可能。

**王育凯副主任医师**（汕头市中心医院，风湿免疫科）

大动脉炎常见于亚洲年轻女性，发病率低。大动脉炎目前分为五种类型，包括头臂动脉型（最常见）、胸-腹主动脉型、主-肾动脉型、混合型、单纯肺动脉型（较罕见）。大动脉炎影像多见闭塞表现，血栓并不常见。本例患者为老年男性，结合影像考虑大动脉炎证据不足。不过患者CTPA示肺部结节、空洞，结合左肺动脉干闭塞的影像学表现，需警惕肉芽肿性血管炎可能。

**龚娟妮副主任医师**（首都医科大学附属北京朝阳医院，呼吸与危重症医学科）

患者左肺动脉可见占位性病变，抗凝治疗（虽然并不规范）后症状、占位病变改善不明显，需考虑慢性血栓和肺动脉占位性病变（肺动脉肉瘤、转移瘤等）可能。慢性血栓经抗凝治疗后，血栓溶解后可表现出杯口状的影像学特征。肺动脉占位性病变以单侧血管病变多见，双侧血管同时受累的情况比较少见。此外，肺动脉占位病变可呈膨出性生长，表面呈菜花状、结节状，增强后可出现不均匀的强化。心脏彩超有助于我们鉴别慢性血栓及肺动脉占位性病变，后者在心脏彩超中显示条纹状、结构不均一的影像。最后，患者PET/CT结果除了提示肺动脉占位性病变，还可提示肠道肿瘤。虽然肠道肿瘤转移到肺动脉内的情况少见，但仍不能排除，需完善肠镜检查等。

**曹云山主任医师**（甘肃省人民医院，心血管内科）

肺动脉阻塞性疾病的病因，最常见为血栓，亦可见于血管炎、纤维性纵隔炎（FM）和肺动脉内肿瘤。血栓病变分布常常较广泛，该例患者血管远端并未发现血栓性病变，不支持血栓病变。血管炎可见单侧肺动脉闭塞，但形态上多以鼠尾状病变为主，该例患者为柱状病变，不支持血管炎的诊断。肺动脉内肿瘤可能性大，考虑原发性可能性大。此外，右上肺的病变可能是肿瘤导致的继发血栓。

**王剑锋副主任医师**（首都医科大学附属北京朝阳医院，放射科）

PET/CT提示的高代谢肺动脉占位性病变可见于肿瘤，亦可见于感染性病变。但结合患者病史、影像学表现,考虑肿瘤可能性大。目前主要的诊断难点在于明确肺动脉内恶性病变是原发还是继发,用一元论还是二元论来解释。因此,应完善肠镜活检、肺动脉腔内活检,确认组织来源。

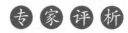

**杨媛华主任医师**(首都医科大学附属北京朝阳医院,呼吸与危重症医学科)

目前鉴别诊断主要在以下几个方面。① 大动脉炎,年轻人多见,ESR 增快,单纯肺动脉型动脉炎影像学表现常为肺动脉完全闭塞,活动期大动脉炎在 PET/CT 上可见血管壁强化。本例患者为老年男性,结合影像改变,不考虑大动脉炎可能。② 真菌感染,活动期真菌感染在 PET/CT 上可表现为高代谢,静止期常表现为代谢不增高或轻度增高。患者无真菌感染的临床表现,且肺内多发结节部分代谢增高、部分代谢无明显增高,不考虑真菌感染可能。③ 血栓,血栓患者抗凝治疗后血栓变小,影像学可见典型的杯口征,结合患者影像改变,不能排除血栓。④ 原发肺动脉肿瘤,PET/CT 对其诊断意义非常大,常可见高代谢性改变。虽然肉瘤常为膨胀性生长,患者一年前 CTPA 中所见病变与目前 CTPA 相比增大并不明显,似乎不支持这一诊断,但患者 PET/CT 提示肺动脉腔内高代谢病变,仍高度考虑原发肺动脉肿瘤可能。⑤ 肺动脉内转移瘤,常有肿瘤及血栓表现,一般右肺多见,左肺少见;远端多见,主干少见。瘤栓常来源于血运丰富的器官,如肝(肝癌)等,且可见肺内多发转移灶。肠道肿瘤转移到肺动脉腔内较罕见。结合本例患者影像学表现,即肺内结节部分代谢增高、部分代谢未见增高,不支持转移瘤的诊断,考虑其为双原发(肺动脉、肠道)可能性大。综上所述,可考虑继续完善肠镜等明确病理。建议加强控制心力衰竭后,完善相关检查,明确诊断。

(1)肺动脉肉瘤是一种罕见的,起源于肺动脉的致死性疾病。肺动脉肉瘤临床表现无明显特异性,影像学上常表现出密度不均、形态不规则、膨胀式生长、逆向生长、边缘不光滑,甚至可见纤维分隔。PET/CT 可鉴别肺动脉肿瘤和 PE。

(2)多原发恶性肿瘤是指体内同时或先后发生两种或两种以上原发性恶性肿瘤的疾病,PET/CT 有助于辅助鉴别诊断。

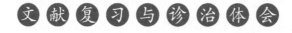

肺动脉肉瘤是一种罕见的,起源于肺动脉的致死性疾病。肺动脉肉瘤发病率约 0.001%～0.03%,平均发病年龄为 48 岁,男女发病人数比例约 1∶1.3[1-3]。肺动脉肉瘤临床表现无明显特异性,患者可表现为气促、咳嗽、咳痰、咯血、胸痛、发热等[4]。肺动脉肉瘤影像学

上常表现为肺动脉主干内低密度充盈缺损病变,以及密度不均、形态不规则、膨胀式生长、逆向生长、边缘不光滑,甚至可见纤维分隔[5]。PET/CT有助于肺动脉肉瘤与PE的鉴别诊断[6]。

根据组织来源,肺动脉肉瘤常被分为平滑肌肉瘤、未分化型肉瘤、血管肉瘤、纤维肉瘤、肌纤维母细胞肉瘤、黏液肉瘤、骨肉瘤等[7];其中,平滑肌肉瘤最多见。

肺动脉肉瘤的治疗手段包括手术治疗、化疗、放疗等。有研究指出不能手术的肺动脉肉瘤患者的生存期仅1.5个月,手术后生存期也仅有10个月。一项包括28例肺动脉肉瘤患者的研究表明,手术治疗患者术后总生存时间较非手术治疗患者明显延长(手术治疗患者20个月,非手术治疗患者9个月),且根治性手术治疗较不完全切除手术治疗患者的总生存时间延长(根治性手术36.5个月,不完全切除手术11个月)[8]。新辅助化疗推荐在肺动脉肉瘤患者术前、术后使用,推荐术前使用阿霉素＋异环磷酰胺方案化疗[3]。本中心对肺动脉肉瘤患者化疗多采用紫杉醇＋卡铂方案,效果亦可,相关临床及随访数据也在整理当中。

多原发恶性肿瘤是指体内同时或先后发生两种或两种以上原发性恶性肿瘤的疾病。其诊断标准包括:① 组织病理需证实为恶性肿瘤;② 每一种恶性肿瘤均有独特的病理特点;③ 恶性肿瘤发生在不同器官或同一器官,但相互不连续;④ 排除转移或复发。本例患者肺动脉病变确诊为平滑肌肉瘤,而结肠病变确诊为结肠腺癌,肿瘤组织来源不同、发生在不同器官,排除转移可能,因此本例为双原发恶性肿瘤(肺动脉平滑肌肉瘤、结肠腺癌)。目前仍无肺动脉肉瘤合并其他肿瘤的多原发恶性肿瘤。因此,建议对可疑肺动脉肉瘤患者行PET/CT检查,有助于发现其他转移病灶或其他原发肿瘤。

**参·考·文·献**

［1］Burke A P, Virmani R. Sarcomas of the great vessels. A clinicopathologic study[J]. Cancer, 1993, 71(5): 1761 - 1773.

［2］Mussot S, Ghigna M R, Mercier O, et al. Retrospective institutional study of 31 patients treated for pulmonary artery sarcoma[J]. European Journal of Cardio-Thoracic Surgery, 2013, 43(4): 787 - 793.

［3］Assi T, Kattan J, Rassy E, et al. A comprehensive review on the diagnosis and management of intimal sarcoma of the pulmonary artery[J]. Critical Reviews in Oncology/Hematology, 2020, 147: 102889.

［4］Zhang S, Zhang Y, Liu M, et al. Radiological, histopathological findings, and clinical outcome of pulmonary artery sarcoma[J]. Pulmonary Circulation, 2021, 11(1): 2045894020940537.

［5］Attinà D, Niro F, Tchouanté P, et al. Pulmonary artery intimal sarcoma. Problems in the differential diagnosis[J]. La Radiologia Medica, 2013, 118(8): 1259 - 1268.

［6］Xi X Y, Gao W, Gong J N, et al. Value of $^{18}$F - FDG PET/CT in differentiating malignancy of pulmonary artery from pulmonary thromboembolism: A cohort study and literature review[J]. The International Journal of Cardiovascular Imaging, 2019, 35: 1395 - 1403.

［7］杨华静,李杰英,刘春丽,等. 超声支气管镜引导下经支气管镜针吸活检术确诊的肺动脉肉瘤一例[J].中华结核和呼吸杂志,2019,42(4): 300 - 302.

［8］Mayer F, Aebert H, Rudert M, et al. Primary malignant sarcomas of the heart and great vessels in adult patients—a single-center experience[J]. The Oncologist, 2007, 12(9): 1134 - 1142.

（江　倩　广州医科大学附属第一医院）

# 第五节

# 多因素和未知因素导致的肺动脉高压

## 病例 23　血液透析相关的肺动脉高压

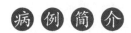

病　例　简　介

患者男性,58岁,因活动后气促、乏力3月余,于2020年6月11日入院。3个月前,患者无明显诱因反复出现活动后气促,平地走50~100米或上一层楼梯时气促加重,休息时可缓解,伴阵发性、刺激性咳嗽及胸闷,无鼻出血、咯血,无胸痛、心悸,无口干、眼干,无口腔溃疡、皮疹、光过敏,无关节痛、晨僵,无雷诺现象,到当地人民医院就诊。心脏彩超提示左心房、左心室、右心房增大,二尖瓣中度反流,三尖瓣重度反流,卵圆孔未闭,肺动脉高压(重度)。胸部CT示双肺炎症,双肺下叶小钙化灶,双侧胸腔少量积液,纵隔淋巴结增大,心脏增大,主动脉壁钙化。为进一步诊治,至我院就诊。患者自起病以来,精神可,胃纳一般,小便量少,大便正常,体重无明显变化。

患有高血压病(3级,很高危组)5年,长期口服缬沙坦、氨氯地平、特拉唑嗪控制血压,自诉血压控制可。患有2型糖尿病5年,未系统口服药物治疗,血糖控制不详。患有糖尿病肾病、慢性肾脏病(CKD)(5期)、肾性贫血。维持性血液透析状态1年余,一周规律透析3次。个人史、家族史、过敏史无特殊。

**【入院体格检查】**

T 36.7℃,P 75次/分,R 20次/分,BP 136/72 mmHg,SpO$_2$ 98%(吸空气下)。神志清楚,对答切题。双肺呼吸音粗,双肺下叶可闻及少许湿啰音。心律齐,P2>A2,未闻及心脏杂音。左上肢桡动脉动静脉瘘处可闻及高调连续性吹风样杂音;双下肢未见明显浮肿。余未见异常。

**【入院诊断】**

(1) 肺动脉高压原因待查。

(2) 肾功能不全,CKD5期,维持性血液透析。

(3) 肾性贫血。

(4) 高血压病(3级,很高危组)。

(5) 2型糖尿病。

**【实验室检查】**

1. **血常规**　WBC 2.5×10$^9$/L(↓),Hb 103 g/L(↓),PLT 66×10$^9$/L(↓)。

2. 血气分析(FiO$_2$ 29%)　pH 7.4，PaO$_2$ 112 mmHg(↑)，PaCO$_2$ 48.4 mmHg(↑)，HCO$_3^-$ 26.7 mmol/L。

3. 粪便常规＋隐血试验　未见异常。

4. 凝血功能　D-二聚体 1 231 ng/mL(↑)，余基本正常。

5. 肾功能　BUN 12 mmol/L(↑)，Cr 453.8 umol/L(↑)。

6. 心功能　NT-proBNP>35 000 pg/mL(↑)，心梗鉴别六项未见异常。

7. 风湿免疫指标　C3 0.576 g/L，β$_2$ 微球蛋白 29.5 mg/L(↑)，ACA IgG 25.31 GPL/mL(↑)。ANA 谱十一项、ANA 定量、类风湿指标、血管炎三项、易栓症三项均阴性。

8. 其他　HbA1c 正常，肺肿瘤指标、血传播八项阴性。

【其他辅助检查】

1. 心电图　窦性心律，大致正常。

2. 心脏超声　心肌回声增粗、增强，右心房、右心室稍增大，卵圆孔未闭(约 2 mm)，肺动脉高压，心包积液(微量)(LA 36 mm，LVDd 59 mm，RA 43 mm，RV 26 mm，SV 98 mL，EF 57%)，三尖瓣轻度反流，TAPSE 10 mm，估测 PASP 51 mmHg。

3. 腹部脏器、双下肢血管 B 超　胆囊多发结石并多发性息肉样声像，双肾稍小(左肾 95 mm×48 mm，右肾 81 mm×42 mm)，慢性肾功能不全声像，双肾小囊肿；双下肢静脉、髂静脉彩超未见异常声像。

【诊治经过】

为明确患者是否存在肺动脉高压，2020 年 6 月 15 日完善右心导管检查：RAP 7/0/2 mmHg，PAP 38/10/20 mmHg，PAWP 6/2/3 mmHg，上腔静脉氧饱和度 78%，CO 8.5 L/min(Fick's 法)，CI 5.5 L/(min·m$^2$)(Fick's 法)，PVR 3.8 WU(Fick's 法)、体循环阻力 23.3 WU(Fick's 法)。检查结果提示临界肺动脉高压。左侧动静脉人工造瘘后 CO 增高，考虑与造瘘后动静脉分流相关。予降压、充分透析、补钙、降磷等对症治疗，患者症状明显好转，遂准予带药出院。

【最终诊断】

(1) 血液透析相关肺动脉高压(临界，第五大类)。

(2) 尿毒症性心肌病。

(3) 糖尿病肾病，CKD5 期，维持性血液透析。

(4) 肾性贫血。

(5) 2 型糖尿病。

(6) 高血压病(3 级，很高危组)。

(7) 胆囊多发结石。

【随访】

半个月后门诊复诊，患者一般活动不受限。

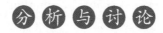

分析与讨论

**罗碧辉主任医师**（广州医科大学附属第一医院,心血管内科）

本例为慢性肾功能不全终末期患者,动静脉造瘘术后状态,长期行透析治疗(每周三次),入院查 NT-proBNP>35 000 pg/mL,心脏彩超提示左心增大、EF 值偏低,除了考虑动静脉分流导致的肺动脉高压,还需考虑透析不充分,尿毒症相关毒素沉积、心功能不全、心肌病、冠心病等因素导致的肺动脉高压。

**宫素岗副主任医师**（上海市肺科医院,肺循环科）

结合患者病情,不排除左心疾病(尿毒症性心肌病、冠心病)相关的肺动脉高压可能。患者肺动脉压力并不高,考虑为利尿、透析、冠心病扩张血管治疗后容量降低导致的右心导管压力偏低。另外,患者透析时间并不长(1～2 年),血管重塑可能尚未出现,随着透析时间延长,后续可能会出现肺动脉压力持续升高,需要动态随访监测。

**曹云山主任医师**（甘肃省人民医院,心血管内科）

对血液透析患者进行右心导管检查时需注意时间点,因为透析可能影响对右心导管检查的各个指标,透析后 PAWP、PAP 均可能降至正常。透析相关肺动脉高压是多因素共同作用下产生的,包括尿毒症毒素对肺血管床的影响等。本例患者不能排除左心因素、容量等原因参与肺动脉高压发生。治疗方面,患者目前为临界肺动脉高压,尚未达到肺动脉高压诊断标准,暂不需要靶向药物治疗。此外,患者肺动脉高压与尿毒症毒素累积相关,可与肾内科沟通优化透析方案。

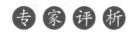

专家评析

**龚娟妮副主任医师**（首都医科大学附属北京朝阳医院,呼吸与危重症医学科）、**熊长明主任医师**（中国医学科学院阜外医院,肺血管与综合内科）

根据右心导管资料分析,患者为临界肺动脉高压,CO 显著增高,考虑为血液透析相关肺动脉高压。文献报道约 30% 透析患者合并肺动脉高压,但多数文献均是通过心脏彩超估测肺动脉压力,右心导管检查确诊的透析相关肺动脉高压报道较少。透析相关肺动脉高压为第五大类肺动脉高压,发病率并不低,约 58.6% 行动静脉瘘透析的患者可并发肺动脉高压。透析相关肺动脉高压的病因复杂,主要包括:造瘘导致的动静脉分流、心功能不全、尿毒症性心肌病、肾性高血压、尿毒症毒素沉积对血管的损伤等。多数患者以治疗原发病为主,定期复查心脏超声和右心功能。

（1）维持性血液透析的患者发生肺动脉高压主要与内皮细胞功能紊乱、炎症介质及免疫紊乱、动静脉内瘘、营养不良（贫血及低蛋白血症）、尿毒症物质沉积血管床导致肺血管炎症及重塑、钙磷代谢紊乱沉积肺血管导致肺血管钙化、心脏结构改变（左心增大等）及液体负荷等因素有关。

（2）针对合并肺动脉高压的维持性血液透析患者的靶向药物优化方案目前仍缺乏循证依据，若血液透析不充分，使用靶向药物仍存在一定的风险。建议以治疗基础肾病，降低尿毒症相关毒素以及容量负荷为首选治疗方案。

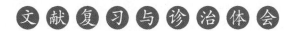

维持性血液透析及腹膜透析均可导致肺动脉高压，其中维持性血液透析患者发生肺动脉高压比例最高。约25%～51%的维持性血液透析患者可并发肺动脉高压[1,2]。合并肺动脉高压的维持性血液透析患者的生存率、生存时间与无肺动脉高压的维持性血液透析患者相比显著降低[3]，维持血液透析的时间越长（30个月以上），发生肺动脉高压的可能性越大[4]。

维持性血液透析相关肺动脉高压属于第五大类肺动脉高压，其发病机制复杂，目前仍存在较多争议。内皮细胞功能紊乱、炎症介质及免疫紊乱、动静脉内瘘、营养不良（贫血及低蛋白血症）、尿毒症物质沉积血管床导致肺血管炎症及重塑、钙磷代谢紊乱沉积肺血管导致肺血管钙化、心脏结构改变（左心增大等）及液体负荷等因素均可导致维持性血液透析患者发生肺动脉高压风险增加[5]。此外，年龄增加、合并糖尿病、高血压、瓣膜钙化均是维持性血液透析患者并发肺动脉高压的危险因素。

研究表明，CKD相关肺动脉高压人群中，约39%为单纯毛细血管后性肺动脉高压，毛细血管前性肺动脉高压患者约占13%[6]。有研究发现，利用动静脉瘘进行维持性血液透析的合并肺动脉高压患者的CO常常显著升高、血管阻力亦增加[7]，这可能与动静脉分流相关。

针对合并肺动脉高压的维持性血液透析患者使用靶向药物治疗的循证依据并不多，西地那非等靶向药物均被尝试用于该类患者，对提高患者生活质量及生存率有一定意义[8]。然而，药物选择上应谨慎，ERA的使用可能增加CKD患者外周水肿的程度；前列环素类似物导致的慢性疼痛及恶心常常发生在CKD患者中，伊诺前列素在肾衰竭患者中清除率下降，因此使用的时候需减半剂量；针对NO通路的靶向药物中，仅西地那非不需调整剂量，利奥西呱并不推荐用于肌酐清除率少于15 mL/min的患者中，他达那非应避免用于肌酐清除率少于30 mL/min的患者[9]。此外，对维持性血液透析相关肺动脉高压患者进行精确的液体管理十分重要。

目前并没有关于在 CKD、存在动静脉瘘透析的患者进行右心导管检查的操作规范，右心导管的入路、是否可以通过动静脉瘘穿刺、如何更好地算出真实的 PVR 等仍不明确。也有学者尝试通过动静脉瘘穿刺进行右心导管检查[10]，但研究例数较少，仍需进一步研究。然而，在肾移植前，对 CKD 患者行心导管检查评估有着十分重要的意义。一项含有 363 例进行肾移植手术患者的研究表明，通过 Swan - Ganz 右心导管测量的 PASP≥35 mmHg 的患者与 PASP<35 mmHg 的患者相比，生存期明显缩短[11]。

## 参·考·文·献

[ 1 ] Mahdavi-Mazdeh M，Alijavad-Mousavi S，Yahyazadeh H，et al. Pulmonary hypertension in hemodialysis patients[J]. Saudi Journal of Kidney Diseases and Transplantation，2008，19(2)：189 - 193.

[ 2 ] Yigla M，Abassi Z，Reisner S A，et al. Pulmonary hypertension in hemodialysis patients：an unrecognized threat[J]. Seminars in Dialysis，2006，19(5)：353 - 357.

[ 3 ] Yigla M，Banderski R，Azzam Z S，et al. Arterio-venous access in end-stage renal disease patients and pulmonary hypertension[J]. Therapeutic Advances in Respiratory Disease，2008，2(2)：49 - 53.

[ 4 ] Harp R J，Stavropoulos S W，Wasserstein A G，et al. Pulmonary hypertension among end-stage renal failure patients following hemodialysis access thrombectomy[J]. Cardiovascular and Interventional Radiology，2005，28：17 - 22.

[ 5 ] 孙林林，陈慧敏，陈志. 维持性血液透析患者肺动脉高压及其影响因素的研究进展[J]. 中国血液净化，2019，18(5)：325 - 327.

[ 6 ] Edmonston D L，Parikh K S，Rajagopal S，et al. Pulmonary hypertension subtypes and mortality in CKD[J]. American Journal of Kidney Diseases，2020，75(5)：713 - 724.

[ 7 ] Riolo G，Al Ghamdi B，D'Arsigny C L. Pulmonary hypertension：Tortuous route to diagnosis [J]. Respirology Case Reports，2013，1(1)：8 - 9.

[ 8 ] Maron B A，Galiè N. Diagnosis, treatment, and clinical management of pulmonary arterial hypertension in the contemporary era：a review[J]. JAMA Cardiology，2016，1(9)：1056 - 1065.

[ 9 ] Walther C P，Nambi V，Hanania N A，et al. Diagnosis and management of pulmonary hypertension in patients with CKD[J]. American Journal of Kidney Diseases，2020，75(6)：935 - 945.

[10] Mu-Yang Hsieh M D，Tsung-Yan Chen M D，Lin Lin M D，et al. Right heart catheterization via dialysis arteriovenous shunts in end-stage renal disease patients[J]. Journal of Invasive Cardiology，2016，28(12).

[11] Jarmi T，Doumit E，Makdisi G，et al. Pulmonary artery systolic pressure measured intraoperatively by right heart catheterization is a predictor of kidney transplant recipient survival[J]. Annals of Transplantation，2018，23：867.

（江　倩　广州医科大学附属第一医院）

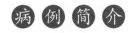

患者女性,51 岁。因咳嗽、活动后气短伴间断发热 1 月余,于 2020 年 9 月 22 日入院。患者 1 个月前无明显诱因出现咳嗽,伴咳少量白痰,有活动后气短,多于爬 3 层楼后出现,无咯血、胸痛,无头晕、黑矇、晕厥,无双下肢水肿,就诊于盐城市某医院,CTPA(2020 年 9 月 11 日)示右肺动脉充盈缺损,转至苏州某医院血管外科诊治,其间出现 1 次发热,体温最高 38℃。患者住院期间肺动脉造影提示右侧动脉主干大块充盈缺损,分支未见显影。导管内溶栓后(具体剂量不详),仍可见大块充盈缺损,后行肺动脉吸栓术,吸取物病理结果提示纤维素样坏死性物质伴急、慢性炎症细胞浸润。后又出现一次发热,体温不详。胸腹部 CT(2020 年 9 月 15 日)提示:① 双侧胸腔积液,右侧为主,伴部分包裹,双肺部分不张(右侧为主);② 双肺散在炎症;③ 纵隔、盆腔淋巴结增大;④ 少量心包积液。随后行胸腔穿刺引流术,引出淡红色液体,送检胸水常规、生化及细胞学未见明显异常(具体结果不详)。在给予抗凝、抗感染等综合治疗后,症状未见明显减轻,遂转至我院急诊。急诊住院期间再出现一次发热,体温最高 38.7℃,为进一步诊治,收入我科。

曾因左侧颈部淋巴结肿大行活检,术后病理示组织细胞坏死性淋巴结炎。有高血压病病史 2 年,血压最高 160/95 mmHg,既往服用氨氯地平(5 mg,qd),目前未服药,自诉血压控制良好。否认激素替代或补充治疗,目前已绝经。个人史、家族史无异常。

**【入院体格检查】**

T 36.2℃,P 102 次/分,R 21 次/分,BP 111/71 mmHg,$SpO_2$ 93%(吸空气下)。神志清楚,双侧颈部、颈前、颈后、腋窝未触及异常肿大淋巴结。颈动脉、锁骨上动脉、肾动脉未闻及血管杂音。呼吸急促,双肺呼吸音清,双肺未闻及干、湿啰音,右下肺呼吸音较左肺低。心率 102 次/分,律齐,P2＞A2,瓣膜未闻及明显杂音,未闻及额外心音,未闻及心包摩擦音。腹软,无压痛、反跳痛。双下肢无凹陷性水肿。

**【入院诊断】**

(1)肺动脉内病变待查:肺动脉原位血栓形成? 急性肺血栓栓塞症? 慢性血栓栓塞性肺动脉高压(CTEPH)? 大动脉炎? 肺动脉肿瘤?

(2)发热查因:肺梗死? 肺炎?

(3)双侧胸腔积液。

**【实验室检查】**

1. 血常规 WBC $7.69×10^9$/L, Hb 80 g/L(↓), PLT $288×10^9$/L。

2. 血气分析($FiO_2$ 21%) pH 7.5(↑),$PaCO_2$ 39 mmHg,$PaO_2$ 62 mmHg(↓),

$HCO_3^-$ 30.4 mmol/L(↑),BE 6.7 mmol/L(↑)。

3. 生化全项　AST 40 U/L(↑)，ALT 45 U/L，TP 55.3 g/L(↓)，Alb 30.4 g/L(↓)，Cr 45.8 μmol/L,$Na^+$ 138 mmol/L,$K^+$ 4.1 mmol/L,NT-proBNP 101 pg/mL,cTNI 0.01 ng/mL,CK-MB 0.1 ng/mL(↓)。

4. 凝血功能　D-二聚体 3 071 ng/mL(↑),FDP、PS、PC、AT、APTT 均在正常范围内。

5. ESR 检查　ESR 56 mm/h(↑)。

6. 铁蛋白　753 ng/mL(↑)。

7. 自身免疫相关检查　ANA 阴性。抗核小体抗体(+)，余自身抗体十二项均阴性。狼疮抗凝物：LA 1.4(略高)，LA1 1.7，LA2 1.2。ANCA 抗体：p-ANCA、c-ANCA 均阴性。ACA、CCP、抗 $β_2$ 糖蛋白 1 抗体均阴性。

8. 肿瘤标志物　CA125 54.6 U/mL(↑),NSE 25.56 ng/mL(↑)。

9. 感染相关指标　CRP 130.13 mg/L(↑),PCT 在正常范围内,G 试验、GM 试验结果在正常范围内。

10. 尿便常规、大便常规+隐血试验　未见明显异常。

【其他辅助检查】

1. 心电图　窦性心律,V1、V2 导联 T 波倒置。

2. 血管超声　双上肢、双侧锁骨下动脉未见明显异常,主动脉超声示升主动脉增宽;颈动脉超声示左侧颈动脉窦部内中膜局部增厚,增厚约 1.5 mm;双下肢动脉超声可见左侧股总动脉斑块形成。

3. CTPA 及肺动脉造影(2020 年 9 月 11 日)　右侧动脉主干可见大块充盈缺损,分支未见显影;导管内溶栓后仍可见大块充盈缺损(图 24-1)。

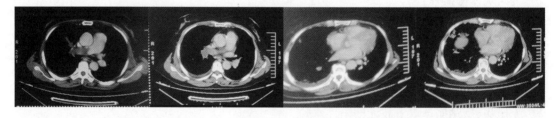

**图 24-1　CTPA**

右侧动脉主干可见大块充盈缺损(红色箭头),分支未见显影;导管内溶栓后仍可见大块充盈缺损

4. 胸、腹部 CT(2020 年 9 月 15 日)　① 双侧胸腔积液,右侧为主伴部分包裹,双肺部分不张(右侧为主);② 双肺散在炎症;③ 左肺上叶小结节;④ 纵隔、盆腔淋巴结增大;⑤ 少量心包积液(图 24-2)。

5. PET/CT　① 右肺动脉主干管壁弥漫性示踪剂摄取增高,考虑为炎性病变;其内占位性病变无摄取,考虑为血栓;② 右肺散在斑片影、条索影,伴代谢活性增高;右侧胸膜增厚,伴代谢活性增高,右侧胸腔积液;双侧颈部、右侧锁骨上区、纵隔、右侧腋窝、盆腔内大小不等淋巴结,伴代谢活性增高,均考虑为炎性病变;③ 心包积液(图 24 - 3)。

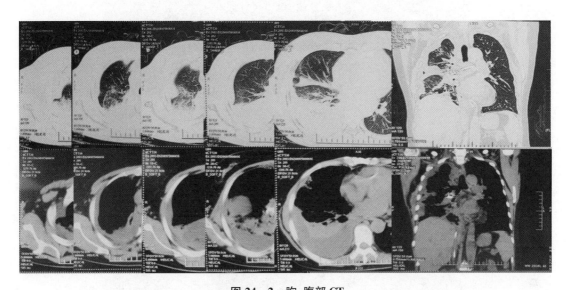

**图 24 - 2 胸、腹部 CT**
双侧胸腔积液,右侧为主,伴部分包裹,双肺部分不张(右侧为主);双肺散在炎症

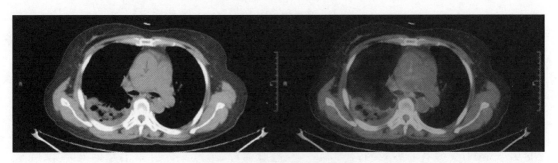

**图 24 - 3 PET/CT(见彩色插页)**
右侧肺动脉主干管腔内未见异常代谢活性灶,管壁弥漫性代谢轻度增高,SUVmax 2.5

6. 淋巴结组织病理(外院) 见胶原纤维及脂肪组织,可见片状嗜碱性坏死,并见脓肿形成,周围可见大量组织细胞聚集,部分血管内可见血管内皮炎、管腔闭塞,并见血栓形成及机化再通,需结合临床排除血管炎。免疫组化:弹力纤维染色显示血管(+),网织纤维(+),PAS 及 GMS 未显示特殊病原体感染,抗酸染色未找到阳性抗酸杆菌,CK(-),CD31(血管阳性),CD68(组织细胞阳性)(图 24 - 4)。

**【诊治经过】**

入院后,给予患者抗凝(足量依诺肝素)及抗感染治疗,入院第 2 天及第 3 天患者出现间断发热,最高体温 38.2℃,予对乙酰氨基酚退热,未再发热。入院第 8 天,心脏超声发现在短时间内即可见下腔静脉和肺动脉瓣上血栓脱落迹象,右心较前增大,患者气短开始加重,$SpO_2$ 较前下降 3%～5%,心率 120～130 次/分,BP 110/80 mmHg,NT-proBNP 3 912 pg/

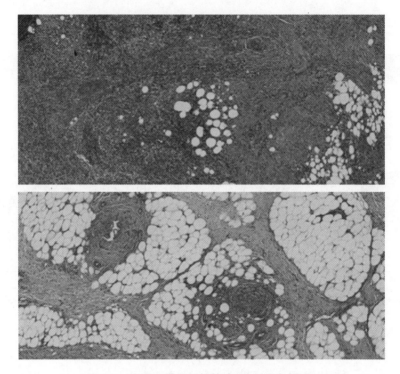

**图 24 - 4　淋巴结组织切片病理（见彩色插页）**

组织病理示胶原纤维及脂肪组织，可见片状嗜碱性坏死、脓肿形成，周围可见大量
组织细胞聚集，部分血管内可见血管内皮炎、管腔闭塞，并见血栓形成及机化再通

mL，考虑症状较前加重，心腔内血栓持续脱落，右心功能较前恶化；禁止其下床活动，面罩吸氧，阿替普酶（50 mg）溶栓，序贯肝素抗凝、利尿治疗，APTT 维持于 80 s。入院第 9 天（溶栓后第 1 天），无出血表现，症状同前，心电监护示心率 120 次/分，SpO₂ 99%（FiO₂ 50%），BP 108/67 mmHg。复查心脏彩超，仍可见下腔静脉血栓，继续泵入肝素治疗。入院第 11 天（2020 年 10 月 2 日），患者诉喘憋加重，伴咳嗽。心脏超声（2020 年 10 月 2 日）示：右心增大，肺动脉高压，右心室收缩功能减退，可见下腔静脉、右心室流出道血栓。考虑原发病控制不良，给予激素治疗[甲泼尼龙（120 mg，qd），2020 年 10 月 2 日晚至 2020 年 10 月 4 日晚；后调整为甲泼尼龙（80 mg，qd），2020 年 10 月 5 日至 2020 年 10 月 9 日]。肝素泵入抗凝目标值调整为 APTT 90 s，同时加用阿司匹林（100 mg，qd）抗血小板。治疗 10 天后，患者气短逐渐减轻，HR 降至 80 次/分，鼻导管吸氧（2 L/min），氧饱和度可维持在 96% 左右。双肺湿啰音消失，激素改用泼尼松（70 mg，qd，口服），抗凝调整为低分子肝素皮下注射及阿司匹林（100 mg，qd，口服）。治疗 14 天后，复查心脏超声，右心大小恢复正常，下腔静脉血栓较前减少。

**【出院诊断】**

（1）系统性血管炎。

（2）肺动脉原位血栓。

（3）心腔内血栓。

（4）下腔静脉血栓。

（5）肺梗死。

（6）肝功能不全。

（7）中度贫血。

**【随访】**

出院后规律随访，目前一般情况可。

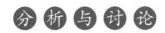

分　析　与　讨　论

**姜维副主任技师**（首都医科大学附属北京朝阳医院，心脏超声科）

心脏超声（2020 年 9 月 29 日 10 时）示右肺动脉血栓，与 CTPA 描述一致，右心室流出道可见团块影，下腔静脉近右心房处可见大团块影，当日 15 时再次复查心脏超声发现，右心室由正常演变为明显扩大，压力升高，三尖瓣反流由轻度变为中度，下腔静脉血栓较前变小，而肺动脉和右心室流出道血栓无变化。2020 年 10 月 14 日心脏超声示右肺动脉血栓较前缩小，右心室流出道及下腔静脉血栓明显减少，右心大小、压力恢复正常。病变性质通常需要考虑以下几个方面：肿瘤性病变，尤其是肺动脉肉瘤，可从形态及内部回声进行鉴别。原位血栓并非从深静脉脱落，故不呈游离样改变。外周血栓多呈游离条索状，具有下肢血管走行形状，常来源于下肢静脉。大动脉炎超声下改变主要表现在左、右肺动脉，极少累及主肺动脉；但有一个例外，即大动脉炎合并原位血栓，可出现一侧肺动脉堵塞。从目前情况来看，考虑动脉炎可能性大。

**郭晓娟主任医师**（首都医科大学附属北京朝阳医院，放射科）

2020 年 9 月 11 日 CTPA 示右肺动脉主干可见大块低密度充盈缺损，肺动脉无增粗或变细（肿瘤可引起增粗，而慢性肺血栓可引起肺动脉变细）。血栓头部形态不规则，可能与外院给予导管内溶栓有关，远端分支未见显影。肺窗上，右肺可见基底部增宽指向肺门的楔形梗死灶，符合右肺动脉栓塞影像改变。

2020 年 9 月 25 日的 CTPA（与 9 月 11 日对比）示血管壁更饱满，考虑血栓负荷有所增加，肺内实变病灶也有加重。我们往往通过观察右肺动脉近端征象区分肿瘤和血栓。肿瘤一般呈息肉状或凸出状改变；如为血栓，在抗凝治疗后一般呈杯口状改变。根据患者影像，暂不考虑肿瘤。出院前心脏 MRI 示右心功能失代偿，左心功能正常，无明显缺血性心肌病改变。

**杨敏福主任医师**（首都医科大学附属北京朝阳医院，核医学科）

PET/CT 示右肺动脉主干管壁弥漫性示踪剂摄取增高，考虑炎性病变；其内占位性病变无摄取，考虑为血栓。右肺动脉主干管壁代谢活性弥漫性增高（SUVmax 2.0），但右肺动脉主干有线性代谢增高，管腔内未见异常代谢活性，无生命活性，故不考虑为肿瘤。右肺散在斑片影、条索影，伴代谢活性增高；右侧胸膜增厚，伴代谢活性增高，右侧胸腔积液；双侧颈部、右侧锁骨上区、纵隔、右侧腋窝、盆腔内大小不等淋巴结，伴代谢活性增高，以上病变均考虑为炎性病变。

**胡秀梅医师**（首都医科大学附属北京朝阳医院，病理科）

颈部淋巴结活检组织为胶原纤维及脂肪，可见片状嗜碱性坏死和脓肿形成，周围可见大量组织细胞聚集，部分血管内可见血管内皮炎、管腔闭塞，并见血栓形成及机化再通，考虑为血管炎，需要与以下血管病变疾病相鉴别。① 韦氏肉芽肿病，血管管壁多见炎性肉芽肿、肉芽肿性血管炎，可见嗜碱性坏死；虽然该患者活检见嗜碱性坏死，但是并未见到炎性肉芽肿改变。② 变应性肉芽肿性血管炎，嗜酸性粒细胞增多。③ 显微镜下多见血管炎，为小动脉、小静脉、毛细血管病变。④ 白塞综合征，特征为坏死性血管炎和血管壁淋巴细胞浸润。

**潘欣副主任医师**（上海市胸科医院，心血管内科）

这个病例涵盖的内容非常多，但都有其特殊性，总的思路是要思考其由什么原因引起，根据提供的资料，可以排除肿瘤性病变和血栓脱落。诊断方面倾向于血管炎，在血管炎基础上继发血栓形成。该患者血栓形成速度快，抗凝治疗期间血栓也在增长。虽然肺动脉（以及下腔静脉）血栓很大，但经治疗后血栓缩小。治疗计划建议：① 使用大剂量激素；② 抗凝治疗，视情况逐渐增加抗凝药物，如情况不佳，建议加上溶栓治疗，若溶栓后效果仍不佳，可再使用抗血小板治疗（最主要的是先稳定患者的病情）。

**赵久良主任医师**（北京协和医院，风湿免疫科）

对于本例患者，呼吸科已经明确诊断。诊断定位考虑在肺动脉上，同时可以确诊是原位血栓，并不是外周静脉血栓形成后栓子脱落所致，这个占位性病变不考虑是肿瘤性病变。结合患者炎症指标明显升高以及血培养和病原学证据，均不支持感染性疾病，因此考虑系统性血管炎可能性大，但还需要排除部分肿瘤性疾病继发血管炎可能，特别是血液系统恶性肿瘤等。关于系统性血管炎累及血管病变的病理生理机制，可从以下几方面考虑。第一种是大动脉炎，现在被认为是中膜滋养层细胞发生的炎症，在炎症的基础上由内向外扩张、增殖，动脉内膜相对光滑，向外逐渐延展，外膜有肉芽肿性的改变，所以大动脉炎的患者往往很少会形成血管内血栓。通过经皮 BPA 介入手术观察发现，肺动脉内发生血栓的概率较小。第二种是以白塞综合征为代表的血管炎，主要是血管壁全层坏死性炎症，管壁中间会形成一个撕裂内膜，外膜是薄薄的一层，最后形成动脉瘤。实际上，瘤样扩张病变中经常会看到内膜撕裂和外膜纤薄。第三种是以血管内皮损伤为突出表现的类型，是在血管内皮损伤基础上继发血栓形成，主要的根源在于血管内膜上发生了炎症，炎症后续继发了高凝的状态，在原位形成了血栓。这种情况可见于急性心内膜炎，同时血栓逐渐延伸至肺动脉或心内膜上，形成贴壁血栓；右心上也可以形成血栓。病因分析方面通常需要考虑抗磷脂抗体阳性，以及高嗜酸血症等继发血管内皮功能不全。从 PET/CT 的报告上看,肺动脉内膜上面是有炎症的,亦支持此推论。综合分析,本例患者诊断可以考虑为系统性血管炎累及肺动脉。治疗方面:建议以抗炎为主,一线选择为大剂量激素;激素减量过程中存在复发风险,因此建议加用免疫抑制剂,循证医学证据最多的药物仍然是环磷酰胺;同时,如炎症控制不佳、有血栓再发,甚至需要考虑二线治疗,即生物制剂。关于心腔内血栓,看到类似于心内膜炎一样的心腔内赘生物时,采用规范抗凝＋激素＋免疫抑制剂治疗,一般血栓能够消退。血栓控制不佳时需要考虑外科干预。

**洪城主任医师**(广州医科大学附属第一医院,呼吸与危重症医学科)

我们曾遇到过一例相似的白塞综合征病例,患者为青年男性,肺动脉干有瘤样扩张表现,存在附壁血栓的同时合并有心腔内大量血栓,血栓考虑由自身炎症引起,当时使用大剂量激素＋免疫抑制剂治疗,经治疗后血栓逐渐缩小,心腔内血栓也逐渐变小。对于本例患者,左心衰竭考虑为炎症导致心肌受累所致。对于这类患者,建议以抑制炎症为主,往往激素已经可以控制大部分炎症;而对于血管白塞综合征(很多高炎症反应),单纯靠大量激素治疗可能控制不佳,且激素减量过程中容易复发,这种情况需要考虑加用免疫抑制剂,首选环磷酰胺,如炎症控制不佳、有血栓再发,甚至要加生物制剂。关于心腔内血栓,同意赵久良教授的建议。对于白塞综合征患者,在急性炎症情况下通常不建议手术治疗,主要是由于炎症急性期局部软组织损伤明显,会增加手术操作难度,同时在炎症控制欠佳的基础上会增加伤口愈合难度。

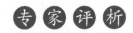

**杨媛华主任医师**(首都医科大学附属北京朝阳医院,呼吸与危重症医学科)

对于单侧肺动脉堵塞,首先应考虑有肺动脉内占位性病变的疾病,如动脉炎、肿瘤等。结合患者同时合并有淋巴结肿大,考虑为血管炎可能性大。患者治疗期间病情加重,考虑可能是下腔静脉血栓脱落,随着血流到达左侧肺动脉导致右心扩大所致。采用溶栓治疗后,患者左侧血栓缩小,病情才得以稳定。抗凝治疗后患者血栓持续增长,故考虑为血管内皮损伤的血管炎,所以激素抗炎治疗是必需的,激素治疗需及时、足量。至于心腔内的血栓,考虑为原位血栓形成,由心内膜抗凝物质分泌不足所致。通常,心腔内的游离血栓容易进入肺动脉导致病情加重,这时需要紧急处理,包括溶栓或外科手术取栓,对于单纯的原位血栓,采用单一的抗凝治疗即可。

(1) 系统性血管炎继发肺栓塞(PE)在 PET/CT 上表现为病变血管(可有)线性摄取增

高,而腔内充盈缺损部位示踪剂摄取无明显增高。若肺血管内充盈缺损有示踪剂摄取增高,需要与肺血管内肿瘤、血管炎等疾病相鉴别。

(2) 对于系统性血管炎继发 PE 患者,在足量抗凝基础上,加用激素和(或)免疫抑制剂治疗可控制病情进展,大多数血栓可吸收,预后较好。

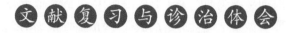

文 献 复 习 与 诊 治 体 会

系统性血管炎是以血管炎症与破坏为主要病理改变的一组自身免疫性疾病,可分为大血管炎、中血管炎、小血管炎。其临床表现因受累血管的类型、大小、部位及病理特点不同而不同,一般有头痛、发热、关节疼痛、咯血等表现。血管炎可以是一个单发的疾病,也可以是某一疾病,如 SLE、类风湿关节炎、肿瘤、感染的临床表现之一。

治疗系统性血管炎的药物有糖皮质激素和细胞毒性药物。糖皮质激素是系统性血管炎的基础治疗药物,若有重要脏器(如心、肾、肺、神经系统)受累,除糖皮质激素,还可使用免疫抑制剂、免疫球蛋白、生物制剂,或进行血浆置换等,有助于延缓疾病进展。但该疾病易复发,预后与受累血管的大小、种类、部位有关。

(黄永烽　东莞康华医院)

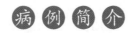

病 例 简 介

患者女性,77 岁。因活动后气促 2 年余,于 2020 年 4 月 25 日入院。患者 2 年前无明显诱因出现活动后气促,伴咳嗽、咳痰,以白色黏痰为主,量少。未诉发热、畏寒及盗汗,无胸痛、咯血。于当地医院行胸部 CT 示肺部多发结节、肺感染性病变。转至广州市某医院就诊,行 PET/CT 示肺部多发病变,心脏超声提示肺动脉高压,诊断为肺部感染、肺动脉高压,予以抗感染、化痰、平喘治疗(具体不详)后,咳嗽、咳痰好转,但仍有活动后气促,肺部多发结节无明显变化。出院后服用西地那非(25 mg,tid)降肺动脉压、利伐沙班(10 mg,qd)抗凝。4 个月前,再次到广州市某医院复查 PET/CT,示左肺上叶尖后段代谢活跃肿块,考虑为炎性病变或肺癌;原双肺多发病变中,左肺下叶较前减少,余病灶较前增多,考虑炎性改变可能性大;双侧肺门、纵隔、左侧内乳区、右侧颈部、胃小弯多发代谢活跃肿大淋巴结,部分较前增多、增大。现为进一步诊治,收住我院。发病以来精神一般,饮食、睡眠可,大、小便正常,体重无明显改变。

高血压病多年,血压最高达 160/100 mmHg,服用降压药,未定期测血压。糖尿病病史多年,平常服用阿卡波糖、消渴降糖胶囊降糖,自诉控制效果良好,具体不详。年轻时曾在电镀厂工作近 10 年,曾从事街道清洁工作多年,吸二手烟多年,无饮酒史,余无明显特殊。个人史、家族史无特殊。

**【入院体格检查】**

T 36.3℃,P 89 次/分,R 20 次/分,BP 123/68 mmHg,SpO₂ 98%(吸空气下)。神志清楚,对答切题。全身浅表淋巴结未触及肿大,双肺呼吸音清,未闻及干、湿啰音,心律齐,P2>A2,各瓣膜区未闻及病理性杂音。双下肢未见明显浮肿。余未见明显异常。

**【入院诊断】**

(1) 双上肺病变性质待查:尘肺? 肺结核?

(2) 肺动脉高压。

(3) 高血压病(2 级,高危组)。

(4) 2 型糖尿病。

**【实验室检查】**

1. 血常规 WBC 6.3×10⁹/L,N% 69.4%,Hb 116 g/L(↓),PLT 269×10⁹/L。

2. 血气分析(FiO₂ 21%) pH 7.362,PaO₂ 74.6 mmHg(↓),PaCO₂ 42.7 mmHg,SaO₂ 93.8%(↓)。

3. 凝血功能 FIB 5.82 g/L(↑),D-二聚体 1 435 ng/mL(↑),PT、INR 及 APTT 正常

范围内。

4. ESR 检查　ESR 120 mm/h(↑)。

5. 病原学检查(血)　真菌 1-3-B-D 葡聚糖定量与 GM 试验(-)；(血)T-spot (-)。多次痰抗酸杆菌均阴性。

6. 其他　HbA1c 14.2%(↑)。CRP、肝肾功能、肌钙蛋白、NT-proBNP、血传播八项正常。

**【其他辅助检查】**

1. PET/CT(2019 年 12 月，外院)　① 左肺上叶尖后段可见代谢活跃肿块，考虑为炎性病变或肺癌，建议于高代谢处穿刺活检。双侧肺门、纵隔、左侧内乳区、右侧颈部、胃小弯侧多发代谢活跃肿大淋巴结，部分较前增多、增大，考虑炎性淋巴结可能性大。② 双肺多发病变，其中右肺下叶病变较前减少，余病灶均较前增多，代谢稍活跃，考虑炎性病变可能性大；左侧腋窝淋巴结较前缩小。③ 左侧上颌窦少量炎症，上颌骨炎症。④ 直肠及盆腔部分小肠代谢活跃，考虑为炎性或生理性摄取可能性大，建议必要时行肠镜。

2. 心电图　窦性心律，大致正常心电图。

3. 心脏彩超　三尖瓣反流(反流束面积 3.6 cm$^2$，PG 53 mmHg)；肺动脉高压(估测 PASP 58 mmHg)。

4. 双下肢深静脉、腹部及泌尿系统彩超　未见异常。

5. 肺功能检查　肺通气功能大致正常，激发试验阳性，弥散功能正常。

6. 胸部 CT 增强(2020 年 4 月 29 日)　① 两上肺、右下肺前基底段多发团片状、结片状实变大致同前，两侧肺门、纵隔多发淋巴结肿大并钙化，考虑尘肺可能性大(需结合职业史)。② 右中上肺、左上肺支气管开口变窄，右上肺尖段及后段支气管闭塞，相应肺组织含气不全。③ 右上肺尖段肺动脉闭塞，余多发叶、段支气管起始段狭窄，部分伴狭窄后稍扩张，考虑为受纤维团块压迫所致(图 25-1)。

**【诊治经过】**

入院后完善相关检查，排除禁忌后行气管镜检查，管腔内可见较多碳尘沉着。BALF 细菌、真菌、结核分枝杆菌培养涂片未见明显异常，GM 试验(-)。

2020 年 4 月 30 日气管镜+右上肺活检示间质纤维组织增生，较多碳尘沉着，小灶凝固性坏死，未见肿瘤，考虑为肺尘埃沉着病，不能排除结核病，建议临床进一步检查。免疫组化示：CK(少量阳性)，TTF1(少量阳性)。特殊染色结果：GMS(-)，PAS(-)，革兰染色(-)，抗酸染色 1(-)，抗酸染色 2(-)，抗酸荧光染色(-)，真菌荧光染色(-)。

2020 年 5 月 7 日，行经皮 CT 定位下左上肺穿刺活检，病理示一坏死灶，病灶周围上皮细胞及多核巨细胞增生，邻近肺组织间质纤维组织增生，淋巴细胞浸润，碳尘沉着(图 25-2)。考虑为肺尘埃沉着症伴炎性肉芽肿。

继续予西地那非(25 mg，tid)降肺动脉压、利伐沙班(10 mg，qd)抗凝，以及降血压、降血糖等处理。2020 年 5 月 9 日办理出院，建议当地结核病防治所进一步明确是否为结核病。

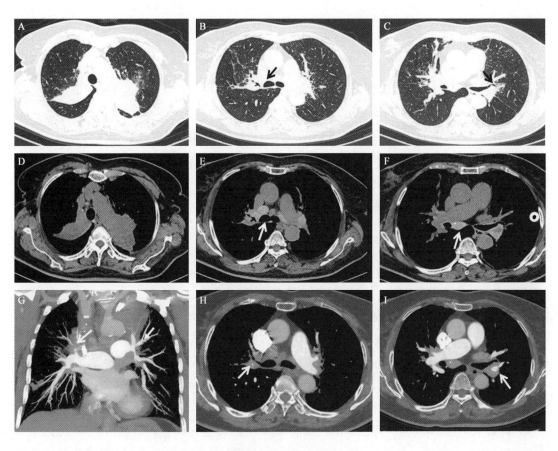

**图 25-1　增强 CT**

A、B、C. 右中上肺、左上肺支气管开口变窄（黑色箭头）；D、E、F. 两侧肺门、纵隔多发淋巴结肿大并钙化（白色箭头）；G、H、I. 右上肺尖段肺动脉闭塞，余多发叶、段支气管起始段狭窄，部分伴狭窄后稍扩张（白色箭头）

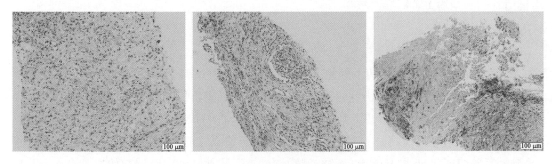

**图 25-2　活检病理（见彩色插页）**

【出院诊断】

（1）FM。

（2）肺动脉高压（Ⅴ型，右心房、右心室增大，心功能Ⅱ级）。

（3）双肺多发病变：肺尘埃沉着病？结核病？

（4）高血压病（2级,高危组）。

（5）2型糖尿病。

**【随访】**

致电患者女儿,诉患者出院后回甘肃张掖,因COVID-19,未进一步诊治,继续长期服用西地那非（25 mg,tid）降肺动脉压、利伐沙班（10 mg,qd）抗凝。

2021年3月15日,当地医院复查胸部CT示双肺病变大致同前,两侧肺门、纵隔多发淋巴结肿大并钙化,考虑尘肺可能性大,心脏彩超示中度肺动脉高压,继续原方案治疗。

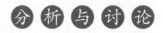

分 析 与 讨 论

**顾莹莹主任医师**（广州医科大学附属第一医院,病理中心）

分析2020年4月30日送检的右上肺组织,右肺肺泡腔和肺泡间隔明显增宽,间隔上可见大量椭圆形核,胞浆丰富。此外,间质内出现大量吞噬了碳尘的碳尘细胞,考虑为尘肺。间质内存在淋巴细胞浸润和凝固性坏死,但在坏死周围未见肉芽肿病灶,这种坏死完全不符合脓肿的特征且没有中性粒细胞,因此不考虑真菌或细菌感染（若是真菌或细菌感染,其内应该有很多纤维素坏死和中性粒细胞渗出）。病灶周围以淋巴细胞增多为主,尽管无肉芽肿病灶,还是要考虑结核病。病理诊断为肺尘埃沉着病伴凝固性坏死,未能排除结核病（没有见到肉芽肿,也没见到抗酸阳性,只能推测为结核病）。因为尘肺患者机体免疫力低,易患结核病,两者关系密切,且病灶周围以淋巴细胞增多为主,尽管无肉芽肿病灶,还是要考虑尘肺合并肺结核。2020年5月7日经皮（左上）肺组织活检病理结果显示:肺泡结构被广泛破坏,有大量间质纤维化和碳尘沉着,间质内存在淋巴细胞浸润和凝固性坏死,凝固性坏死边缘可见梭形的、胞浆丰富的、排列成堆的、增生的类上皮细胞,以及多核巨细胞,这证实了患者同时存在肺尘埃沉着病和结核病。

**雷永霞主治医师**（广州医科大学附属第一医院,放射科）

2017年外院胸部CT见两上肺结节,右上肺明显,中叶支气管狭窄,右下肺可见斑片状阴影,边缘模糊,密度不均匀,小叶间隔增厚;两肺门及纵隔淋巴结增大,内见钙化。2019年胸部CT见两下肺病变减少,两上肺团片状阴影增多,右中肺阴影增多,右下肺边缘模糊影吸收,小叶间隔增厚同前;肺门与纵隔肿大淋巴结压迫支气管。CTPA显示肺血管受压狭窄,肺动脉肺门区狭窄,包括右上、下肺动脉及左上、下肺动脉肺门区域起始段。本次CT显示两上肺病灶较前增大,结节依然存在并出现较多条索影,水平裂和斜裂增厚,中叶实变,右下肺前基底段实变,下叶小叶间隔增厚仍然存在,并存在胸膜下阴影;肺门、纵隔淋巴结肿大并钙化,多发支气管狭窄。CTPA显示:纵隔淋巴结中度不均匀强化,左下肺动脉狭窄（束状狭窄）,舌段肺动脉开口处狭窄,右上叶血管变细,两上肺血管走行基本正常。该患者肺动脉高压,肺血管受纵隔软组织压迫狭窄,考虑FM;血管、支气管受压迫狭窄,双上肺静脉轻度狭窄;两上肺、右下肺前基底段多发团片状、结片状实变,两侧肺门、纵隔多发淋巴结肿大并钙化,考虑尘肺可能性大,需进一步排除合并肺结核可能。

**王欣璐主任医师**(广州医科大学附属第一医院,核医学科)

2017年8月外院PET/CT示双侧肺门、纵隔区2、4、5、6组淋巴结增大,软组织密度病变,内有颗粒状细小钙化,团块样结节样高代谢区,高代谢区沿着肺门生长,包绕血管、气管,双肺门对称性改变,并沿支气管向下延伸,特点为高代谢、对称性分布,类似软组织肿块。7组淋巴结钙化明显,钙化区代谢高,除了纵隔淋巴结,还有肺内多发点状改变和纤维条索改变。右肺中叶纤维条索改变,代谢不高;右肺上叶后段实变,代谢不高;左肺上叶轻度代谢增高。肋骨有陈旧性骨折,其余腹腔、骨骼等未见明显异常。结合CT、PET/CT检查及病史,考虑良性病变,FM可能性大,不考虑淋巴瘤(该病淋巴结单一病变或融合成团,常浸润生长,不会沿着血管、气管生长)。

**杨苏乔副主任医师**(首都医科大学附属北京朝阳医院,呼吸与危重症医学科)

依据患者支气管、肺动脉、肺静脉多发狭窄,气管镜下碳尘沉着改变,中叶开口狭窄等,纵隔炎诊断基本明确,不考虑淋巴瘤,除了王欣璐教授提到的鉴别要点,还应注意淋巴瘤患者双上肺气管血管束明显,此例患者双上肺软组织密度影不均一,气管血管束不明显。本例需与结节病相鉴别,结节病表现为对称的双侧肺门淋巴结增大,肺内多见点样、线圈样沿气管血管束分布的结节影,较少见肺内片状团片影。结合患者流行病史和未经过抗结核治疗、气管镜可见碳尘沉着改变及纵隔炎的表现,考虑病因为结核可能性大,可考虑再次行穿刺活检。

**宫素岗副主任医师**(上海市肺科医院,肺循环科)

单纯从影像上看,需注意排除嗜酸性肉芽肿性多血管炎(EGPA),EGPA典型表现是气喘+嗜酸性细胞增多+肺上非固定浸润+鼻窦炎,然而患者嗜酸性细胞正常,病理未提示血管炎,无外周神经病变表现,诊断EGPA依据不足。诊断方面考虑尘肺合并肺结核,患者影像上并非典型结核表现,但病理上已经基本明确结核,影像表现不典型考虑可能与患者血糖高有关(血糖高可导致影像学发生不同变化,可与典型表现不一致)。考虑到双上肺病灶逐渐增多,还有淋巴结增大,抗结核治疗方案要偏弱,控制好血糖是基础。

**曹云山主任医师**(甘肃省人民医院,心血管内科)

患者是甘肃张掖人,该地区FM发病率高,病因不是非常明确,故不排除结核病可能。FM导致肺血管狭窄的常见病理是外压性改变,也可见浸润到外膜,甚至很多气管软骨被破坏,伴血管内膜增生,腔内血栓形成,甚至有急性肺栓塞(PE)的发生。FM多累及肺门侧,以上纵隔为主,其中累及最多的是上肺动静脉,反而较少累及下肺。其中肺静脉受累多以近端较为常见。心脏彩超示 PASP 58 mmHg,右心房、右心室无明显增大,若肺动脉压差大于 20 mmHg,可考虑支架或球囊扩张治疗。

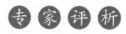

**杨媛华主任医师**(首都医科大学附属北京朝阳医院,呼吸与危重症医学科)

诊断上应考虑 FM 引起的肺动脉压力升高。心脏超声示 PASP 58 mmHg,但右心室不大,说明可能是轻度肺动脉高压,可行右心导管检查明确有无肺动脉高压及其程度。病因上,本例为来自甘肃(内蒙古、新疆、甘肃、青海等为结核病高发地区)的患者,有电焊职业接触史,经支气管镜可见大量碳尘沉着,很可能是结核病引起的 FM,也不排除由尘肺引起的可能。对该病例的治疗,主要是原发病的治疗和肺动脉高压的治疗。关于原发病的治疗,患者有 3 年病史(但结核病史可能大于 3 年),目前 ESR 快,CRP 升高,血糖高,CT 病灶在进展,若明确结核病诊断,需要抗结核治疗。关于肺动脉高压的治疗,不是因为肺动脉内膜增厚导致其压力增高,而是外压性狭窄导致压力增高,若外压不解除,即使使用靶向药物治疗效果也不会太好,因此建议扩张肺血管,同时应注意随访观察扩张后肺血管是否出现再狭窄。另外,因该类患者血管狭窄,血流通过形成涡流后易有原位血栓的形成。对于这种情况,是抗凝还是抗血小板治疗值得谨慎考虑。若无血栓形成,需长期抗血小板治疗;若已有血栓形成,则需要抗凝治疗,治疗 3 个月后,待血栓消失后再转为长期抗血小板治疗。

FM 常见病因为感染性因素(组织胞浆菌、结核分枝杆菌、曲霉、毛霉等)。FM 患者胸部 CT 上通常表现为局限性或弥漫性纤维性软组织增生,伴或不伴点状或密集钙化,其可对邻近结构,如气管、食管和血管等造成压迫而引起相应的症状。当胸部 CT 表现为二联征(肺动脉高压征象和肺不张)或者三联征(肺动脉高压征象、肺不张和胸腔积液)时,应疑诊 FM,行肺动静脉增强 CT 进一步明确诊断。

(邱参强 南平市第二医院)

## 病例 26 结节病所致纤维性纵隔炎

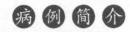

### 病例简介

患者女性，55 岁。因咳嗽、气促 10 余年，加重 2 天，于 2020 年 3 月 29 日入院。2010 年，患者无明显诱因出现咳嗽、咳痰（白色黏痰）、气促，冬春季好发；无咯血、胸痛，无潮热、盗汗，无头痛、头晕，无心悸、心慌，多次就诊于当地医院，诊断为支气管哮喘。予抗炎、止咳、平喘及雾化吸入治疗，症状可改善。2017 年初，患者因咳嗽、气促加重，在新疆某医院住院，予以诊断性抗结核治疗，其间患者出现胸腔积液，完善 PET/CT 等检查，并行胸腔镜胸膜活检、胸水病理检查等，仍未明确诊断，继续予诊断性抗结核治疗，规范治疗 5 月余，治疗效果不佳，复查仍提示胸腔积液。2017 年 10 月就诊我院，住院期间再次行胸腔镜及气管镜等检查，病理未见异常。我院 PET/CT 提示纵隔多发肿大淋巴结，伴异常代谢摄取（图 26-1 A～D）。多学科讨论后诊断为结节病可能，停用抗结核药物，出院后予泼尼松（20 mg，qd；每月减 2.5 mg）。患者诉咳嗽、气促改善。在减量过程中，患者多次因左侧胸腔积液于我院治疗，予胸腔穿刺引流处理。2018 年 5 月，停用激素。停药后，患者因多次胸腔积液复发就诊我院，予激素及对症治疗。2 天前，患者感上述症状加重，遂来我院就诊，查胸部 CT 平扫：① 两肺结节、纵隔及肺门、心膈角多发稍大淋巴结大致同前，右中肺不张大致同前；② 左侧胸腔新增中-大量积液，左下肺大部分不张；③ 两上肺前段渗出较前增多；④ 两肺各叶段支气管、动（静）脉肺门段束腰状狭窄同前，考虑为继发性纤维性纵隔炎（FM）（同前）；⑤ 肺动脉高压。现为求进一步诊治，收住我科。患病以来，患者精神一般，睡眠、胃纳较差，大便略成形，小便正常，体重未见明显变化。

曾行肾结石手术（具体不详）。否认高血压病、糖尿病、冠心病、脑出血、脑梗死等慢性病史；否认乙型肝炎、结核病等传染病史。无疫水、疫源接触史。无吸烟、嗜酒史，无冶游史，无放射性物质、毒物接触史。家族史无特殊。

**【入院体格检查】**

T 36.2℃，P 89 次/分，R 20 次/分，BP 145/90 mmHg，SpO$_2$ 94%（吸氧 2 L/min）。双侧胸廓对称，呼吸急促，左下肺呼吸音低，右肺呼吸音清晰，双肺未闻及干、湿啰音及胸膜摩擦音。余未见明显异常。

**【入院诊断】**

（1）胸内病变查因：肺结节病？FM？

（2）左侧胸腔积液（中-大量）。

（3）肺炎。

（4）肺动脉高压。

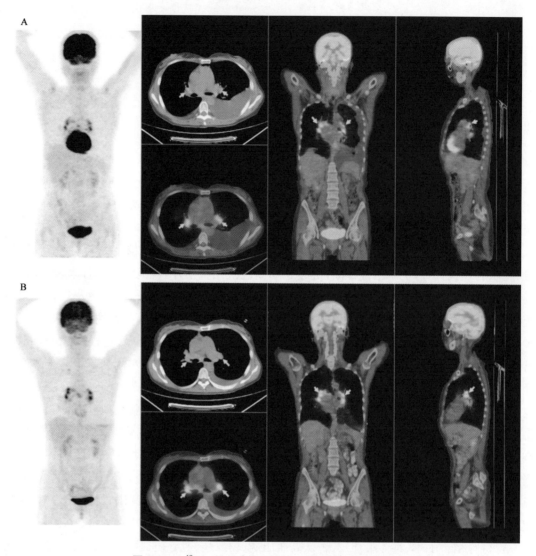

**图 26－1　$^{18}F$－FDG 全身 PET/CT 显像（见彩色插页）**

A. 2017 年 10 月 17 日全身 PET/CT 图像；B. 2020 年 4 月 2 日全身 PET/CT 图像，纵隔多发肿大淋巴结，伴异常代谢摄取，与 2017 年 10 月相仿（绿色箭头）

## 【实验室检查】

1. 血常规　WBC $6.80 \times 10^9$/L，NEUT% 70.5%（↑），Hb 120 g/L，PLT $179 \times 10^9$/L。

2. 血气分析（FiO₂ 21%）　pH 7.32（↓），$PaCO_2$ 46.5 mmHg，$PaO_2$ 65.2 mmHg（↓），$HCO_3^-$ 23.3 mmol/L。

3. 凝血功能　PT 13.6 s，INR 1.03，PTA 95.0%，FIB 4.43 g/L（↑），APTT 36.4 s，TT 15.7 s，D-二聚体 1 882 ng/mL（↑）。

4. 肝功能八项　ALT 17.3 U/L，总蛋白 59.0 g/L（↓），Alb 36.7 g/L（↓），GGT 17.3 U/L，血清总胆汁酸 1.6 μmol/L，血清 α-L-岩藻糖苷酶 14.7 U/L，TBIL 8.7 μmol/L，DBIL

1. 7 $\mu$mol/L。

5. **九项呼吸道感染病原体 IgM 抗体检测**　阴性。

6. **ESR 检查**　ESR 21 mm/h(↑)。

7. **风湿免疫指标**　IgG 7.35 g/L,IgA 0.642 g/L(↓),IgM 0.363 g/L(↓),C3 0.721 g/L(↓),C4 0.276 g/L,CH50 63.20 U/mL(↓),$\beta_2$ 微球蛋白 2.82 mg/L,铜蓝蛋白 0.272 g/L;血管炎三项未见明显异常。

8. **T 淋巴亚群及绝对计数**　$CD3^+CD45^+$ T 淋巴细胞 98.3%(↑),$CD3^+CD4^+$ T 辅助淋巴细胞 25.5%(↓),$CD3^+CD8^+$ T 抑制淋巴细胞 63.2%(↑),$CD4^+/CD8^+$ T 辅助/抑制细胞 0.40(↓),T 淋巴细胞($CD3^+CD45^+$)绝对计数 46/UL(↓),T 辅助淋巴细胞($CD3^+CD4^+$)绝对计数 12/UL(↓),T 抑制淋巴细胞($CD3^+CD8^+$)绝对计数 30/UL(↓)。

9. **肿瘤五项**　NSE 21.86 ng/mL(↑),CEA 3.41 ng/mL,CA125 92.78 U/mL(↑),CA153 9.08 U/mL,CYFRA21-1 2.66 ng/mL。

**【其他辅助检查】**

1. **肺功能**(2018 年 7 月 6 日)　重度混合性肺通气功能障碍(患者反复用力呼气过程中 $SpO_2$ 降至 78%,测试被迫停止,结果仅供参考)。

2. **支气管镜**　右中叶、左下叶支气管狭窄。于 10R、11R 淋巴结区可探及超声实性低回声区;EBUS-TBNA 术后病理结果:未见明显肿瘤细胞。

3. **心电图**　窦性心律,QT 间期延长,T 波改变。

4. **胸部 CT 平扫**　① 两肺结节、纵隔及肺门、心膈角多发稍大淋巴结大致同前,右中肺不张大致同前;② 左侧胸腔新增中-大量积液,左下肺大部分不张;③ 两上肺前段渗出较前增多;④ 两肺各叶段支气管,动、静脉肺门段束腰状狭窄同前;⑤ 肺动脉高压。

5. **心脏彩超**　三尖瓣反流(轻度),肺动脉高压(轻度)。左心室收缩功能未见明显异常。微量心包积液。

6. **双下肢深静脉彩超**　双下肢深静脉未见明显异常声像。

7. **PET/CT**　与本院 2017 年 10 月 17 日全身 PET/CT 对比:① 原双肺散在多发结节影、斑片影、条索影,范围及大小基本同前,两次 PET 糖代谢均未见明显增高;② 原双肺门、纵隔(4R、7 组)多发结节状高代谢病灶,现大部分体积无变化,少部分体积略增大,糖代谢稍增高;上次所示双肺支气管开口处、动静脉肺门段不同程度狭窄,以右中肺支气管开口处为主,右中肺完全性不张,本次均无变化;肺动脉高压(横径较前稍增宽);③ 原右侧胸腔少量积液已消失;原左侧胸腔大量积液现较前吸收、减少,左下肺后基底段局部外压性不张;右侧斜裂胸膜增厚较前改善;综上所述,双肺门软组织增厚伴结节状代谢增高病灶,病变范围及代谢均较前变化不大,综合考虑为良性病变,以 FM 可能性大;④ 甲状腺左叶结节,考虑良性病变(结节性甲状腺肿),大小、形态及代谢均同前。

8. **胸水常规**　黄色,微浑,有凝块。李凡他试验(+),潘氏试验(++),白细胞 302×$10^6$/L(/HP),RBC 16 248×$10^6$/L(/HP),分叶核细胞 7%,NEUT% 93%。

9. 胸水生化　Glu 7.25 mmol/L,总蛋白 24.6 g/L(胸水/血 0.42),LDH 79.8 U/L, ADA 2.00 U/L。

10. 胸水肺肿瘤五项　NSE 1.99 ng/mL,CEA 1.96 ng/mL,CA125 285.10 U/mL (↑),CA153 <1.00 U/mL,非小细胞肺癌相关抗原 3.18 ng/mL。

11. 肺泡灌洗液 NGS　阴性。

12. 胸水沉渣病理　见较多淋巴细胞、少许间皮细胞及组织细胞;涂片未见明确肿瘤细胞。

13. 其他　胸水及肺泡灌洗液 TB-DNA、Xpert、结核分枝杆菌涂片阴性,肺泡灌洗液分枝杆菌菌种鉴定、曲霉抗原、隐球菌抗原检测阴性。血培养及肺泡灌洗液细菌培养阴性。

**【诊治经过】**

入院后予吸氧、胸水引流、抗感染、化痰、止咳、利尿等对症治疗,以及抗感染[哌拉西林舒巴坦(3 g,q8h)+左氧氟沙星(0.5 g,qd)]、化痰(氨溴索)、解痉、平喘及营养支持治疗。经过治疗后,患者咳嗽、咳痰,活动后气促较前好转,予以带药出院。

**【出院诊断】**

(1) FM。

(2) 结节病。

(3) 胸腔积液(少量)。

(4) 肺动脉高压(心功能Ⅱ级)。

**【随访】**

出院 1 个月后,患者无明显活动后胸闷、气促,左侧胸腔少至中量胸水。

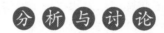

**邓宇主任医师**(广州医科大学附属第一医院,放射科)

患者肺尖有小叶间隔增厚,呈结节状增厚。上肺病灶比较多,小叶间隔成结节状增厚。中叶肺不张,左肺也有多发结节小叶间隔增厚,左肺有一个钙化的结节,伴中量胸腔积液。肺门水平中央气道明显狭窄,右中肺支气管明显闭塞。肺门和纵隔有多发的淋巴结,淋巴结密度较高,部分有明显钙化。肺动脉主干明显增粗,达到 35 mm。肺门淋巴结增大为主的病灶导致中央气道和中央大血管(包括肺动、静脉)受压狭窄,结合临床,考虑为结节病继发 FM。

**王欣璐主任医师**(广州医科大学附属第一医院,核医学科)

2017 年和 2020 年的 PET/CT 都可以发现双侧肺门和纵隔多发高代谢病灶。2020 年胸腔积液量较前减少。两次 PET/CT 对比提示淋巴结增大主要集中在肺门或中上纵隔;双肺门高代谢病灶较前变化不大,数目、形状、大小基本不变,代谢略增高;主要变化为双侧肺门和纵隔的 7 组淋巴结,代谢较前略增高;右侧锁骨下新增一个淋巴结;胸腔积液量较前减少。

**侯鹏主治医师**(广州医科大学附属第一医院,核医学科)

纵隔和肺门的结节压迫气道,导致通气检查的显像剂大部分滞留在气道、主支气管和叶支气管,提示通气受限。双肺通气和灌注功能都受损,其中左上肺舌段和左下肺通气功能受损比灌注严重,提示反向不匹配,符合 FM 改变。

**顾莹莹主任医师**(广州医科大学附属第一医院,病理中心)

患者胸水涂片中可见较多淋巴细胞、少许间皮细胞及组织细胞、纤毛柱状上皮细胞,但从未检查出肿瘤细胞,提示患者的胸腔积液是炎症性的漏出液。患者完善了 EBUS 的 7 组和 12 组淋巴结活检,结果显示 7 组淋巴结中未见特殊组织;12 组淋巴结中见两个玻璃样变肉芽肿性的结节,结节中央无细胞成分、无坏死组织,边界清楚,周围有碳尘样细胞、淋巴细胞和中性粒细胞,有纤维组织增生。该病理结果与结核病相似,需要与结节病相鉴别。结合患者影像学特点,即肺部的结节影沿着支气管血管束和淋巴道分布,而结节病特点是肺部的结节影沿着淋巴道分布、纵隔和肺门淋巴结肿大,所以倾向于结节病。EBUS 见淋巴结有玻璃样变,有纤维组织增生,这解释了肺部密度为何较高。此外,结节病可继发 FM。结核病的肉芽肿为干酪样坏死,周围边界不清,中央有碳尘、钙化和坏死组织,周围有淋巴细胞。根据患者的病理结果,可以排除结核的可能。IgG4 相关性疾病(IgG4 - RD)的病理特点是大量浆细胞、淋巴细胞和滤泡细胞,同时存在闭塞性静脉炎。患者的病理表现不符合 IgG4 - RD。

**张红卫主任医师**(佛山市第一人民医院,风湿科)

诊断 IgG4 - RD 时,需取组织进行 IgG4 的染色,测定外周血 IgG4 水平。有些文献表示,其他结缔组织疾病也可出现 FM,如 SLE 和感染性、类风湿性关节炎。患者病史十年,无相关的结缔组织疾病症状,自身抗体检查阴性,激素治疗效果不佳,风湿性疾病依据不足,不倾向 IgG4 - RD。

**潘欣副主任医师**(上海市胸科医院,心血管内科)

继发 FM 的病因,国内多见于结核分枝杆菌感染,流行病学研究提示发病呈地域性分布。本例患者是老年患者,生活在甘肃,西北地区是结核病的高发区。由于起病隐匿,患者往往没有接受正规治疗,随病程进展,纵隔淋巴结增生和纤维炎性改变存在,最终导致 FM。病理上呈现玻璃样肉芽肿,影像学提示肺门的支气管和肺动、静脉受压,受压的肺血管旁有增生的纤维组织,说明支气管和血管的压力来自外部。患者病史呈迁延性,左侧有中量胸腔积液,有轻微气喘,肺动脉压增高。患者症状好转考虑为胸腔积液穿刺引流减轻压迫带来的,与激素治疗关系不大。胸腔积液考虑是肺静脉受压引起的,建议行介入支架植入术治疗。

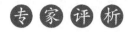

**熊长明主任医师**（中国医学科学院阜外医院，肺血管与综合内科）

患者为中老年女性，多发左侧胸腔积液就诊，多发的胸腔积液提示为渗出液，根据影像学资料提示 FM 可能性较大。FM 有原发性和继发性两种，前者比较少，国内该病患者多继发于肺结核，国外多见于组织胞浆菌感染诱发的免疫反应，导致纵隔内和（或）纵隔旁的纤维组织增生，表现出与压迫有关的症状。目前，通过外科治疗难以根治 FM，暂时只考虑药物治疗。有国外的研究报告称，对 CD20 阳性的患者用利妥昔单抗治疗，可取得较好的效果。因此，建议追踪患者的病理结果及 CD20 表达是否呈阳性。目前，介入治疗是能够改善患者症状的一个主要的治疗方式，经过介入治疗之后，本例患者胸水减少，肺动脉压也下降，表明治疗有效。介入治疗时，如果动、静脉同时都受压，建议先处理肺静脉，再处理肺动脉，这样能避免发生急性肺水肿的可能。

（1）纵隔淋巴结肿大常需鉴别淋巴结结核、结节病、转移瘤、FM 等疾病。FM 是一种病因不清、以纤维组织增生为特点的纵隔良性疾病，随病变进展，可导致支气管、血管受压狭窄，引起肺动脉高压。

（2）典型的影像学表现可以为诊断 FM 提供重要依据。局限型 FM 表现为软组织密度肿块，通常伴有钙化；病理多表现为肉芽肿性炎。弥漫型 FM 钙化少见，纤维组织包绕并压迫邻近解剖结构，可以导致支气管狭窄、上腔静脉阻塞、肺动脉及静脉狭窄等；病理表现为胶原纤维组织增生，少有炎症反应及肉芽肿形成。

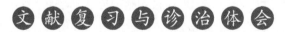

FM 是一类少见的、以纵隔内纤维组织过度增生为特征的疾病，主要累及中纵隔及肺门周围[1]。尽管 FM 为良性疾病，但随着病情进展，病变可压迫或阻塞邻近的解剖结构，如支气管、肺血管及食管等[2]，引起相应的临床症状。其病因尚不清楚，目前认为可能是由慢性感染，如感染组织胞浆菌、结核分枝杆菌等[3]引发的机体过度纤维增生性反应造成的纵隔纤维化，也可与其他纤维化性自身免疫性疾病，如腹膜后纤维化、硬化性胆管炎及纤维素性甲状腺炎等合并出现。纤维组织包裹、压迫肺动脉和（或）肺静脉，可出现肺动脉高压（FM 引起的肺动脉高压属于第五大类）；包绕并压迫邻近解剖结构，可以导致支气管狭窄、上腔静脉阻塞、肺动脉及静脉狭窄等，可出现咳嗽、呼吸困难、反复肺部感染、咯血及胸腔积液等症状。肺静脉阻塞可导致患者出现呼吸困难和咯血，长期肺静脉阻塞[4]可导致肺动脉高压及肺源

性心脏病,是导致 FM 患者死亡的重要原因之一。肺动脉本身受压狭窄也可导致肺动脉高压,但相对少见。

目前 FM 缺乏公认的诊断标准,典型的影像学表现可以为诊断提供重要依据,影像上可分为:① 局限型,表现为软组织密度肿块,通常伴有钙化,病理多表现为肉芽肿性炎;② 弥漫型,表现为纵隔区域广泛软组织密度影,钙化少见,病理表现为胶原纤维组织增生,炎症反应及肉芽肿形成少见。FM 尚无有效的治疗方法。对于局限型 FM,可采取外科手术或介入治疗解除支气管、血管的狭窄,不过介入治疗后也有一定的复发概率。

**参·考·文·献**

[ 1 ] Lin J, Jimenez C A. Acute mediastinitis, mediastinal granuloma, and chronic fibrosing mediastinitis: A review[J]. Seminars in Diagnostic Pathology, 2022, 39(2): 113 - 119.

[ 2 ] Garin A, Chassagnon G, Tual A, et al. CT features of fibrosing mediastinitis [J]. Diagnostic and Interventional Imaging, 2021, 102(12): 759 - 762.

[ 3 ] Singhal K K, Mathew J L, Vaidya P C, et al. Fibrosing mediastinitis associated with tuberculosis in children [J]. The Pediatric Infectious Disease Journal, 2021, 40(4): e166 - e169.

[ 4 ] Almakadma A H, Sarma D, Hassett L, et al. Pulmonary vein stenosis-balloon angioplasty versus stenting: A systematic review and meta-analysis[J]. Clinical Electrophysiology, 2022, 8(10): 1323 - 1333.

（陈日垦　广州医科大学附属第二医院）

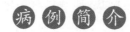

## 第一次入院

患者男性,71岁,甘肃人,居住在新疆。因气促3月余,于2020年1月6日入院。3个月前,患者无明显诱因出现夜间平卧时气促,偶有后背痛,端坐位可缓解,伴活动耐力下降,无咳嗽、咳痰,无发热、咯血,无反酸、嗳气,无双下肢水肿,无皮疹、四肢关节痛,就诊于当地医院。胸部CT示双肺上叶钙化、增殖灶。肺功能检测示中度阻塞性通气功能障碍。支气管镜示左肺上叶尖后段、右肺上叶前段及右肺中叶开口明显狭窄。当地医院给予抗感染、解痉平喘等治疗后症状略有好转,出院后仍有夜间及活动后明显气促。于2019年12月24日,到我院就诊,行胸部CT示右中肺外侧段支气管闭塞、内侧段支气管狭窄,合并右中肺阻塞性肺不张、多发叶及段支气管受压狭窄或闭塞,左上肺舌段及两下肺间-实质性病变,两侧肺门、纵隔多发淋巴结增大(图27-1)。心脏彩超示右心增大,肺动脉高压。为进一步诊治,收住我院。发病以来,患者精神尚可,饮食、睡眠一般,大、小便正常,体重无明显改变。

高血压病(3级,高危组)病史20年,平时服用厄贝沙坦、比索洛尔降压,血压控制可。否认糖尿病、冠心病等病史。否认结核病、乙型肝炎史。吸烟10年,约10支/天;无嗜酒史。个人史、家族史无特殊。

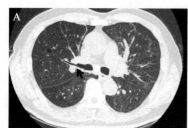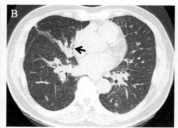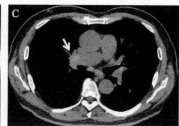

**图 27 - 1 胸部 CT 平扫**

A、B. 右肺支气管受压(黑色箭头);C. 纵隔多发肿大淋巴结(白色箭头)

【入院体格检查】

T 36.2℃,P 80次/分,R 21次/分,BP 149/77 mmHg,SpO$_2$ 97%(吸空气下)。神志清楚,对答切题。全身皮肤无明显黄染,浅表淋巴结未及明显肿大。双肺呼吸音粗,双肺未闻及干、湿啰音。心界不大,心率80次/分,律齐,未闻及杂音。腹壁平坦,无压痛、反跳痛,无包块,无移动性浊音,肠鸣音正常。肝脾肋下未及,肝区无叩击痛。双肾区无叩击痛,无输尿管行程压痛。脊柱四肢无畸形,各椎体无压痛。生理反射存在,病理反射未引出。四肢无明显水肿,无杵状指(趾),关节无红肿,活动可。

**【入院诊断】**

(1) 纵隔淋巴结肿大原因待查:结核病? 肿瘤? 纤维性纵隔炎(FM)?

(2) 肺动脉高压。

(3) 支气管狭窄。

(4) 高血压病(3级,高危组)。

**【实验室检查】**

1. 血常规 WBC $4.7 \times 10^9$/L,NEUT% 69.1%,EO $0.10 \times 10^9$/L,Hb 148 g/L,PLT $232 \times 10^9$/L。

2. 血气分析(FiO$_2$ 21%) pH 7.381,PCO$_2$ 39.8 mmHg,PO$_2$ 83.9 mmHg,SpO$_2$ 97%,HCO$_3^-$ 23.0 mmol/L。

3. 风湿免疫 ANA、ANA谱十一项、风湿三项、ESR、血管炎三项、ACA、肿瘤指标未见明显异常。血 ACE、IgG4均阴性。

4. 感染相关指标 PCT正常范围。(痰)细菌、真菌、结核分枝杆菌培养阴性。(血)G试验阴性。(血)GM试验阴性,T-spot阳性。(痰、BALF)多次抗酸涂片阴性。(BALF)TB-DNA、Xpert阴性。(血)寄生虫抗原全套阴性。

5. 其他 肝肾功能、心肌酶、凝血功能、尿常规、粪便常规+隐血试验均正常。

**【其他辅助检查】**

1. 心脏彩超(2020年1月7日) 双心房、双心室未见增大(LA 32 mm,LVDd 50 mm,RA 33 mm,RV 22 mm,SV 80 mm),二尖瓣、三尖瓣开放、关闭尚好。主肺动脉稍增宽(LPA 17 mm,RPA 17 mm)。未见心包积液暗区。CDFI:主动脉瓣口见局限反流束 3.1 cm$^2$,VP 400 cm/s,PG 64 mmHg,估测PASP 69 mmHg。

2. 肺功能(2020年1月10日) 中度阻塞性通气功能障碍;弥散功能正常。

3. CTPA(2020年1月6日) 两侧肺门、纵隔多发增大淋巴结并部分点状钙化,以两肺门为主,多发叶及段支气管受压狭窄或闭塞;两侧多发肺动脉叶及段分支起始部局限性、节段性狭窄,狭窄部位普遍位于近肺门区,疑为纵隔纤维化;左上肺舌段及两下肺间-实质性病变(图27-2)。

4. PET/CT(2020年1月9日) ① 双肺门软组织增厚,包绕双肺多处叶、段支气管及左、右肺动脉分支致其狭窄,糖代谢轻至中度增高(SUVmax 3.5~6.5),结合本院2020年1月6日CT增强扫描,考虑为FM,伴肺动脉高压;② 两侧肺门、纵隔(4组、5组、7组)多发淋巴结增大,最大者为 2.0 cm×1.7 cm(SUVmax 9.0),部分淋巴结内见点状高密度影,糖代谢明显增高,多考虑为淋巴结结核或结节病可能;③ 双肺肺气肿伴肺大疱,右肺上叶纤维硬化型肺结核,右肺上叶后段小钙化灶,左肺上叶舌段及两下肺间质性炎症,其中右肺下叶病变与2020年1月6日本院胸部CT相比增多(图27-3)。

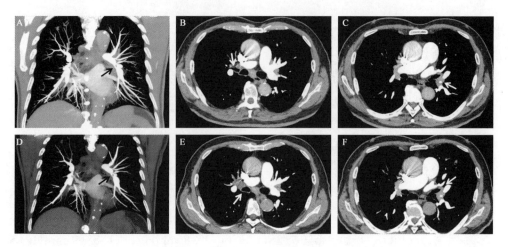

**图 27 - 2　CTPA**

A、C、D. 左下肺动脉束状狭窄(黑色箭头、白色箭头);B、E、F. 两肺门及纵隔淋巴结肿大,双侧支气管受压狭窄或闭塞(白色箭头)

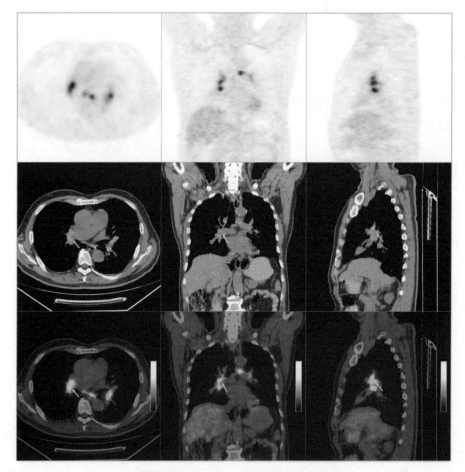

**图 27 - 3　PET/CT(见彩色插页)**

双肺门及纵隔多发结节状代谢增高灶,以右肺门为主(绿色箭头)

5. 支气管镜(2020 年 1 月 13 日)　① 右上叶、右下叶背段管腔狭窄,色素沉着;② 左下叶管腔狭窄,色素沉着。淋巴结硬,穿刺困难,组织欠佳(图 27 - 4)。术后病理示:涂片见纤毛细胞及含碳尘的组织细胞,未见肉芽肿及肿瘤。抗酸染色(-),ACE(-),CD20(-)。

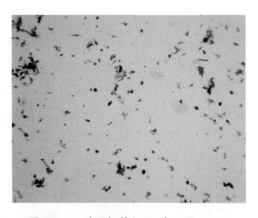

**图 27 - 4　病理切片(2020 年 1 月 13 日,见彩色插页)**

涂片见纤毛细胞及含碳尘的组织细胞

【诊治经过】

综合分析后,考虑结节病可能。予以泼尼松(20 mg,qd)抗炎、西地那非(25 mg,tid)降肺动脉压、控制血压、舒张支气管(思力华能倍乐,2 吸,qd)等治疗。后因为 COVID - 19,未予进一步诊疗。

【出院诊断】

(1) 结节病。

(2) 肺动脉高压。

(3) 支气管狭窄。

(4) 高血压病(3 级,高危组)。

## 第二次入院

患者上次出院后反复气促,无明显缓解,行激素治疗 1 个月后未进一步诊治。2020 年 12 月 8 日,为明确诊断及治疗,再次住院。

【实验室检查】

1. 血常规　WBC 4.90×$10^9$/L,NEUT% 77.8%(↑),EO 0.10×$10^9$/L,Hb 143 g/L,PLT 218×$10^9$/L。

2. T 淋巴亚群及绝对计数　T 辅助淋巴细胞/T 抑制淋巴细胞 2.42,T 淋巴细胞(CD3$^+$、CD45$^+$)绝对计数 429/UL,T 辅助淋巴细胞(CD3$^+$、CD4$^+$)绝对计数 286/UL,T 抑制淋巴细胞(CD3$^+$、CD8$^+$)绝对计数 120/UL。

3. 其他　凝血功能、肝肾功能、心肌酶、PCT、肿瘤指标、真菌二项、(痰)抗酸杆菌未见明显异常。

【其他辅助检查】

1. 血管彩超(2020 年 1 月 7 日)　双侧颈内静脉、颈动脉,双下肢深静脉、动脉未见异常。

2. 心脏彩超(2020 年 12 月 9 日)　双心房、双心室未见增大(LA 30 mm,LVDd 45 mm,RA 31 mm,RVd 37 mm,SV 74 mm),二尖瓣、三尖瓣开放、关闭尚好。主肺动脉增宽。未见心包积液暗区。估测 PASP 38 mmHg。

3. CTPA(2020 年 12 月 10 日)　大致同 2020 年 1 月 6 日我院 CTPA(图 27 - 2)。

4. 肺功能(2020 年 12 月 10 日)　① 轻度阻塞性通气功能障碍;② 弥散功能轻度下降

（DLCO 77.4%）。

5. 肺通气/灌注显像（2020 年 12 月 11 日）　① 双肺多发血流灌注功能受损灶,以左肺上叶尖后段、上舌段、下叶后基底段,右肺上叶、中叶及下叶前基底段等为主,与通气显像呈不匹配/欠匹配性改变,相应部位 CT 示双侧肺门、纵隔多发肿大淋巴结影伴钙化,双肺多发肺动脉分支起始部受压变窄,双肺多发支气管分支管壁增厚、管腔狭窄伴右肺中叶部分肺不张,考虑为 FM（继发肺动脉狭窄）所致；② 右肺上叶陈旧性肺结核。左肺上叶上舌段及双肺下叶间质性肺炎改变；③ 分肺灌注功能的测定示左肺占全肺的 54.93%,右肺占全肺的45.07%；④ 肺动脉高压（图 27-5）。

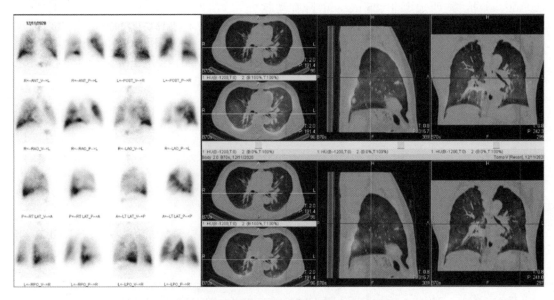

图 27-5　肺通气/灌注显像（见彩色插页）

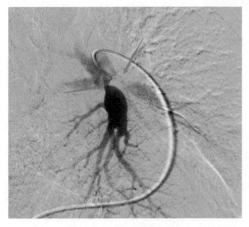

图 27-6　肺动脉造影

左肺动脉 A8/A9 干狭窄明显（红色箭头）

6. 右心导管、肺动脉造影、BPA（2020 年 12 月 15 日）　行左肺动脉造影,可见左肺动脉 LA8/9 干狭窄明显,狭窄部位 1.5 mm；狭窄近段管腔横径 12 mm,狭窄远端管腔横径 15 mm。右肺动脉干、下肺静脉回流可,右上肺动、静脉狭窄,呈偏心性；静脉回流延迟,多角度受累；左肺动脉分支（A8/A9）共干明显狭窄（图 27-6）,予以球囊扩张（A4/A5 共干处）,扩张时狭窄段血流增多（表 27-1）。

表 27-1　球囊扩张前后血流动力学参数对比

| 指　标 | 术　前 | 术　后 |
|---|---|---|
| HR(bpm) | 66 | 62 |
| BP(mmHg) | 124/86/99 | 138/84/102 |
| SVC(mmHg) | 6/0/3 | 11/7/9 |
| RAP(mmHg) | 8/-1/3 | 11/5/8 |
| IVC(mmHg) | 7/0/3 | 12/6/9 |
| PAP(mmHg) | 68/22/37 | 70/25/39 |
| 狭窄远端压力(mmHg) | 51/20/31 | |
| 右下肺近端压力(mmHg) | 67/21/36 | |
| 右肺动脉狭窄近端(mmHg) | 22/14/20 | |
| PAWP(mmHg) | 15/9/11 | 15/9/11 |
| DPG(mmHg) | 11 | 14 |
| AO : PA | 2.7 | 2.6 |
| CO(L/min,Fick's法) | 3.6 | 4.7 |
| CI[L/(min·m²),Fick's法] | 1.9 | 2.5 |
| PVR(WU,Fick's法) | 7.3 | 6.0 |
| TPR(WU,Fick's法) | 10.4 | 8.3 |
| SVR(WU,Fick's法) | 26.8 | 20.1 |
| PA(%) | 58 | 68 |
| SVC(%) | 62 | 61 |
| IVC(%) | 66 | 71 |
| SaO₂(%) | 98 | 100 |

**【诊治经过】**

2020 年 12 月 15 日,患者行右心导管、肺动脉造影、BPA,结果示 PAP 为 68/22/37 mmHg(术前)和 70/25/39 mmHg(术后);PAWP 为 15/9/11 mmHg(术前),15/9/11 mmHg(术后),经肺动脉球囊扩张后,患者自觉气促明显缓解。

**【最终诊断】**

(1) FM(混合型)。

(2) 继发性肺动脉高压(第五大类,心功能Ⅱ级)。

(3) 慢性阻塞性肺疾病(COPD)。

(4) 高血压病(3 级,高危组)。

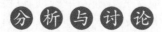

分 析 与 讨 论

**洪城主任医师**(广州医科大学附属第一医院,呼吸与危重症医学科)

总结该患者的病例特点如下:老年男性,甘肃人,现居住新疆,有吸烟史,既往有高血压病史 20 年，血压控制可；因平卧位出现气促 3 月余就诊，坐立位气促可稍缓解，但症状反复；目前暂无病原学、肿瘤、结缔组织疾病依据，T - spot（+）；CTPA 不排除既往结核病史，可见气管、肺动脉、肺静脉同时狭窄，通气/灌注不匹配缺失，肺动脉高压；PET/CT 示双肺门软组织增厚并代谢增高；支气管镜检查显示支气管管腔狭窄，未见新生物，冠状动脉无明显异常，激素治疗效果欠佳，考虑为 FM（结核分枝杆菌感染引起的可能性大）。目前存在的问题有以下几点：① 诊断是否明确，FM 的病因是什么，包裹血管、气管的组织是什么；② 右心导管检查示肺循环受累范围明显，肺动脉压没有受到明显影响的原因是什么；③ BPA 后，患者肺血流改善，但因弹性回缩，球囊扩张前后血管狭窄改变不明显，但患者气促症状有所缓解，选择该术式是否合适；④ 如需植入支架，如何准确定位及选择何种类型的支架；⑤ 在球囊扩张治疗过程中，患者可能会出现咳嗽、咯血等伴随症状，这些症状是否可以指导植入支架的选择；⑥ 根据患者 PET/CT 检查结果，发现纵隔旁及肺门处有炎症，这种情况下是否适用激素治疗？对于第三点，慢性血栓栓塞性肺动脉高压（CTEPH）患者最适合 BPA，因其病变位于腔内，血管壁和腔外正常，在扩张时相对安全，也不会对血管壁和腔外组织造成影响；但FM 患者不同，因其腔内正常，而病变位于腔外，扩张血管的同时，会造成气管受压，但以上情况也存在个体差异。从改善患者症状的角度考虑，肺动脉放置支架在 FM 患者中存在必要性。

**郭文亮主治医师**（广州医科大学附属第一医院，呼吸与危重症医学科）

FM 患者的气道亦受压，是否需要处理以及应该如何处理？国外研究显示，FM 的病因以组织胞浆菌感染为主，其可能与 B 淋巴细胞 CD20 相关。但我们治疗的患者中，许多患者 CD20 是阴性的，是否与国内患者的病因以结核分枝杆菌感染为主有关？

**王剑锋副主任医师**（首都医科大学附属北京朝阳医院，放射科）

目前尚不清楚 FM 的确切病因，研究表明与各种感染（如组织胞浆菌、结核分枝杆菌等）以及继发免疫反应等有关，但抗病原菌治疗通常无效。经过对既往病例的总结发现，仅通过球囊扩张手术治疗 FM 的效果有限。虽然大部分 FM 患者的肺动脉压力并不高（35～40 mmHg），但是患者可以出现明显的症状，只有开通血管才能缓解症状，因此血管支架植入是有必要的。但是，支架在植入后再度狭窄的风险相对较高，这与支架的直径有关。FM 一般以对症治疗为主，临床实践中更关注支架是否处于通畅状态以及其对血流动力学是否有影响，如果患者的病情允许，首选植入较大型号的支架，以 8 毫米以上的支架为宜。在选择支架置入的位置时，应优先开通左下肺动脉（因为相应的静脉回流尚通畅），如患者的症状仍未改善，可以考虑开通右上肺静脉。如果术后出现胸腔积液，需要考虑静脉回流是否存在问题，如存在问题，则需要先处理静脉再处理动脉。在进行血管处理时很容易忽略气道问题，患者右肺中叶气道闭塞，右肺不张，我们需要思考仅仅开通血管是否具有意义。

**曹云山主任医师**(甘肃省人民医院,心血管内科)、**陶新曹副主任医师**(中国医学科学院阜外医院,呼吸与肺血管中心)

此例患者单纯球囊扩张效果不好,可能与球囊长度不足(6.0 mm×20 mm)有关,扩张时球囊易滑动,影响扩张效果。对于支架,可以考虑用于治疗先天性肺动脉狭窄患儿的支架(可逐步扩张的支架)。FM患者球囊扩张术的疗效有限,球囊扩张后压差变化不明显,绝大多数患者需接受支架植入,支架可选择可重复扩张的支架。在支架植入部位选择上,优先考虑下肺动脉;因为多数情况下,下肺静脉受累较少,而下肺动脉涵盖的肺段较多;上肺动脉多伴有上肺静脉闭塞,处理难度极大。中叶支气管常明显受累,可能合并肺不张,因此也不在治疗的考虑范围内。肺血管为功能血管,而非营养血管;因此,在治疗上从改善肺血管功能角度出发。关于支架直径的选择,可参考狭窄两端相对正常血管的直径,狭窄远端可能会发生扩张,可选择比远端血管直径略小的支架,一般8～10 mm较为合适,长度以可覆盖病变部位为宜。植入支架前,球囊扩张术要准备充分(例如,要植入10 mm的支架,可能会用到8 mm的球囊扩张病变处,如球囊移位不明显,则支架植入移位不大;如球囊移位明显,则要选择相对长的支架)。FM患者多数存在分叉的病变,若灌注明显缺失,则需优先开放主干,放弃处理分支病变。关于支架直径的选择,一般认为8～10 mm较为合适,球囊长度一般在20～30 mm,又因20 mm的球囊易滑脱,因此多数情况下选择30 mm的球囊。

关于患者术中出现咳嗽的情况,可能的原因为增生的纤维组织包绕并压迫血管及神经,因此扩张时会刺激神经反射引起患者刺激性咳嗽,若术中患者出现咳嗽,可先暂停操作,观察患者咳嗽症状是否好转,待患者适应之后再行手术。一般而言,左右侧手术分开进行可减少咳嗽等症状。术后24小时之内复查胸部CT平扫能及时发现相关并发症(如肺损伤、急性肺水肿等),以便及早干预,改善患者的预后。

肺血管介入治疗存在异质性,针对不同疾病需要采用不同的治疗方法。在判断是否需要进行激素治疗时,不能仅依据PET/CT的结果来判断患者是否处于炎症活动期,因为每个患者对放射性核素的摄取存在个体差异,且激素的疗效也存在个体差异。另外,激素对于肺动脉局部狭窄治疗作用不大。如果处理完肺血管,患者症状明显改善,可进一步评估是否需要处理气道。

关于CD20阳性结果的判断,目前对肺结核导致FM的患者进行活检的情况较少,且国外的病例多是组织胞浆菌导致的FM。CD20阳性理论上与病因相关,不同病因累及的病变部位是不一样的,据国外报道,组织胞浆菌主要累及肺动脉、支气管和上腔静脉,累及肺静脉的情况较少;但国内肺结核相关的FM主要累及肺动、静脉及支气管,累及上腔静脉的较少。

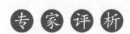

专　家　评　析

**潘欣副主任医师**(上海市胸科医院,心血管内科)

FM发病率较低,介入手术难度大且无明确的指南指导治疗。该病在我国中西部地区较为流行,其病因尚不清楚,可能与结核分枝杆菌感染有关。国外研究提示 FM 可能与组织胞浆菌有关,并认为自身免疫因素参与其中。PET/CT 诊断价值有限,但可用于排除其他疾病或观察炎症活动情况。FM 缺乏特效药物,多以对症治疗为主,而介入治疗则可作为姑息治疗的选择之一。该疾病病变可表现为外压式及血管壁的浸润,因此外科手术治疗难度较大,常需采用介入治疗。介入医生在处理该疾病时,需针对患者情况采用合适的方法,如何处理静脉和动脉也需因患者具体情况而定。当患者肺动脉压明显升高、右心扩大且病程较长时,可选择开放近肺门处血管;当患者以胸腔积液或咯血为主时,则需优先处理静脉。同时,动脉和静脉也可分开处理,具体操作方法由医生根据患者具体情况等选择。另外,是采用球囊扩张还是植入支架,也需视患者具体情况而定。

在植入支架之前,通常需要使用逐级球囊扩张来判断病变情况和血管对于扩张耐受强度。不同患者管腔外狭窄周围组织质地强度不同,有时过大球扩支架植入会损伤血管甚至造成血管破裂。单纯球囊扩张治疗不足之处在于血管容易发生弹性回缩,但是支架在处理血管分叉处病变时也存在明显缺点。FM 患者中大多存在分叉的病变,若灌注明显缺失,则需要优先开放主干,放弃处理分支病变。

在选择支架直径时,一般建议选用直径为 10 mm 的支架。针对凶险的 FM 患者,姑息治疗通常是主要的治疗策略,旨在缓解患者的症状并延长生存期。对于本例患者,其右心室并不是特别大,PASP 略高,但肺动脉平均压不高。一般而言,对于肺动脉高压的判断,应以肺动脉平均压为标准。但是对于此种狭窄性血管病变而言,应以收缩压为主要判断标准(特别是右心室收缩压),而非肺动脉平均压。关于气道狭窄的原因是压迫还是痰液堵塞,可以通过完善的气道 CT 检查来确定。同时,应关注周边气管情况,例如气道受压,这表明患者的病情非常严重,因为病变已经压迫软骨。

文献资料分析表明,FM 最常累及肺动脉,其次是支气管,然后是肺静脉,接着是上腔静脉,最后是食道。对于本例患者,除了评估肺动脉、肺静脉和气道受压情况,还需要评估通气/灌注和心功能。支架植入原则为:定位准确,覆盖病变狭窄段,压差基本消失。关于是否应用激素,应根据是否存在活动性炎症进行判断,但临床上难以通过现有的检查手段进行准确判断。如果权衡利弊,可以考虑进行短程激素治疗,并复查 PET/CT 观察病变部位的代谢情况是否有改变。

## 总 结

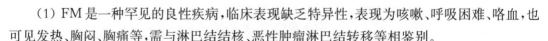

(1) FM 是一种罕见的良性疾病,临床表现缺乏特异性,表现为咳嗽、呼吸困难、咯血,也可见发热、胸闷、胸痛等,需与淋巴结结核、恶性肿瘤淋巴结转移等相鉴别。

(2) 影像学检查(肺动脉/肺静脉造影、CT 肺血管造影、PET/CT)在诊断 FM 中发挥重要作用。尽管病理学检查不是必需的,但对于弥漫性、少钙化病变的 FM,建议进行活检明确有无恶性倾向。

（3）目前，腔内介入治疗是 FM 的首选治疗策略。由于单纯的球囊扩张疗效较小，建议采用支架植入治疗 FM 所引起的血管狭窄。在选择支架型号时，可根据狭窄两端相对正常血管的直径评估支架的型号，同时需充分评估支架移位的风险。

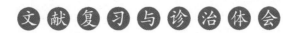

文　献　复　习　与　诊　治　体　会

FM 是一种罕见的良性疾病，在机体受到各种刺激后，异常的免疫反应导致纵隔中纤维炎性组织增殖、包裹、浸润并压迫纵隔结构，引起一系列临床症状。该病平均发病年龄为 35～46 岁，男、女患病率无明显差异，致病机制尚不清楚。研究表明，感染因素（如组织胞浆菌、结核杆菌、胚芽胞菌、曲霉、放线菌等）、自身免疫性疾病［如 IgG4 相关性疾病（IgG4 - RD）、白塞综合征、类风湿性关节炎和系统性红斑狼疮等］、放射治疗等都可增加 FM 的发生风险。

FM 在临床上可分为肉芽肿型和非肉芽肿型[1]。最常见的症状为咳嗽、呼吸困难和咯血。此外，也可能伴随发热、胸闷、胸痛等症状[2]。因其临床症状缺乏特异性，很容易被误诊，常被误诊为 COPD、支气管哮喘、CTEPH、射频消融或手术后致肺血管狭窄和肺癌等。对于 FM 的诊断，FM 二联征（肺动脉高压征象和肺不张）和 FM 三联征（肺动脉高压征象、肺不张和胸腔积液）是重要的线索。FM 的严重并发症包括继发性肺动脉高压和右心衰竭，这些并发症也是 FM 的主要致死因素[3]。

FM 尚无公认的诊断标准，可结合临床表现、影像学表现等进行诊断，病理学检查并不是必备的。影像学检查（如肺动脉/肺静脉造影、CT 肺血管造影）是常用的诊断方法，FM 的影像学特征包括局部或弥漫性病变、纵隔和肺门结构受压[4]。病理学表现为结节状或弥漫性纤维组织增生，包裹和浸润纵隔内结构。尽管活检不是必需的，但建议对于 FM 中弥漫性、少钙化病变进行活检或随访，以判断其是否有恶性倾向。

药物治疗以减轻肺动脉高压和右心衰竭为主，包括氧疗，以及利尿、降低肺动脉压等药物的对症治疗。尽管组织胞浆菌感染、结核分枝杆菌感染和 FM 之间存在关联，但是抗真菌和抗炎药物治疗基本无效。一些研究表明，皮质类固醇激素和他莫昔芬有望改善 FM 的治疗，但缺乏随机对照试验。此外，研究发现 FM 患者活检标本中有明显的混合淋巴细胞炎性浸润，CD20 阳性的 B 淋巴细胞比例较高。因此，一些 B 淋巴细胞免疫调节疗法（如利妥昔单抗）已经被提出，但缺乏充分的循证证据。

外科手术治疗疗效不确定且风险较高，因此目前首选腔内介入治疗。介入治疗 FM 引起的肺血管狭窄并发症发生率较高，这与其独特的病理生理过程有关。纵隔内致密的纤维组织浸润血管，可与血管壁粘连，导致血管壁僵硬、容易破裂。增生性纤维组织致密且伴钙化，使得介入治疗过程中血管易于受损，支架易于移位。与其他导致肺血管狭窄的疾病相比，介入治疗 FM 时，支架膨胀不良和经皮肺血管成形术治疗失败的风险增加。大多数 FM 疾病进展缓慢，部分患者可长期稳定；但如病变累及双侧纵隔，则预后较差。

## 参·考·文·献

［1］Garrana S H，Buckley J R，Rosado-de-Christenson M L，et al. Multimodality imaging of focal and diffuse fibrosing mediastinitis［J］. Radiographics，2019，39(3)：651-667.

［2］Hu Y，Qiu J X，Liao J P，et al. Clinical manifestations of fibrosing mediastinitis in Chinese patients［J］. Chinese Medical Journal，2016，129(22)：2697-2702.

［3］曹云山，段一超，苏红玲. 纤维纵隔炎致肺血管狭窄的诊治进展［J］.中华心血管病杂志，2020，48(10)：823-830.

［4］McNeeley M F，Chung J H，Bhalla S，et al. Imaging of granulomatous fibrosing mediastinitis［J］. American Journal of Roentgenology，2012，199(2)：319-327.

（罗惠君　东莞市茶山医院）

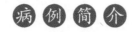

### 第一次入院

患者女性,65 岁。因反复咳嗽、喘息 15 年,加重 2 周余,于 2019 年 12 月 11 日入院。患者 15 年前无明显诱因出现咳嗽,呈阵发性咳嗽,无规律性,偶以夜间明显;咳少许白色黏痰,易咳出,伴有胸闷、喘息、气促,多以活动时明显,休息可稍缓解,无粉红色泡沫痰;自觉双膝关节、双手掌指关节疼痛,无胸痛,无痰中带血或咯血,无发热、畏寒、盗汗;否认四肢肿胀畸形、口干、眼干、皮疹、脱发。患者未进行系统诊治,症状反复、迁延不愈,天气变化时可加重。近 2 年来患者咳嗽、胸闷、喘息、气促症状发作频繁,影响生活、睡眠。反复于当地医院住院治疗,诊断为支气管哮喘、肺心病,经治疗缓解后出院(具体方案不详),规律吸入沙美特罗替卡松粉吸入剂(50 μg/250 μg),服用止咳(茶碱类)药物等,控制效果不佳,症状仍反复发作。2019 年 6 月,入住我院变态反应科,完善检查后,诊断为:① 双肺弥漫性病变待查(肺结节病,淋巴瘤);② 心房纤颤。予以泼尼松(15 mg,qd)、沙美特罗替卡松粉吸入剂(50 μg/250 μg)、富马酸比索洛尔、奥美拉唑等药物治疗,患者自觉症状改善,后自行停用上述药物。2 周余前,症状加重,以胸闷、气促、喘息症状为主,伴有活动耐力明显受限,于海南省某医院就诊,诊断为支气管哮喘急性发作、心房纤颤。经治疗后症状改善不明显,遂转至我院就诊。患病以来,神志清醒,精神稍疲倦,胃纳及睡眠欠佳,大、小便尚可,体重无明显变化。

发现双下肢静脉曲张、双下肢水肿 15 年,未予规范诊治;肺结核病史 10 余年,自诉规范抗结核治疗后复查治愈(具体病史不详),之后未再复诊;风湿性关节炎病史 7 年余,具体治疗方案不详。否认高血压病、糖尿病、冠心病病史。无吸烟、酗酒嗜好,家族史无特殊。甘肃酒泉人,家里熏香蕉,烟雾大。

**【入院体格检查】**

T 36.0℃,P 101 次/分,R 20 次/分,BP 130/91 mmHg,SpO$_2$ 95%(吸空气下)。神志清楚,对答切题,全身皮肤黏膜无黄染、皮疹及出血点。颈静脉无充盈怒张,呼吸稍促,唇甲无紫绀。双侧胸廓对称、无畸形,双肺呼吸音减弱,可闻及双相少量哮鸣音,以呼气相为主,未闻及湿啰音及胸膜摩擦音。心率 110 次/分,律绝对不齐,第一心音强弱不等,A2>P2。腹软,腹部无压痛、反跳痛,双下无水肿,四肢无杵状指(趾)。

**【入院诊断】**

(1) 支气管哮喘?

(2) 支气管狭窄?

（3）双肺弥漫性病变查因：肺结节病？淋巴瘤？

（4）双下肢静脉曲张。

（5）房颤。

**【实验室检查】**

1. 血常规　WBC 4.30×10$^9$/L，NEUT% 63.0%，Hb 133 g/L，PLT 187×10$^9$/L。

2. 血气分析（FiO$_2$ 29%）　pH 7.38，PCO$_2$ 44.7 mmHg，PO$_2$ 85.8 mmHg，HCO$_3^-$ 25.9 mmol/L。

3. 尿常规　亚硝酸盐（＋＋），细菌 561.00/$\mu$L，镜检细菌（＋＋＋＋）。

4. 心功能　NT-proBNP 348.3 pg/mL，LDH 293.3 U/L（↑），余未见明显异常。

5. 凝血功能　D-二聚体 399 ng/mL，PT、APTT 未见明显异常。

6. 肺肿瘤五项　NSE 28.51 ng/ml（↑），CA125 45.58 U/mL（↑），余未见异常。

7. 肝功能八项　GGT 103.6 U/L（↑），余未见异常。

8. 血脂四项　总胆固醇 5.75 mmol/L（↑），甘油三酯 1.72 mmol/L（↑）。

9. 血传播八项　HBsAb 406.75 mIU/mL（↑），HBeAb 0.29 s/co（↑），HBcAb 7.98 s/co（↑），anti-HCV、梅毒螺旋体抗体、HIV-Ag/Ab 未见异常。

10. 病原学　G 试验（血）、结核分枝杆菌核酸检测（痰）、痰培养（肺泡灌洗液）、真菌培养（肺泡灌洗液）、X-pert、痰涂片（检查抗酸杆菌）未见明显异常。

11. 其他　CRP 11.21 mg/L（↑），ESR 32 mm/h（↑），混合三项组合 IgE 变应原未见明显异常。

**【其他辅助检查】**

1. 胸部 CT 增强（2019 年 6 月 15 日，我院）　两侧肺门、纵隔淋巴结增大，两肺门区支气管、动静脉束腰状狭窄，两侧支气管血管间质增厚，两肺间质增厚并散在多发结节，斑片、条索影同前，性质待定，考虑良性病变（尘肺？结节病？结核病？）。

2. 全身 PET/CT（2019 年 6 月 18 日，我院）　右肺上叶尖段、右肺中叶近斜裂胸膜处可见糖代谢增高结节；余双肺散在小结节；两侧肺门及纵隔可见肿大的淋巴结，糖代谢增高，多考虑肉芽肿性病变（图 28-1）。

3. 心电图　快速型房颤。

4. 肺功能检查　中重度阻塞性通气功能障碍；舒张试验阴性；弥散功能在正常范围（表 28-1）。

5. 心脏彩超　左、右心房饱满，左心室收缩功能未见异常。

6. 双下肢血管彩超　双下肢大隐静脉曲张，左侧小腿部分肌间静脉增宽，双下肢深静脉及大隐静脉血流通畅。

7. CTPA　两肺多发病灶并两侧肺门、纵隔淋巴结增大，两肺门区支气管、动静脉束腰状狭窄，两肺支气管血管间质增厚，右上肺病灶较前增多，性质待定。考虑肉芽肿性病变（尘肺？结节病？结核病？）。肺动脉造影重建中亚段以上肺动脉未见明确肺栓塞。

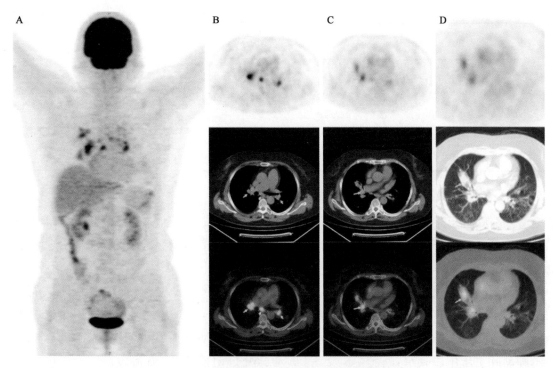

**图 28-1　全身 PET/CT 检查(见彩色插页)**

A. MIP 图；B. 胸部(纵隔窗)横断层；C. 胸部(纵隔窗)横断层；D. 胸部(肺窗)横断层。右肺上叶尖段、右肺中叶近斜裂胸膜处结节，两侧肺门及纵隔肿大淋巴结，糖代谢增高(绿色箭头)

**表 28-1　肺功能结果**

| 指　标 | 单位 | Pred | A1 | A1/Pd | P1 | A2/Pd | chg%1 | P2 | A3/Pd | chg%2 | P3 | A4/Pd | chg%3 |
|---|---|---|---|---|---|---|---|---|---|---|---|---|---|
| FVC | L | 2.26 | 1.96 | 86.6 | 2.05 | 90.3 | 4.34 | 2.07 | 91.3 | 5.46 | 2.12 | 93.4 | 7.91 |
| $FEV_1$ | L | 1.88 | 1.02 | 54.4 | 1.06 | 56.7 | 4.11 | 1.02 | 54.4 | 0.02 | 1 | 53.5 | -1.77 |
| $FEV_1/FVC$ | % | 84.21 | 52.15 | 61.9 | 52.04 | 61.8 | -0.22 | 49.46 | 58.7 | -5.16 | 47.47 | 56.4 | -8.96 |
| $FEV_1/$ VC MAX | % | 76.75 | 50.58 | 65.9 | 52.04 | 67.8 | 2.89 | 49.46 | 64.4 | -2.21 | 47.47 | 61.9 | -6.13 |
| VC MAX | L | 2.36 | 2.02 | 85.6 | 2.05 | 86.7 | 1.19 | 2.07 | 87.6 | 2.28 | 2.12 | 89.6 | 4.65 |
| PEF | L/s | 5.44 | 2.02 | 37.1 | 2.09 | 38.4 | 3.6 | 1.93 | 35.4 | -4.4 | 1.92 | 35.3 | -4.74 |
| $MMEF_{75/25}$ | L/s | 2.64 | 0.44 | 16.7 | 0.55 | 20.8 | 24.24 | 0.49 | 18.4 | 10 | 0.43 | 16.5 | -1.68 |
| $MEF_{25}$ | L/s | 1.11 | 0.21 | 18.5 | 0.28 | 25.5 | 37.56 | 0.22 | 20.3 | 9.51 | 0.25 | 22.3 | 20.49 |
| $MEF_{50}$ | L/s | 3.32 | 0.55 | 16.4 | 0.67 | 20.1 | 22.31 | 0.63 | 19.1 | 16.3 | 0.49 | 14.8 | -10.13 |
| $MEF_{75}$ | L/s | 4.95 | 1.07 | 21.7 | 1.12 | 22.5 | 4.11 | 1.03 | 20.9 | -3.53 | 1.1 | 22.2 | 2.4 |
| FET | s | | 6.95 | | 6.28 | | -9.61 | 6.87 | | -1.14 | 7.77 | | 11.9 |
| PIF | L/s | | 2.92 | | 1.87 | | -36.05 | 2.55 | | -12.6 | 2.95 | | 1.03 |

| 指　标 | 单位 | Pred | A1 | A1/Pd | P1 | A2/Pd | chg%1 | P2 | A3/Pd | chg%2 | P3 | A4/Pd | chg%3 |
|---|---|---|---|---|---|---|---|---|---|---|---|---|---|
| FIV$_1$ | L | | 1.91 | | 1.57 | | −17.99 | 1.82 | | −5.05 | 1.97 | | 3.22 |
| FEF50%/FIF50% | % | | 23.32 | | 39.24 | | 68.28 | 29.74 | | 27.53 | 18.81 | | −19.34 |
| MVV | L/min | 80.85 | | | 0.98 | 1.2 | | | | | | | 18.25 |
| BF MVV | L/min | | | | 33.65 | | | | | | | | 18.25 |

**【诊治经过】**

入院后给予泼尼松(20 mg,qd)口服,并予雾化吸入、化痰、抗凝等治疗。明确无支气管镜禁忌后,行气管镜检查,结果示支气管炎症改变;活检未见肿瘤细胞。免疫组化:ACE(−),CD20(−)。抗酸荧光染色(−),抗酸染色(−),Ag 染色(−)。经治疗后,患者自觉胸闷、气促症状改善不明显。结合患者 CT 影像表现,不排除纤维性纵隔炎(FM)可能。为进一步了解肺动脉狭窄情况并进行治疗,2019 年 12 月 19 日,于介入室完善右心导管＋肺动脉造影＋肺动脉球囊扩张术＋肺动脉血管内超声,右肺动脉造影示肺动脉主干中段狭窄,右肺 A8 及 A9 肺动脉开口明显狭窄,血流缓慢。血管内超声示右肺 A8 肺动脉血管内膜完整,中段狭窄,狭窄部分管腔大小约 3.9 mm×4.2 mm,选择合适球囊及压力给予扩张。经治疗后,患者自觉胸闷、气促症状改善。2019 年 12 月 24 日带药出院,包括曲美他嗪(35 mg,bid),氨溴索(40 mg,tid),索他洛尔(2.5 mg,qd),利伐沙班(20 mg,qd),信必可[(160 μg/4.5 μg)1 吸,q12h],能倍乐喷雾剂(2 喷,qd)。

**【出院诊断】**

(1) FM(累及肺动脉及气道),肺动脉球囊扩张术后。

(2) 双下肢静脉曲张。

(3) 房颤。

(4) 脂肪肝。

(5) 肝囊肿。

(6) 高脂血症。

**【随访】**

患者出院后规律口服药物治疗,起初自觉症状控制尚可,无明显胸闷、喘息、气促表现,活动不受限,间断于我院门诊复诊。2019 年 12 月 13 日我院门诊复查 CTPA 示两侧主支气管狭窄,左侧为主;两肺可见多发条索影及小结节影;两肺门、纵隔可见多发稍高密度软组织密度影,CT 值为 66～88 Hu;右肺动脉远端、左下肺动脉干束发带状狭窄(图 28－2)。

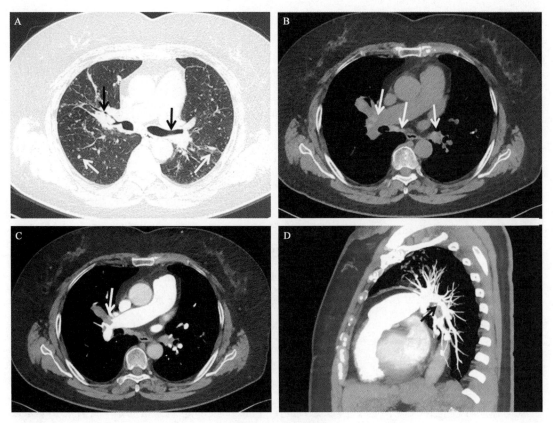

**图 28-2 复查 CTPA**

A.（肺窗）两侧多发支气管狭窄（黑色箭头）；两肺可见多发条索影及小结节影（白色箭头）；B.（纵隔窗，平扫）两肺门、纵隔可见多发稍高密度软组织密度影（白色箭头）；C. 右肺动脉远端束状狭窄（白色箭头）；D. 左下肺动脉束状狭窄（黑色箭头）

## 第二次入院

2020 年 3 月，患者无明显诱因再次出现咳嗽（频率增多），逐步出现胸闷、喘息、气促，严重时可闻及喉间吱吱音，活动或爬楼梯时可加重，遂于当地医院就诊，住院治疗 1 次，但效果不佳，症状呈持续性进展，出现活动耐力严重受限，不能快步行走及爬楼梯，伴有双下肢水肿，右下肢更明显。为求进一步诊治，于 2020 年 7 月 13 日，拟以 FM 收入我科。入院时患者神志清醒，无胸痛、咯血，无发热、畏寒、寒战、盗汗、消瘦等。胃纳及睡眠欠佳，大、小便无异常，体重无减轻，活动耐力降低。

【入院体格检查】

T 36.0℃，P 108 次/分，R 26 次/分，BP 141/91 mmHg，SpO$_2$ 95%（吸空气下）。神志清楚，对答切题，全身皮肤黏膜无黄染、皮疹及出血点。呼吸稍促，唇甲无紫绀。双侧胸廓对称无畸形，双肺呼吸音减弱，可闻及吸气相散在湿啰音及双相少量哮鸣音，以呼气相为主。心率 116 次/分，律绝对不齐，第一心音强弱不等。腹软，腹部无压痛、反跳痛，双下肢轻中度凹陷性水肿（右胫前明显），无杵状指（趾）。

**【实验室检查】**

1. 血常规　WBC $5.70×10^9/L$，NEUT% 73.8%(↑)，Hb 140 g/L，PLT $194×10^9/L$。

2. 血气分析(FiO₂ 29%)　pH 7.36，PCO₂ 47.3 mmHg，PO₂ 76.7 mmHg(↓)，HCO₃⁻ 25.9 mmol/L。

3. 尿常规　尿隐血微量，亚硝酸盐(++)，尿白细胞试验(+++)，WBC 187.00/μL(↑)，RBC 67.00/μL(↑)，细菌 16.00/μL(↑)。

4. 凝血四项　PT 123.6 s(↑)，APTT 43.5 s(↑)，D-二聚体　254 ng/mL。

5. 甲状腺功能五项　T₃ 1.05 nmol/L(↓)，余项目正常范围内。

6. 心功能　NT-proBNP 382.20 pg/mL。

7. 其他　ESR 29 mm/h(↑)。CX3 生化八项、肝功能八项、心梗鉴别六项、粪便分析、G 试验、免疫八项、T 淋巴亚群及绝对计数、TBNK 检测、ANA 谱十一项、肺肿瘤六项、风湿三项、血清铁蛋白、血栓弹力图试验、免疫球蛋白亚类 IgG4 定量测定、痰涂片找抗酸杆菌、呼出气一氧化氮测定、结核分枝杆菌感染 T 细胞检测、血管炎五项、性激素六项等检查基本正常。

**【其他辅助检查】**

1. 心电图　快速型房颤。

2. 超声检查　心脏超声：主肺动脉增宽，左心室收缩功能未见异常。双下肢血管超声：双下肢大隐静脉曲张，左侧小腿部分肌间静脉增宽，双下肢深静脉及大隐静脉血流通畅，双下肢动脉粥样硬化伴斑块声像。泌尿系统超声正常。腹部超声：脂肪肝，肝囊肿声像，胆囊、胆总管上段、脾不大、胰腺不大、未见异常。

3. CTPA　影像改变与 2019 年 12 月 13 日相仿。

4. 肺通气/灌注显像　两侧大气道显像剂滞留，两肺通气功能明显受损，符合 FM 压迫气道特征。两肺多发血流灌注功能受损灶，以两肺上叶、中叶为主，考虑 FM(继发性?)改变。血流灌注：左上肺 9.85%，左中肺 23.90%，左下肺 8.82%，共 42.58%；右上肺 8.75%，右中肺 33.88%，右下肺 14.80%，共 57.42%(图 28-3)。

5. 支气管镜检查　支气管炎症改变。

**【诊治经过】**

入院后给予无创辅助通气，左氧氟沙星(0.5 g，qd)抗感染，同时辅以雾化平喘、抗凝、利尿及强心[呋塞米(40 mg，qd)，螺内酯(40 mg，bid)，地高辛(0.125 mg，qd)]等治疗。经治疗后，患者症状稍有改善，但不明显。遂于 2020 年 7 月 24 日再次行介入治疗，行右肺动脉造影示右下肺动脉多发狭窄，血流欠佳。右心导管检查示：肺动脉压 40/19/29 mmHg，PVR 5.5 WU，于左肺 A5 肺动脉、右肺 A1、A2、A3、A8 肺动脉行球囊扩张术，球囊扩张后 PAP 49/19/30 mmHg，PVR 4.2 WU。诊断为毛细血管前性肺动脉高压。双肺动脉造影：双肺动脉多发狭窄，血流缓慢。经治疗后患者自觉症状明显改善，遂于 2020 年 7 月 27 日带药出院[阿司匹林(100 mg，qd)，呋塞米(40 mg，qd)，螺内酯(40 mg，qd)，地高辛(0.125 mg，qd)，茶碱(0.1 g，bid)，安立生坦(5 mg，qd)]。

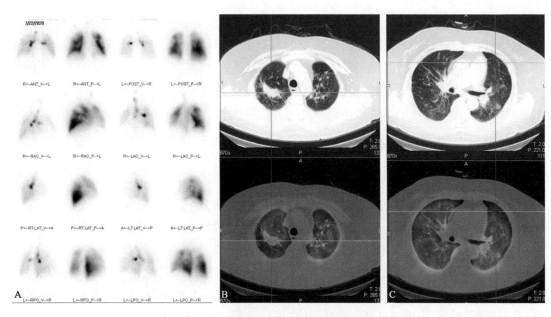

**图 28 - 3　肺通气/灌注显像（见彩色插页）**

A. 通气/灌注平面显像；B、C. 肺灌注 SPECT/CT 融合显像。两侧大气道显像剂滞留，两肺通气功能明显受损。两肺多发血流灌注功能受损灶，以两肺上叶、中叶为主

**【最终诊断】**

（1）FM（累及肺动脉及气道）。

（2）肺动脉高压（Ⅴ型，轻度；右心房、右心室增大，心功能Ⅲ级）。

（3）双下肢静脉曲张。

（4）房颤。

（5）脂肪肝。

（6）肝囊肿。

**【随访】**

第二次肺动脉球囊扩张治疗后，患者症状明显改善，术后可不休息直接上 2 楼，咳嗽症状较前减轻，夜间睡觉无呼吸困难。

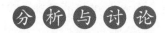

分 析 与 讨 论

**雷永霞主治医师**（广州医科大学附属第一医院，放射科）

患者 2019 年 6 月胸部 CT 可见双肺实质内多发条索影及无规律、随机分布的小结节影，大部分结节为实性，极个别结节内可见钙化。双上肺可见团片状影，右肺中叶及左肺下叶前内基底段可见局部肺不张。从支气管方面看，两肺门区域的叶、段及亚段支气管均可见不同程度的狭窄，右肺更明显。CTPA 上动脉期可见左、右肺动脉段呈典型的外压性束腰状狭

窄,两肺静脉未见明显异常。因此,结合患者目前影像学表现——双肺门不规则软组织和肺动脉、支气管受压狭窄,FM 的诊断是成立的,但病因不明确。根据患者病史,既往有肺结核,影像上纵隔可见局部钙化结节,考虑肺结核,需与结节病鉴别。另外,考虑到患者没有相关的职业暴露史,因此不支持尘肺的诊断。2019 年 12 月复查胸部 CT,右上肺团片影增大,双肺内多发的随机分布的不规则小结节增大、增多,但肺门区的软组织影以及支气管、肺动脉的受压狭窄无明显变化。2020 年 7 月胸部 CT 检查,与 2019 年 12 月 CT 变化不大。

**侯鹏主治医师**(广州医科大学附属第一医院,核医学科)

患者全身 PET/CT 上可见其病变部位主要集中在胸部。首先,肺窗见右上肺高代谢的团块影,SUV 值为 6.8;而右肺中叶及左肺下叶可见代谢增高的局灶性肺不张。纵隔窗见多发的小淋巴结肿大,个别密度偏高,中心可见点状钙化,以 7 组及两侧肺门淋巴结代谢性摄取明显增高为主,其 SUV 值达 10.28。因此,从全身 PET/CT 影像上来分析,病变表现为两侧肺门软组织影,右侧代谢增高更明显,纵隔内多发轻度放射性摄取增高的小淋巴结,其他部位未见异常浓聚,考虑为良性病变(定性分析)。结合上述雷教授对胸部 CT 影像的分析,同意 FM 的诊断。对于原发疾病,肺结节病及肺结核是需要重点考虑的,但此类疾病单从影像学上难以鉴别,活检是鉴别两类疾病的金标准。

从肺通气/灌注上看,患者的通气功能较差,吸入的显像剂绝大部分都滞留在大气道,只有少部分到达肺内,这也和胸部 CT 影像上看到的气管受压后导致气道狭窄的表现是一致的。灌注图像相对于通气要好一些,但两上肺、右中肺局部也可见到灌注缺损的表现,这一表现也和 FM(主要表现为上、中肺叶的灌注受损)是相匹配的。再从灌注和 CT 融合的影像上来看,左上肺的尖后段、前段,左下肺背段,右肺上叶尖段及右肺中叶都存在不同程度的通气、灌注缺损。总之,双肺通气与灌注功能均有受损,其中通气受损较灌注严重。

**谢燕清讲师**(广州医科大学附属第一医院,肺功能中心)

经查阅患者病史,我们可以了解到该患者存在反复的喘息、胸闷和呼吸困难长达 15 年之久。听诊双肺可听到哮鸣音。此前曾在外院被误诊为支气管哮喘或慢性阻塞性肺疾病(COPD)。入院后,患者接受了进一步的检查,对肺功能进行了全面的评估,这对于协助诊断和鉴别支气管哮喘非常有价值。2019 年患者的基础 $FEV_1$ 为 54.4%(pred%),而使用支气管舒张剂后 $FEV_1$ 的变化不大,达不到舒张试验阳性指标。而患者 FVC 在舒张试验前后的变化却很大,从用药前的 1.96 L,上升到了用药后的 7.91 L。肺功能指南对舒张试验结果的评价标准是"使用支气管舒张剂后 $FEV_1$ 和(或)FVC≥12%且绝对值≥200 mL"。而在 GINA2020 指南中对于支气管舒张试验的评价标准是"使用支气舒张剂后 $FEV_1$>12%,且绝对值>200 mL"。可见对于一个哮喘患者,评价其舒张试验是否阳性,我们更关注的是 $FEV_1$,而 FVC 不能作为其评估指标。应如何看待这两个指标呢?肺功能指南评估指标针对的是整个人体,而不是一个疾病。而 GINA 指南更针对哮喘疾病,因此我们在鉴别哮喘时

只能看 $FEV_1$。FVC 其实更多用在对 COPD 的诊断中,这些患者气流受限越严重,使用支气管舒张剂后 $FEV_1$ 的改变越小;但 FVC 的改善却很大,FVC 可以出现舒张试验的阳性,反映患者肺过度充气、气体陷闭得到改善,对支气管舒张剂反应的效果比较好。针对这位患者的肺功能评估结果,我们不能单纯地认为他患有 COPD,还需要结合患者的临床症状和影像学表现综合考虑。

在临床上舒张试验阴性,对于排除支气管哮喘是有很大帮助的,但也有假阴性的可能,其原因有:① 患者轻度气道缩窄,使用支气管舒张剂后气管舒张程度较小,可能导致阴性的结果;② 狭窄的气道内有较多的分泌物堵塞气道;③ 药物吸入方法不当;④ 药物使用剂量不足;⑤ 缩窄的气道对试验用的支气管舒张剂不敏感;⑥ 试验前已使用支气管舒张剂。因此,在临床上,仅凭单次的支气管舒张试验阴性不能完全确定气道阻塞不可逆而排除哮喘,需要在后期继续随访或是经过临床强化治疗后再评估。我们单位(广州医科大学附属第一医院)在肺功能质控方面做得比较到位,因此支气管扩张试验的阴性结果对于排除支气管哮喘的可能性具有很大的参考价值。故对于此患者而言,当我们明确 FM 的诊断时,可以较为确定地排除支气管哮喘的可能性。但此患者有无大气道的阻塞?从肺功能上来看,大气道的阻塞有四种特殊的类型:① 可变胸外型;② 可变胸内型;③ 固定型;④ 单侧主支气管不完全阻塞。结合此患者的肺功能图像,不支持上述大气道阻塞的特殊类型表现。但从肺功能数据上可知,患者小气道功能损伤严重,$MMEF_{75/25}$、$MEF_{50}$、$MEF_{25}$ 均仅有 10% 左右,这种小气道受损会导致患者如此严重的呼吸困难吗?结合气促症状与肺功能改变的关系,只有当 $FEV_1$ 低于 50% 时才会有明显的临床的症状,而此患者 $FEV_1$ 为 54.5%,因此不支持为肺功能减退导致的气促。最后,结合患者病史、影像学表现及治疗的效果(球囊扩张术),个人认为此患者符合 FM 的诊断。

**林杰龙主管技师**(广州医科大学附属第一医院,放射介入科)

患者共接受了 2 次球囊扩张术治疗。第一次手术中,在肺动脉造影下发现整个肺静脉通畅,但右下肺动脉主干及右肺 A8 肺动脉出现明显狭窄。因此,我们选择对右肺 A8 肺动脉和右下肺动脉主干进行球囊扩张术。然而,在手术中,患者突然出现了剧烈的咳嗽,不允许进一步治疗。因此做了上述部位扩张术后未再进一步行其他治疗。第二次介入治疗,根据影像学结果和临床症状,我们准备进行肺血管支架植入治疗。然而,由于患者的家属考虑到经济问题,未能同意进行此项治疗。于是我们在造影下首先选择右侧 A9 肺动脉进行扩张治疗,测其狭窄近端的压力为 44/22/27 mmHg,远端的压力为 25/11/17 mmHg,肺动脉收缩压差接近 20 mmHg,故选择 5.0 mm 和 6.0 mm 的球囊对其进行扩张;之后扩张左下 A5 肺动脉,测其狭窄近端压力为 40/21/29 mmHg,远端压力为 39/36/38 mmHg,平均肺动脉压压差 9 mmHg,选择 5.0 mm 球囊给予扩张,同时术中还分别进行右上肺等其他部位肺动脉的治疗,术程顺利。

**王剑锋副主任医师**（首都医科大学附属北京朝阳医院，放射科）

目前我对 FM 的诊断依旧存疑，因为从 CT 影像上看并不典型，但是造影结果符合 FM 的表现，特别是右肺动脉造影的影像表现，有典型的束腰状狭窄，但也可能是受到造影剂剂量以及体位因素的影响，狭窄并不是十分明显，但狭窄两侧的压力差比较大，所以我认为该病例的确诊还需要进一步的明确。关于 FM 的治疗，目前资料认为利妥昔单抗对于 CD20 阳性的患者效果较好，但我们没有使用过这个药物，在这方面经验欠缺。对于 FM 介入治疗，个人认为部分 FM 患者术中确实容易出现剧烈咳嗽及血氧下降的表现，曾有教授就这个问题开展过学术讨论，讨论后认为不排除与选择的球囊过大有关；但是可以明确的是，大部分患者经过球囊扩张术治疗后，近期的效果是明显的，血流动力学可以得到明显改善，肺动脉压力也明显下降。但对于植入小支架的一部分患者，其远期可能再次出现狭窄。因此，建议在条件允许的情况下尽可能地选择大支架治疗，比如 10 mm 以上，虽然它后期也可能出现再狭窄，但程度小且后期再出现血流动力学异常的可能性小。除了考虑支架的大小，也要考虑支架的类型（支架有自膨和球囊扩张两种），球囊扩张的优点在于定位准、长度短，缺点是较直、贴壁性较差。而且大多数 FM 病变部位多处于肺动脉主干，球囊扩张很难做到完全贴壁。自膨支架的问题是其太长，不能像球囊扩张一样定位准确。所以总体来讲，对于 FM 患者，选择球囊支架是相对较好的选择。另外，若遇到肺静脉有问题的 FM 患者，尤其是右下肺静脉有病变且合并有胸水的、反复治疗效果不佳的，需要考虑从肺静脉着手治疗，应该会有很好的效果。

**王春燕主任医师**（广州医科大学附属第一医院，血液科）

患者目前诊断存疑，是不是 FM；如果是 FM，那么是原发的还是继发的；有无感染性疾病；这些都并未有明确的结果。文献上可以看到很多用 CD20 单抗来治疗特发性 FM（CD20 阳性）的报道，但是对于 CD20 单抗用药过程中需注意的问题有很多，以血液肿瘤来说，CD20 单抗是在我国最早应用的单克隆抗体，主要用来治疗 B 细胞淋巴瘤，对于 B 细胞机制引起的疾病也广泛适用。例如，风湿性疾病里的系统性红斑狼疮，血液病里的特发性血小板减少性紫癜，用 CD20 单抗进行治疗也是有效的。而 FM 也是 B 细胞疾病，属于 B 细胞增殖引起的一类疾病。但是我们建议药物要应用在 CD20 阳性的患者身上，否则其易杀伤正常 B 细胞，导致免疫受损，诱发感染。因此，也有专家建议使用免疫球蛋白，从而减少继发感染的产生。应注意，使用 CD20 单抗进行治疗时一定要确定患者没有继发感染（如结核病，真菌病）。部分患者容易出现输注反应，因此用药前建议使用一些抗过敏药物（激素，苯海拉明、法莫替丁等）。另外，使用 CD20 有诱发过敏性肺泡炎的可能。因此，对于今天我们讨论的这个患者，首先其诊断不是很明确且 CD20 阴性，自然是不适合用利妥昔单抗。接下我认为必要时应再次取活检及行 CD20 表达检查以明确诊断。

**曹云山主任医师**（甘肃省人民医院，心血管内科）

目前该患者的诊断，个人认为还是有令人疑惑的地方，从 PET/CT 上看其代谢最高的地方在肺门之外且肺外周有一些结节存在,这与 FM 增生组织与血管、气管等之间的受累情况不太符合,从影像学上不好解释。但是,对于 FM 的治疗,从外科手术来讲,因纤维组织的外压和对局部组织血管壁的破坏,使得纤维组织不易与正常组织及血管剥离,导致外科手术风险高。因此,导致外科手术在 FM 中治疗效果不显著,也无明显优势。药物治疗效果亦不理想,对于目前争议比较大的利妥昔单抗,查阅文献可见,其治疗可能有效的一个前提是针对有 B 淋巴细胞聚集及纤维性组织有活动性的患者。另外有文献报道靶向药物治疗可能效果好,但该文献内入选的大多数患者是活动期结节病的患者,给予激素治疗这些患者也会有效,可能不具有代表性。但是对于一些残留肺动脉高压的患者,不能完全处理病变肺血管,使用靶向药物的确可以改善患者的运动能力。对于其他药物治疗方式,如抗真菌、抗结核治疗,已经被证明对于治疗 FM 是无效的。总体而言,介入治疗是一种较为可行的治疗方法。然而,对于这类患者,介入治疗确实存在一定的风险。因此,采取逐步扩张的方法来改善压差达到治疗目的是一个较为可行的选择。如果无法改善压差(收缩压下降＜10 mmHg),则考虑植入支架。但需要注意的是,在支架植入过程中,纤维组织内部也包含一定的神经组织,可能导致一些迷走神经反射,从而引发咳嗽,这是常见的风险。

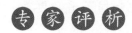

**潘欣副主任医师**(上海市胸科医院,心血管内科)

　　首先从病因上说,根据国外文献,FM 一般都是组织胞浆菌感染所致。在美国也具有一定的地域性,一般分布在美国东南部和中部等比较潮湿和温暖的地方。因为这些地方的土壤里面可能含有胞浆菌。但在我国,像新疆、甘肃地区,FM 的患病率相对要高,这些地方的 FM 多考虑与结核分枝杆菌感染继发相关,但也不排除与一些结节病、IgG4 相关性疾病(IgG4 - RD)有关。

　　FM 患者的影像学检查中,一般在纵隔上都可以看到束带状或者团块状病变,或者钙化淋巴结周围有纤维增生;有的病变会压迫气道、食道、上腔静脉、肺动脉和肺静脉,其中压迫肺动脉的比例最高,其次是肺静脉及周围气道。从 PET/CT 上也可以排除一些恶性疾病,病理检查上很难取得特异性的病理组织,一般只能用来判断是原发性的还是继发性的 FM。

　　治疗方面,可以使用利尿剂、靶向药物来进行干预,改善症状。病变部位以纵隔为主,有免疫介导的纤维增生和纤维性改变,有些患者表现出肉芽肿性炎症,因此有人想使用激素治疗,但效果不理想。同样,有些学者给予患者免疫抑制剂和针对 CD20 阳性的单克隆抗体利妥昔单抗治疗,可惜疗效均不确切。对于一些外源性压迫,无论压迫肺动脉还是肺静脉,还要考虑到肺动脉/肺静脉血栓,由于管壁慢性炎症损伤以及血管压迫后局部血液湍流可能继发血栓形成,而血栓常导致一些其他问题,如多发性肺动脉血栓可能进一步影响肺血流灌注,肺静脉血栓则会导致静脉回流进一步闭塞,甚至体循环栓塞。因此,这些患者应适度抗凝。该例患者存在心房纤颤,需要正规抗凝治疗。对于 FM 压迫气道的情况,主要以外周小气道的受压最常见,而大气道(由于解剖等因素)受压导致狭窄的可能性小。因此,无论是国内还是国外,除非有明确的主气道压迫狭窄的证据,否则不予气道支架介入治疗。我个人认为对于合并有胸腔积液的患者,应先把下游"疏通"了——解决胸腔积液的问题,再去解决上游的问题。但是随着医学的进步,也有很多新思路出现。针对一些肺动脉压力相对高的患者,有人尝试先从肺动脉入手,因为这部分患者多数在肺动脉近端有狭窄,先把肺动脉压力降低,然后再处理肺静脉。两种方式各有利弊。这个病例可能选择支架植入更适合,理由是病变部位无明显分支,且支架植入可以减少反复扩张刺激诱发咳嗽加重。而单纯球囊扩张会出现早期弹性回缩和晚期再狭窄。最后就是外科干预治疗,内科治疗无效或是预后太差的患者可考虑做局部肺叶的切除,或剥离一些增生的纤维组织。

FM引起的肺动脉狭窄多为机械性狭窄因素引起,若引起肺动脉高压,有明显的临床症状,可考虑肺动脉球囊成形术或支架植入术。对于肺动脉多发狭窄,在行球囊扩张或支架植入时,需要充分评估肺静脉回流的通畅程度,避免再灌注性肺损伤。

(李征途　广州医科大学附属第一医院)

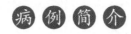

### 第一次入院

患者女性,52 岁,因乏力 3 个月,加重伴活动后气促、咳嗽 2 个月,于 2019 年 12 月入院。患者 3 个月前无明显诱因出现乏力,伴纳差、消瘦,自服中药调理,未行诊治。2 个月前,患者上述症状加重,伴活动后气促、咳嗽,夜间咳嗽明显,伴少许白稀痰,偶有血丝痰;伴腰背部钝痛,未向他处放射。偶有胸闷、胸痛,可自行缓解,曾于外院就诊,行心脏超声及 CTPA 检查,诊断为肺动脉高压、左乳腺癌术后全身多发骨转移及肺栓塞(PE)待排,给予肝素钠(0.5 mL,q12h)抗凝、西地那非(25 mg,tid)+ 马昔腾坦(10 mg,qd)降肺动脉压、补钙、抗骨质破坏等对症支持治疗,活动后气促未见明显好转,为进一步诊治转入我院。患者自起病以来,体重下降约 5 kg。

2007 年外院诊断为乳腺癌,行左侧乳腺浸润性导管癌改良根治术,术后化疗 6 次,放疗 28 次,规律复查至 2017 年,其间保持稳定未见复发。2019 年复查提示左乳腺癌术后并全身多发骨转移,行氟维司群(500 mg,q28d)+ 唑来膦酸(4 mg,q28d)药物治疗。个人史、家族史未见异常。

**【入院体格检查】**

T 36.5℃,P 110 次/分,R 22 次/分,BP 120/76 mmHg,SpO$_2$ 98%(吸氧 2 L/min)。神志清楚,对答切题,睑结膜苍白。全身浅表淋巴结未触及肿大。左乳房缺如,可见手术瘢痕。双肺呼吸音清,未闻及干、湿啰音。心律齐,P2>A2,各瓣膜区未闻及病理性杂音。双下肢无水肿。

**【入院诊断】**

(1)肺动脉高压查因。

(2)左乳腺浸润性导管癌改良根治术后全身多发骨转移。

**【实验室检查】**

1. 血常规　WBC 5.9×10$^9$/L,NEUT% 77.5%(↑),Hb 79 g/L(↓),PLT 132×10$^9$/L。

2. 凝血指标　D-二聚体 1 618 ng/mL(↑)。

3. 心梗鉴别六项　LDH 565.7 U/L(↑),CK - MB 64 U/L(↑)。cTnI、NT-proBNP 正常。

4. 肝功能　AST 119.9 U/L(↑),ALT 43.4 U/L(↑)。

5. 血清铁蛋白　>2 000 ng/mL(↑)。

6. 肺肿瘤指标　CA125 123.90 U/mL(↑),CYFRA21-1 136.1 ng/mL(↑)。

7. 自身免疫检测　免疫八项、ANA 十一项、ACA 三项、ANA、风湿三项、抗 CCP 抗体、血管炎指标正常。

8. 易栓症三项　AT-Ⅲ 66%(↓),PC 52%(↓),PS 36%(↓)。

9. 甲状腺功能　正常。

10. 同型半胱氨酸　正常。

11. 血传播八项　均阴性。

**【其他辅助检查】**

1. 心电图　窦性心律,大致正常心电图。

2. CTPA　右侧甲状腺增大,肺动脉主干稍粗,右心房、右心室增大,肺动脉内未见明确栓塞征象;两肺多发小叶中心磨玻璃结节,两上肺为主(图 29-1A～C);两侧胸腔及心包少量积液。胸椎及两侧附件、胸骨、肋骨及两侧肩胛骨多发骨质改变。

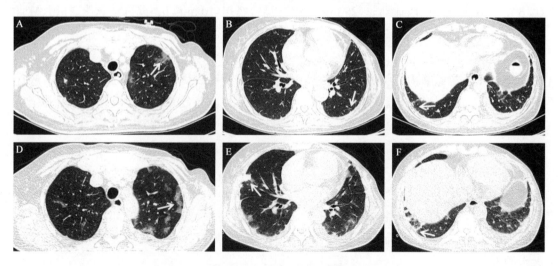

**图 29-1　患者 CTPA 图像**

A、B、C. 首次入院 CT(2019 年 12 月),两肺胸膜下区见多发磨玻璃密度影(白色箭头);D、E、F. 第二次入院 CT(2020 年 1 月),两肺磨玻璃密度影较前明显增多,并出现多发楔形实变影(白色箭头)

3. 肺灌注显像　双肺外周弥漫性楔形灌注功能受损(图 29-2)。

4. 心脏彩超　右心室稍增大(LA 31 mm,LVDd 47 mm,RA 36 mm,RV 26 mm,SV 75 mL),三尖瓣反流(反流束面积 6.4 cm², VP 388 cm/s,PG 60 mmHg),PASP 65 mmHg。

5. 双侧下肢、下腔及髂静脉超声　未见异常。

**【诊治经过】**

患者入院第二天出现发热,最高体温为 39.9℃,查咽拭子(甲、乙型流感病毒,腺病毒,支原体和呼吸道合胞病毒)及血、痰培养结果均阴性,给予奥司他韦(75 mg,bid)、亚胺培南-西司他丁(1 g,q12h),治疗后第二天,患者体温逐渐降至正常。

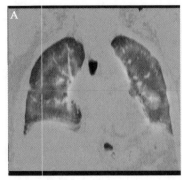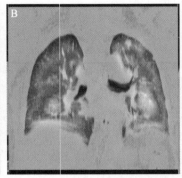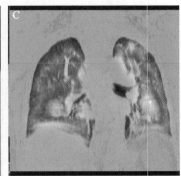

**图 29‑2 患者肺灌注显像(见彩色插页)**

A、B 和 C. 双肺散在多发亚肺段灌注受损,以胸膜下楔形灌注缺损为主

为明确肺动脉高压及广泛胸膜下灌注缺失原因,予完善右心导管、肺动脉造影及 OCT 检查。右心导管检查示:PAP 41/21/33 mmHg,PAWP 11/8/9 mmHg。肺动脉造影未见肺动脉明显狭窄、闭塞、缺失,远端血流通畅(图 29‑3A)。OCT 显示肺动脉内膜完整,内膜未见增厚,血管管腔未见狭窄,管腔内未见血栓及新生物(图 29‑3B)。

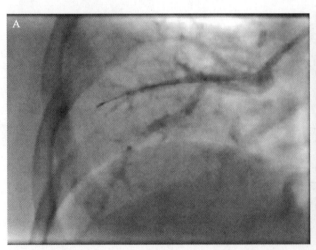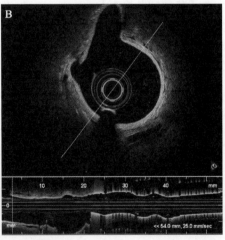

**图 29‑3 肺动脉造影及 OCT 影像(见彩色插页)**

A. 肺动脉造影示右肺动脉 A8 未见管腔明显狭窄、闭塞、缺失,远端血流通畅;B. 右肺动脉 A8 对应 OCT 显示肺动脉内膜完整,内膜未见增厚,血管管腔未见狭窄,管腔内未见血栓及新生物

治疗后,患者气促症状减轻,准予出院。出院后给予达比加群酯(150 mg,bid)抗凝,并建议患者去乳腺癌专科治疗。

**【出院诊断】**

(1)肺动脉高压(Ⅴ型,轻度,中危组;右心室增大)。

(2)左乳腺浸润性导管癌改良根治术后,全身多发骨转移。

(3)中度贫血。

（4）右侧结节性甲状腺肿可能性大。

## 第二次入院

患者于 2020 年 1 月 20 日使用氟维司群及唑来膦酸后出现胸闷、气促加重。2020 年 1 月 22 日外院查胸部 CT 示胸部阴影无明显改善。2020 年 1 月 23 日患者出现发热，最高体温为 38℃，服用奥司他韦后次日体温正常。但出现发作性气促，发作时肺部未闻及哮鸣音，给予雾化治疗效果不佳。为求进一步诊治，2020 年 1 月 29 日患者再次到我院治疗。

【实验室检查】

1. 血常规　WBC $9×10^9$/L，NEUT% 76.1%(↑)，Hb 75 g/L(↓)，PLT $18×10^9$/L(↓)。

2. 凝血五项　PT 22.8 s(↑)，APTT 64.4 s(↑)，TT 29.3 s(↑)，D-二聚体 5 218 ng/mL(↑)。

3. 心梗鉴别六项　LDH 1 272.6 U/L(↑)，CK 240.7 U/L(↑)，CK-MB 89 U/L(↑)。

4. 心功能　NT-proBNP 9 917 pg/mL(↑)。

5. 肝功能　AST 411.7 U/L(↑)，ALT 127.2 U/L(↑)，TBIL 50.5 $\mu$mol/L(↑)。

6. 肺肿瘤指标　CA125 176.1 U/mL(↑)，CYFRA21-1 260.4 ng/mL(↑)。

【其他辅助检查】

CTPA(2020 年 1 月 31 日)　两肺磨玻璃密度影较前明显增多，两肺胸膜下新增多发楔形实变影，两侧胸腔积液及心包积液较前稍增多，段以上肺动脉未见充盈缺损(图 29-1D~F)。

【诊治经过】

给予抗感染[亚胺培南(1 g，q8h)＋伏立康唑(200 mg，q12h)]、平喘、化痰、降酶、利尿、输注新鲜冰冻血浆、纠正贫血及 PLT 减少处理。输注血小板后 PLT 未见升高(表 29-1)。

表 29-1　PLT 及输注情况

| 日　　期 | PLT($10^9$/L) | 输注血小板 |
|---|---|---|
| 2019 年 12 月 31 日 | 118 | |
| 2020 年 1 月 6 日 | 74 | |
| 2020 年 1 月 21 日 | 24 | √ |
| 2020 年 1 月 29 日 | 18 | √ |
| 2020 年 1 月 31 日 | 21 | √ |
| 2020 年 2 月 1 日 | 16 | √ |
| 2020 年 2 月 2 日 | 7 | |

2020 年 2 月 1 日早上，患者诉咳嗽、气促有所好转。但夜间再次出现胸闷、气促，经加强利尿、抗心力衰竭治疗仍未见好转。2020 年 2 月 2 日早上，突然出现意识不清，呼之不应，心电监护提示 $SpO_2$ 55%，心率 35 次/分，颈动脉搏动未触及，血压测不出。经积极抢救后心率

恢复至 122 次/分,BP 101/70 mmHg。家属要求出院。

**【最终诊断】**

(1) 乳腺癌并发肺肿瘤血栓性微血管病(PTTM)。

(2) 左乳腺浸润性导管癌改良根治术后全身多发骨转移。

(3) 肺动脉高压 V 型(PTTM 相关)。

(4) 多器官功能障碍综合征(MODS)(心、肺、肾、血液系统)。

(5) 中度贫血。

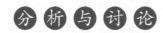

分 析 与 讨 论

**周星副主任医师**(甘肃省人民医院,放射科)

患者 2019 年 12 月的 CTPA 显示双肺磨玻璃影,以左上肺、胸膜下分布为主,伴叶间裂及小叶间隔增厚;心包增厚,少许心包积液;左侧乳房缺如,多发骨转移;肺动脉干稍增宽,段以上肺动脉未见明显充盈缺损。2020 年 1 月底,疾病进展后复查 CTPA,显示双肺磨玻璃影明显增加,尤其是双下肺胸膜下。从疾病进程上来说,用感染难以解释。对于有肿瘤疾病基础的患者,当出现肺部磨玻璃影、小叶间隔增厚,临床上出现肺动脉高压短期内快速进展时,需要考虑与肿瘤相关的疾病,如 PTTM。本例中,肺灌注提示多发胸膜下灌注缺损,支持 PTTM 诊断。

**王欣璐主任医师**(广州医科大学附属第一医院,核医学科)

患者的肺灌注显像提示双肺弥漫胸膜下的灌注缺损,考虑为血栓栓塞、癌栓栓塞和血管炎症所致。结合病史,若抗凝效果不佳,且肺动脉造影及 OCT 未见到血栓征象,需要高度考虑癌栓可能。

**刘丹副主任医师**(广州医科大学附属第一医院,血液科)

关于患者血小板持续减少的原因,从整个疾病过程中可以看出,患者肿瘤是进展的,之前的影像学检查也有这方面的提示。另外,检查结果也提示肿瘤进展,如 LDH 及 CK 的升高,往往提示存在异常高代谢的细胞,而对于该患者来说,肿瘤细胞是最大的嫌疑,肝功能及凝血系统的异常都是肿瘤进展的依据。因此,贫血及血小板的下降考虑:① 肿瘤进展,导致贫血及凝血功能加重,血小板消耗;② 乳腺癌骨转移侵犯骨髓(这是比较常见的,发生在初诊、进展或复发时),从而导致贫血及血小板减少,若能完善骨髓穿刺可进一步明确诊断。

血栓性血小板减少性紫癜(TTP)的发生是有可能的,特别是在急危重症的情况下,当患者有基础的肿瘤病史和严重感染时可能会发生。TTP 大多依靠临床表现进行诊断。目前,临床上诊断 TTP 多依据"三联征"或"五联征"(包括① 反复发热或呈稽留热;② 进行性血小板减少;③ 神志改变,如昏迷等;④ 外周的损害,如肾功能受损;⑤ 溶血,表现为胆红素增高、"酱油尿"）。在临床上，当患者出现前三个症状时可以考虑 TTP。可以做 vWF 裂解酶试验确诊，但检测时间较长，一般需要一周才能出结果；也可做外周血涂片，观察有无红细胞碎片，作为 TTP 诊断依据之一。另外，TTP 经常需要和弥散性血管内凝血（DIC）进行鉴别，虽然两者的血小板都会减少，但是前者的凝血功能无异常；其次，DIC 患者极少出现发热和神志改变，这是一个重要的鉴别点。

**杨苏乔副主任医师**（首都医科大学附属北京朝阳医院，呼吸与危重症医学科）

无论是从临床特点、疾病进展还是转归上看，本例为 PTTM 的可能性都是最大的。目前国内外对于 PTTM 的诊断还没有比较系统和客观的标准，通气/灌注检查未来可能用于早期诊断，但至今尚未有文献报道过此方向的内容。

**赵勤华副主任医师**（上海市肺科医院，肺循环科）

PTTM 的特点就是病情发展十分迅速，而且通常伴有肺动脉高压和低氧血症，经过靶向治疗效果不佳，低氧进展明显，往往来不及病理活检，大多根据肿瘤疾病病史及临床表现诊断。

**王育凯副主任医师**（汕头市中心医院，风湿免疫科）

除了考虑 PTTM，双肺的磨玻璃影也有可能是病毒感染诱发的严重的炎症风暴，主要体现在铁蛋白＞2 000 ng/mL、LDH 明显升高、肺部病灶进展快。另外，也可考虑此患者是否合并了 TTP，因为 TTP 患者输注血小板后会加速血栓形成，导致全身各部位血栓栓塞（包括肺、肾、脑等栓塞）及溶血。此患者在昏迷前几天均有输注血小板，且血小板没有升高反而下降。遇到这种情况，建议行外周血涂片，观察有无破碎红细胞。

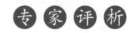

专 家 评 析

**熊长明主任医师**（中国医学科学院阜外医院，肺血管与综合内科）

患者基础疾病、临床特点、疾病进展，均支持 PTTM 诊断。病例资料很齐全，仅缺少病理，若有病理可明确诊断，但由于 PTTM 进展迅速，大部分患者来不及病理活检已经死亡。PTTM 与急性肺动脉血栓栓塞十分相似，均有肿瘤病史、D-二聚体升高、急性起病、肺动脉高压、低氧血症等，但前者 CTPA 无异常，此病例的肺动脉造影及 OCT 等检查也可排除血栓栓塞。肺通气/灌注显像对 PTTM 的诊断有一定的作用，例如可见弥漫性的外周灌注缺损。而 PET/CT 对于 PTTM 诊断意义如何，目前存在争议，因为不一定能发现外周小癌栓的高代谢现象，存在假阴性的情况。若考虑 PTTM，右心导管检查时可通过球囊楔入毛细血管，抽吸远端肺动脉血，可能会抽取到肿瘤细胞，有助于明确诊断。提高对该病的早期识别与诊断，给予原发肿瘤治疗，可能对预后有一定的改善。

PTTM 患者多有明确的肿瘤病史,临床特征与影像学表现无特异性,预后不佳。若存在顽固性低氧血症,排除肺部其他疾病后,需要考虑 PTTM 的可能性。

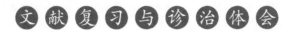

肿瘤相关的疾病——PTTM,1990 年由 von Herbay 等人首次报道,是一种与恶性肿瘤有关的并发症[1]。PTTM 无特异性临床症状或影像学特征,疾病进展快,预后差。大多数患者在发病后不久死亡。国内检出率较低,国外临床报道中 PTTM 患者常于死后经尸检确诊。PTTM 的病因目前尚不清楚,但已在许多不同类型的癌症中观察到,最常见于胃腺癌,其次是乳腺癌、结肠癌和小细胞肺癌[2]。其致病机制为微小肿瘤细胞栓子诱导局部活化凝血以及肺小动脉中纤维细胞和内膜增殖,导致血管狭窄和肺动脉高压[3,4]。

PTTM 与 PE 的症状有相似之处。当患者有肿瘤基础病、出现活动后气促、D-二聚体升高及肺动脉高压时,常常优先考虑是否有并发 PE 的可能,但本例患者 CTPA 未见肺动脉充盈缺损,且肺动脉造影及 OCT 均未提示肺动脉血栓栓塞。PTTM 最常见的胸部 CT 表现为:磨玻璃影、小叶间隔增厚、小叶中心结节、实变影、肺门和(或)纵隔淋巴结肿大、胸腔积液等。肺通气/灌注显像目前作为诊断 PE 的一线影像学检查,已经证实其诊断外周型 PE 的敏感性高于 CTPA。既往有 4 篇关于 PTTM 的文献提到[5-8],采用肺灌注检查可能有助于诊断,均发现双肺多发灌注缺失,灵敏度为 100%。本例患者肺灌注检查亦发现双肺广泛外周灌注受损,大部分位于亚肺段及其以下水平,提示局部细小血管闭塞,这与目前发现的 PTTM 特征一致。

既往我们曾收治一例肺癌患者,首诊科室是胸外科,但患者入院行胸部 CT 增强时发现肺动脉干明显增宽,心脏超声提示重度肺动脉高压,手术风险高,经会诊后转入我科。患者转入后,经检查排除了 PE,也排除了大多数常见的肺动脉高压病因。治疗上,按重症肺动脉高压右心衰竭处理,治疗方案中包括使用含有曲前列尼尔的三联靶向药物行降肺动脉压治疗,治疗后病情逐渐恶化,考虑为 PTTM。广泛癌栓栓塞外周肺血管导致压力升高,导致治疗效果不佳。

尽管 PTTM 是一种罕见的综合征,但是病死率高。肿瘤患者出现不明原因呼吸困难或肺动脉高压时,在排除了 PE 后,需要警惕该病发生。肺通气/灌注检查有早期提示 PTTM 的可能,有助于早期明确诊断。一旦确诊 PTTM,建议行原肿瘤化疗或靶向治疗,同时改善循环和降肺动脉压,早期诊断和治疗 PTTM 或能有较好的效果。

**参·考·文·献**

[1] von Herbay A, Illes A, Waldherr R, et al. Pulmonary tumor thrombotic microangiopathy with pulmonary

hypertension[J]. Cancer, 1990, 66(3): 587 - 592.

[2] Gordon L I, Kwaan HC. Thrombotic microangiopathy manifesting as thrombotic thrombocytopenic purpura/hemolytic uremic syndrome in the cancer patient[J]. Seminars in Thrombosis and Hemostasis, 1999, 25(2): 217 - 221.

[3] Sato Y, Marutsuka K, Asada Y, et al. Pulmonary tumor thrombotic microangiopathy[J]. Pathology International, 1995, 45(6): 436 - 440.

[4] Pinckard J K, Wick M R. Tumor-related thrombotic pulmonary microangiopathy: review of pathologic findings and pathophysiologic mechanisms[J]. Annals of Diagnostic Pathology, 2000, 4(3): 154 - 157.

[5] Abe T, Fukada I, Shiga T, et al. A case of recurrent breast cancer identified by pulmonary tumor thrombotic microangiopathy[J]. Case Reports in Oncology, 2017, 10(2): 620 - 626.

[6] Higashi A, Dohi Y, Uraoka N, et al. The potential role of inflammation associated with interaction between osteopontin and CD44 in a case of pulmonary tumor thrombotic microangiopathy caused by breast cancer[J]. Internal Medicine, 2015, 54(22): 2877 - 2880.

[7] Joo H, Na D, Seung J, et al. A first case of high-flow nasal cannula oxygen therapy in patients with pulmonary tumor thrombotic microangiopathy[J]. The Korean Journal of Internal Medicine, 2017, 32(3): 555.

[8] Kim H J, Kwak M H, Kong S Y, et al. A case of locally advanced breast cancer complicated by pulmonary tumor thrombotic microangiopathy[J]. Cancer Research and Treatment: Official Journal of Korean Cancer Association, 2012, 44(4): 267 - 270.

（郭文亮　广州医科大学附属第一医院）

# 第三章　非血栓类疾病

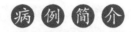

患者女性,67 岁,因活动后气促 3 个月,加重 1 个月,于 2020 年 1 月入院。患者 3 个月前无明显诱因出现活动后气促,休息后可缓解,无明显咳嗽、咳痰,无消瘦、盗汗,无胸痛、心悸,未予重视。1 个月前,气促较前加重,休息后改善不明显,至当地医院就诊。胸部增强 CT 示左主支气管管腔明显狭窄,纵隔及主动脉旁可见增大的淋巴结。气管镜提示左侧气道狭窄。支气管黏膜病理示(左主支气管)慢性炎症改变,予头孢哌酮舒巴坦、化痰等治疗 1 周后,症状改善不明显,遂至我院就诊。发病以来,患者精神、睡眠、饮食一般,大、小便正常,未见明显体重下降。

否认禽类接触史,余既往史、个人史、家族史无异常。

**【入院体格检查】**

T 36.3℃,P 75 次/分钟,R 20 次/分钟,BP 110/75 mmHg,SpO$_2$ 95%(吸空气下)。神志清楚,呼吸急促,自动体位,对答切题。皮肤黏膜无黄染,全身浅表淋巴结未触及肿大。双肺呼吸音清,未闻及干、湿啰音。心律齐,心率 75 次/分。腹部未触及异常,双下肢无明显水肿。病理反射未引出。

**【入院诊断】**

肺门纵隔淋巴结肿大查因:结节病? 纤维性纵隔炎(FM)? 淋巴瘤?

**【实验室检查】**

1. 血常规　WBC 7.1×10$^9$/L,NEUT% 91.3%(↑),RBC 4.29×10$^{12}$/L,Hb 133 g/L,PLT 244×10$^9$/L。

2. 电解质　Na$^+$ 125 mmol/L(↓)。

3. 心功能　心肌标志物、心肌酶谱、D-二聚体、NT-proBNP 在正常范围内。

4. 感染相关指标　CRP 4.01 mg/L(↑),PCT 正常范围内,多次结核分枝杆菌涂片均为阴性。

5. 风湿免疫　ESR 22 mm/h(↑)，RF 9.9 IU/mL，C3 0.881 g/L(↓)，CH50 69.30 U/mL(↑)，ANA 谱、ACA、血管炎三项在正常范围内。

6. 肿瘤标志物　NSE 23.33 ng/mL(↑)。

7. 其他　尿常规、大便常规＋隐血试验未见明显异常。血清淀粉样蛋白 A 94.43 mg/L(↑)。

【其他辅助检查】

1. 胸部增强 CT(2019 年 5 月 27 日)　左主支气管管腔明显狭窄，纵隔及主动脉旁可见增大淋巴结，未见明显高密度影。

2. 胸部 CTPA(2019 年 12 月 25 日)　两肺门、纵隔多发肿大淋巴结，两上肺及下肺多发实性小结节；右中肺条索影；两肺多发叶及段支气管、肺动脉受压变窄(图 30-1)。

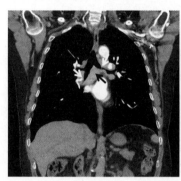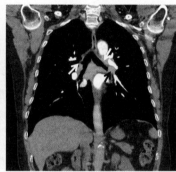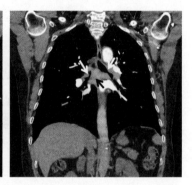

**图 30-1　胸部 CTPA**

肺门、纵隔淋巴结多发肿大(黑色箭头)；双侧气管、支气管受压(白色箭头)

3. PET/CT(2019 年 12 月 28 日)　双肺门淋巴结对称性增大，密度增高，糖代谢明显增高，病灶推压双肺，致叶及段支气管多发狭窄(图 30-2)。

4. 其他　心电图、常规腹部 B 超、心脏超声未见明显异常。

【诊治经过】

入院后，明确无气管镜禁忌后，行气管镜检查＋黏膜活检。气管镜下未见明显异常；活检结果：① 右上叶黏膜下大量碳尘沉着，未见肉芽肿病变及肿瘤；② 纤维玻璃样变，较多碳尘沉着，未见明确肉芽肿病变及肿瘤细胞。BALF 常规＋生化＋病原学(细菌＋真菌＋结核分枝杆菌)检查未见明显异常。

【出院诊断】

肺门淋巴结肿大：结节病可能性大。

【随访】

给予糖皮质激素，治疗效果不明显，症状未见明显改善。2 个月后于外院复查 CT：左肺动脉旁淋巴结软组织影无明显缩小，左支气管旁淋巴结软组织影也无明显缩小，右肺动脉仍明显狭窄，周围软组织与之前相比变化不大；右中肺实变影较前变大，考虑含气不全加重。

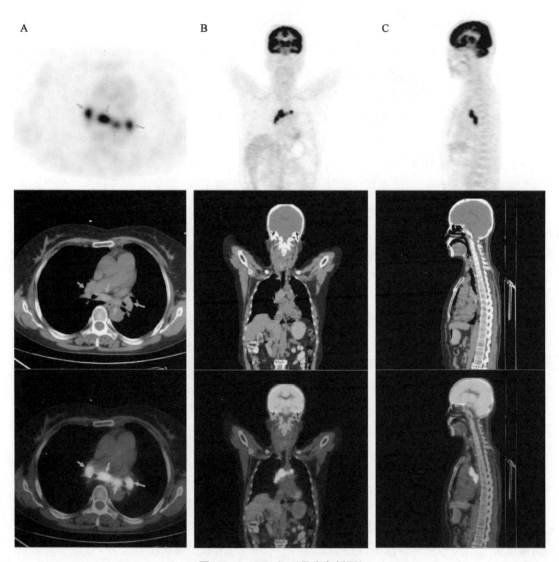

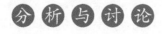

**图30-2　PET/CT(见彩色插页)**

A. 横断位。纵隔、肺门多发肿大淋巴结伴异常高代谢摄取,SUVmax 11.2(绿色箭头);B. 矢状位;C. 冠状位

建议再次住院进一步诊治,患者因各种因素未复诊。

分 析 与 讨 论

**周星副主任医师**(甘肃省人民医院,放射科)

该患者胸部影像具有以下特点:① 双肺靠近胸膜下、叶间裂多发小结节;② 肿大淋巴结主要分布在中、下纵隔,尤其是中纵隔,肿大淋巴结密度偏高,均匀、对称分布,有压迫肺动脉征象。需要考虑结核病、矽肺、结节病、淋巴瘤、炎症性淋巴结改变等,结合患者入院相关检查结果及职业,考虑结节病可能性大。

**王欣璐主任医师**（广州医科大学附属第一医院，核医学科）

从患者影像来看，纵隔是唯一病变部位，且分布有三个特点：① 主要分布在中、下纵隔，中纵隔更显著；② 肿大淋巴结对称分布（双肺4、5、6、7组淋巴结）；③ 肿大淋巴结密度偏高，均匀，肺动脉高压（主肺动脉扩张更明显）。结合肿大淋巴结分布特点、密度，纵隔淋巴结病变考虑为良性病变，如自身免疫性病变（结节病）。

**宫素岗副主任医师**（上海市肺科医院，肺循环科）

患者为老年女性，以活动后气促为主要表现。从影像上看，需要考虑尘肺病、结核病、结节病、肿瘤性淋巴结肿大、淀粉样变性等。但尘肺病多有相关职业史，以矽肺、煤工尘肺（北方）多见；淋巴结多累及10、11、12组，呈蛋壳样钙化、火焰山改变（以外带多见）。结核病多有结核分枝杆菌接触史，具有相关的临床症状，T-SPOT多为阳性，但本例患者无相关证据。结节病患者的淋巴结相对比较均匀，SSE出现阳性较少（国内），建议进行血钙、尿钙检查。淋巴结淀粉样变性较少见，淋巴结淀粉样变性CT增强可以出现厚的不规则的边。患者长期居住在新疆，考虑为结核病导致的FM可能性大。患者淋巴结有钙化，可能因为处于疾病较晚期故而对激素治疗效果不佳。建议完善右心导管和肺动脉造影检查，明确PAP、肺毛细血管楔压水平，以及肺血管压迫及弥漫程度，需排除继发性PVOD。综上所述，考虑结节病的可能性更大，建议再次行气管镜或纵隔镜取活检明确。

**王春燕主任医师**（广州医科大学附属第一医院，血液科）

女性患者，慢性病程；影像学上，纵隔、肺门淋巴结肿大、部分融合为主要表现。PET/CT提示SUVmax 12，ESR轻度升高，考虑结节病可能性大，但不能完全排除淋巴瘤可能，结合患者病史、影像及临床表现，主要考虑① 外周T细胞淋巴瘤，但该患者病史较长，血象等检查未见明显改变，故暂不考虑该类型；② 纵隔弥漫性大B细胞淋巴瘤，需进一步完善EBV病毒定量、骨穿（不一定存在阳性结果）及血清铁蛋白筛查；③ 霍奇金淋巴瘤，建议行纤维纵隔镜取活检（取完整的、融合的淋巴结），同时注意结节病向淋巴瘤的转化。除上述原因，因SUV值偏高，还需考虑纵隔淋巴结结核可能。

**蒋鑫副主任医师**（北京协和医院，心血管内科）

患者长期居住在西北地区的新疆，考虑结核病导致的FM可能性大。淋巴结有钙化，提示病程较长，所以对激素效果不佳，建议进行纵隔镜取活检进行鉴别。治疗上除药物病因治疗外可做介入治疗，球囊扩张治疗可能效果欠佳，改善活动后气促效果可能不明显，介入治疗过程中会有明显牵拉症状，可能导致咳嗽、咯血等并发症。

**潘欣副主任医师**（上海市胸科医院，心血管内科）

患者双侧肺门淋巴结肿大，密度较高，考虑病变偏良性，病史中无结核病证据，不考虑淋巴结结核;血清学不太符合结节病诊断;虽然气管镜有碳尘沉积,但患者无明显粉尘接触等病史,不考虑尘肺可能;患者影像提示肺静脉(靠近肺门近端或后纵隔)回流良好,可能存在肺动脉压迫。结节病分四期,临床常见二期,肺门淋巴结肿大常见,该类病人常见 PASP 增高,应首先行药物治疗,如果药物治疗不理想,可以介入治疗(如球囊扩张),但不建议放支架;综上,该患者更倾向于考虑结节病,使用强的松等激素治疗效果欠佳,建议随访时间延长,同时在随访过程中应复查心脏彩超及右心导管。

**施举红主任医师**(北京协和医院,呼吸与危重症医学科)

根据现有病史与影像学表现,诊断为结节病、FM,还需要考虑尘肺,因为病理活检未见肉芽肿。结节病引起肺动脉高压有两个原因:一方面结节病患者纵隔淋巴结和纵隔纤维化均可压迫大的肺动脉和静脉;另一方面结节病患者肉芽肿累及肺血管壁全层时肺小动脉和肺小静脉会出现闭塞样血管病变,从而导致类似肺静脉闭塞性疾病,若肺动脉高压为肉芽肿性血管炎所致,则可从激素治疗中获益,若已出现肺纤维化则激素治疗无效。

专 家 评 析

**熊长明主任医师**(中国医学科学院阜外医院,肺血管与综合内科)

建议行纵隔镜,取完整的纵隔淋巴结检查。对于肺动脉狭窄,需要鉴别是腔内狭窄还是腔外压迫,外压型的纵隔狭窄病变往往无法明确。影像学上,纵隔纤维化可分为两种类型。一种为局限型,表现为软组织密度肿块,通常伴有钙化,病理多表现为肉芽肿性炎;另一种为弥漫型,表现为纵隔区域广泛软组织密度影,钙化少见,对应的病理表现为胶原纤维组织增生,很少有炎症反应及肉芽肿形成。该患者影像学上可明确看到纵隔团块影。评估肺功能很重要,需要明确患者气短的原因(究竟是心脏病变引起的,还是气管狭窄引起的)。患者 BNP 正常,超声估测无肺动脉高压,未见右心增大,建议行右心导管检查,评估心脏功能。此外,还需考虑 IgG4 相关性疾病(IgG4 - RD),需要完善相关检查。

总 结

(1) 结节病是一种原因不明的多系统疾病,全身和肺外脏器受累常见,超过 90% 的患者有肺部受累,多为亚急性或慢性起病,临床表现缺乏特异性,ACE 可升高。影像学典型表现为对称性肺门淋巴结肿大、纵隔淋巴结肿大,肺内结节沿血管束分布,淋巴管周围多发或弥漫性分布小结节,网格样影。肺泡灌洗液检查多提示淋巴细胞比例超过 15%,CD4[+]T 细胞/CD8[+]T 细胞>3.5,敏感性为 53%,特异性达到 94%。活检病理提示非干酪样坏死性上皮细胞肉芽肿(多核巨噬细胞为主),可明确诊断。

(2) 本病例临床表现缺乏特异性,胸部 CT 提示双肺多发结节伴纵隔淋巴结肿大。临床上需与结节病相鉴别。但当病理活检未见明显结节病证据时，仍需要结合临床与影像学综合分析。必要时，可考虑外科行纵隔镜辅助诊断，当有胸膜累及时，可行内科胸腔镜检查。

（3）激素为结节病的一线治疗药物，但治疗过程中复发或为难治性结节病时，常选用免疫抑制剂或英夫利昔单抗。治疗的最佳持续时间是未知的，过早减量可导致疾病复发，治疗仍遵循个体化原则。目前，仍未发现可预测结节病复发的强有力的标志物。定期随访，结合PET/CT检查等，对于评估疾病活动性有一定帮助。

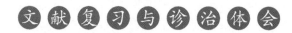

文献复习与诊治体会

结节病为全身多系统疾病，主要累及肺、眼睛、淋巴结等，也有部分病变累及脾、肝、心脏、中枢神经系统、骨及肾，但以累及肺为主，其病理特点为非干酪型肉芽肿，由于不断破坏肺组织，晚期可形成肺纤维化，引起气道狭窄或肺动脉高压[1-3]。

结节病相关性肺动脉高压（sarcoidosis associated pulmonary hypertension，SAPH）的病理生理机制很复杂，由多种因素共同参与。① 肺纤维化导致肺血管床的破坏和低氧血症，伴肺功能受损；慢性进展性的肺部受累可能是导致 SAPH 最主要的因素，但临床上部分缺乏肺纤维化表现的患者其肺动脉高压症状可能更严重，PVR 更高，提示除了肺实质疾病还有其他因素参与 SAPH 的发病。② 结节病中纵隔淋巴结肿大和纵隔纤维化均可压迫大的肺动、静脉，使 PVR 增加，从而导致肺动脉高压[4]。③ 肉芽肿导致的血管病变：当结节病肉芽肿累及肺血管壁全层时，肺小动脉和肺小静脉会出现闭塞样血管病变。④ 结节病肉芽肿或心肌纤维化可直接累及心肌，导致左心收缩和舒张功能不全。

结节病引起气道狭窄的机制很复杂。1～3 期结节病引起气道狭窄可能是因为炎症位于支气管黏膜、黏膜下层和支气管周围组织，产生水肿性病变和（或）肉芽肿浸润，或者外源性淋巴结肿大压迫。在 4 期结节病中，气道狭窄多与支气管内和（或）支气管周围纤维化病变有关，外源性钙化淋巴结压迫相对少见。结节病合并近端支气管内狭窄是一种罕见但严重的疾病表现[5]。支气管镜有利于诊断，治疗应及早开始。预后与治疗开始时机密切相关，因为纤维化病变发展迅速。皮质类固醇治疗效果欠佳。多以（介入治疗）改善症状、提高生活质量为目标。

参·考·文·献

［1］Obi O N, Saketkoo L A, Russell A M, et al. Sarcoidosis: Updates on therapeutic drug trials and novel treatment approaches[J]. Frontiers in Medicine, 2022, 9: 991783.

［2］Tana C, Drent M, Nunes H, et al. Comorbidities of sarcoidosis[J]. Annals of Medicine, 2022, 54(1): 1014 - 1035.

［3］Nowiński A, Puścińska E, Goljan A, et al. The influence of comorbidities on mortality in sarcoidosis: A observational prospective cohort study[J]. The Clinical Respiratory Journal, 2017, 11(5): 648 - 656.

［4］Chambellan A，Turbie P，Nunes H，et al. Endoluminal stenosis of proximal bronchi in sarcoidosis：bronchoscopy，function，and evolution［J］. Chest，2005，127(2)：472-481.

［5］Lavergne F，Clerici C，Sadoun D，et al. Airway obstruction in bronchial sarcoidosis：outcome with treatment［J］. Chest，1999，116(5)：1194-1199.

（祁晓静　青海省人民医院）

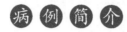

患者男性,62岁,因胸闷、剑突下隐痛4年,加重1个月,于2020年9月22日入院。患者4年前因吸入刺激性气味、天气变冷时出现胸闷,伴剑突下隐痛,无咳嗽、胸痛等不适,在当地医院就诊,诊断为支气管哮喘,给予布地奈德福莫特罗粉吸入剂(160 μg /4.5 μg,1 吸,bid)规范吸入治疗,症状控制可,但仍感剑突下隐痛。近1个月来,患者感上述症状加重,偶有反酸、恶心,无胸骨后灼热感,无发热、咳嗽、咳痰,无活动后气促、心悸、胸痛,无皮疹、关节痛,于外院就诊。心脏彩超检查提示三尖瓣中-大量反流(PASP 48 mmHg),右心房增大,给予安立生坦(5 mg,qd)治疗20天,症状无改善,为进一步诊治转入我院。起病以来,饮食、睡眠一般,大、小便如常,体重无明显变化。

2018年外院胃镜提示慢性糜烂性胃炎,给予胃药治疗,症状好转,停药后症状反复。吸烟20余年,每天约1包,已戒10余年;无嗜酒史,无冶游史,无放射性物质、毒物接触史。家族史无特殊。

**【入院体格检查】**

T 36.5℃,P 70 次/分,R 20 次/分,BP 130/83 mmHg,$SpO_2$ 100%(吸空气下)。神志清楚,对答切题。全身浅表淋巴结未触及肿大。双肺呼吸音清,未闻及干、湿啰音。心律齐,心率70 次/分,A2>P2,各瓣膜区未闻及病理性杂音。双下肢无水肿。

**【入院诊断】**

(1) 支气管哮喘。

(2) 肺动脉高压?

(3) 右心增大查因:单纯三尖瓣反流?

(4) 糜烂性胃炎。

**【实验室检查】**

1. 血常规 WBC $8.60×10^9/L$,NEUT% 68.7%,EO $0.2×10^9/L$,Hb 147 g/L,PLT $215×10^9/L$。

2. 血气分析($FiO_2$ 21%) pH 7.381,$PCO_2$ 47.1 mmHg,$PO_2$ 90.5 mmHg,$HCO_3^-$ 27.3 mmol/L。

3. 凝血指标 D-二聚体 239 ng/mL。

4. 铁三项 血清铁 16.80 μmol/L,血清总铁结合力 53.10 μmol/L(↓),未结合铁 36.3 μmol/L。

5. 肺肿瘤指标 NSE 21.68 ng/ml,CEA 2.50 ng/mL,CA125 9.24 U/mL,CA153

4.48 U/mL,CYFRA21-1 1.87 ng/mL。

6. 血栓弹力图试验　阴性。

7. 其他　血清铁蛋白 489.6 ng/mL(↑)。肝酶、心梗鉴别六项、NT-proBNP 正常。ANA 十一项、ACA 三项、ANA、风湿三项、抗 CCP 抗体、血管炎三项、易栓症三项正常;同型半胱氨酸、血尿酸正常。

**【其他辅助检查】**

1. 心脏彩超(2020 年 8 月 20 日,外院)　三尖瓣中-大量反流(PASP 48 mmHg),右心房增大,升主动脉及主动脉瓣硬化,左心室收缩功能正常。

2. 心电图　窦性心律,大致正常心电图。

3. 肺功能　小气道功能障碍,残气量、肺总量正常,残总比增高,气道阻力正常,弥散功能正常。

4. 胸部 CTPA + 冠脉 CTA　考虑右上肺前段胸膜下、水平裂旁少许炎症,部分为慢性炎症。右中肺内侧段、左上肺舌段少许慢性炎症伴轻度支气管扩张。两肺多发实性小结节,考虑为炎性肉芽肿。两肺散在数个肺大疱。冠脉 CTA 未见异常,右优势型冠状动脉。CTPA 示亚段以上肺动脉未见明确栓塞(图 31-1)。

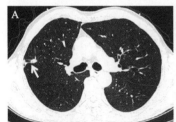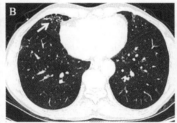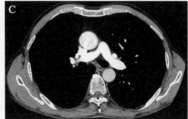

**图 31-1　胸部 CTPA**

A. 右上肺前段胸膜下结节(白色箭头);B. 左上肺舌段少许慢性炎症伴轻度支气管扩张(白色箭头);
C. 肺动脉不宽

5. 肺通气/灌注显像　两肺胸膜下多发通气功能受损灶,与血流灌注呈大致匹配性改变,结合病史,符合支气管哮喘改变。左肺上叶前段、舌段,左肺下叶各段,右肺上叶前段,右肺中叶前段,右肺中叶内侧段局部胸膜下灌注功能受损灶,与通气显像呈不匹配或欠匹配性改变,不排除外周亚段性肺栓塞可能。右上肺前段胸膜下、水平裂旁少许炎症,部分慢性炎症改变。右中肺内侧段、左肺舌段少许慢性炎症伴轻度支气管扩张。两肺多发实性小结节,考虑为炎性肉芽肿(图 31-2)。

6. 心脏超声 + 右心声学造影　右心增大(RAs 横径 46 mm,RVd 横径 43 mm),肺动脉高压(中度)。三尖瓣反流(中度)。左心室收缩功能未见异常。CDFI 示三尖瓣反流束面积 7.1 cm²,估测 PASP 55 mmHg。右心声学未见右向左分流。

**【诊治经过】**

入院后,为明确肺动脉高压诊断,行右心导管检查:上腔静脉压为 4/1/2 mmHg,RAP 为

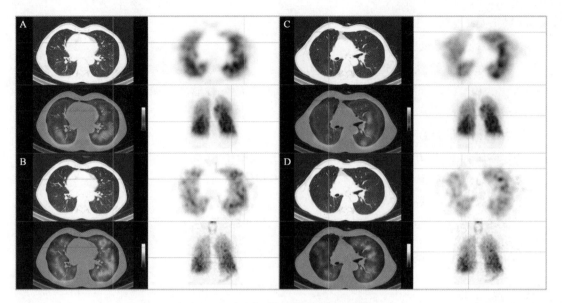

**图 31 - 2 肺通气/灌注显像(见彩色插页)**

A、B. 左肺上叶舌段胸膜下灌注功能受损灶,与通气显像呈大致匹配性改变;B、D. 右肺上叶前段胸膜下灌注功能受损灶,与通气显像呈大致匹配性改变(A、C 为肺灌注 SPECT/CT 显像;B、D 为肺通气 SPECT/CT 显像)

3/1/2 mmHg,PAP 为 16/7/11 mmHg,PAWP 为 6/8/4 mmHg,CI 为 3.7 L/(min · m$^2$),PVR 为 1.1 WU。因右心导管检查提示肺动脉压不高,嘱患者停用安立生坦,给予止咳、化痰、平喘等治疗,好转后出院。

**【出院诊断】**

(1) 支气管哮喘。

(2) 右心增大查因:单纯三尖瓣反流?

(3) 糜烂性胃炎。

**【随访】**

患者于 2021 年 1 月 7 日返院复诊,稍感胸闷,无其余特殊不适。复查心脏彩超,提示 ① 右心房增大(RAs 横径 49 mm,RVd 横径 43 mm),肺动脉高压(轻度);② 三尖瓣反流(轻度);③ 左心室收缩功能未见异常。CDFI:三尖瓣反流束面积 4.2 cm$^2$,估测 PASP 35 mmHg。一般活动不受限。

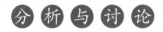

**丁尚伟副主任医师**(广州医科大学附属第一医院,超声科)

该患者超声主要表现为右心明显增大,右心导管结果示无肺动脉高压。目前无法判断右心增大是否与三尖瓣反流有关,因为长时间三尖瓣的反流会造成右心增大,右心增大亦会继发三尖瓣反流,两者是相互影响的关系。行右心声学造影主要有两个目的。第一,排除卵圆孔未闭。因肺动脉压力不高时很少会出现房间隔水平分流,尤其是右向左分流的情况,因此可做 Valsalva 动作,做这个动作时增加胸腔里的压力,右心房压力瞬时增加,卵圆孔开放,可出现右向左分流以发现潜在的卵圆孔未闭。第二,判断有无肺动静脉瘘。正常右心造影微泡不能到达左心,当存在肺动静脉瘘时,造影时微泡可通过肺动静脉瘘管直接到达左心。但肺动静脉瘘患者会伴明显的低氧血症,该患者无低氧表现,右心造影也未见右向左分流,故排除肺动静脉瘘可能。另外,应考虑是否与三尖瓣本身问题有关,就目前超声图像来看,未看到该患者有明显三尖瓣短小、瓣叶对合不良等结构畸形改变情况。而且该患者三尖瓣反流表现为中心性反流,非偏心性反流,符合右心增大导致瓣环扩张使瓣叶相对性关闭不全出现的反流,故考虑三尖瓣本身原因引起右心增大的可能性不大。综上所述,右心增大是由心脏原因、肺疾病原因所致,还是其他肺疾病引起的肺心病改变,需结合其他检查结果进行分析。

**雷永霞主治医师**(广州医科大学附属第一医院,放射科)

CT 上表现为肺大疱形成、慢性炎症、轻微的支气管扩张改变,无明显肺间质病变及磨玻璃影改变。右心室流出道无狭窄,右心室无明显增大,右心房稍大,室间隔连续。CTPA 上未见肺动脉增粗、扩张,提示不存在肺动脉高压情况。段以上肺动脉未见明显充盈缺损,未见 PE,可排除 PE 引起的右心增大。结合超声改变,倾向于单纯三尖瓣病变,三尖瓣关闭不全引起反流所致右心房增大可能。冠脉 CTA 未提示右冠状动脉、前降支等血管明显异常,可排除冠心病引起的右心扩大。

**侯鹏主治医师**(广州医科大学附属第一医院,核医学科)

总体来说,该患者通气/灌注与血流灌注呈大致匹配性改变,再结合 CT 影像学检查,PE 的诊断不成立。患者胸膜下血流灌注受损,考虑为患者呼吸气道疾病致通气受损继发的灌注受损。

**洪城主任医师**(广州医科大学附属第一医院,呼吸与危重症医学科)

肺大疱或者慢性阻塞性肺疾病(COPD)患者,肺大疱的部位会存在血流灌注缺失。因为肺大疱气流减少,为维持正常通气血流比例,会出现血管收缩、肺大疱毛细管床数量减少以及肺大疱压迫血管床,均可导致血流灌注损伤,这是机体自动调节以达到灌注平衡的表现。

**朱紫阳主治医师**(江汉大学附属医院,呼吸与危重医学科)

关于该患者有两个问题,第一,为什么该患者右心增大而肺动脉压不高。CTPA 提示该患者的右心室流出道无明显狭窄,亦无增宽,故未排除存在右心室流出道狭窄的可能。右心室流出道狭窄可导致右心室压力无法传递,这可以解释为什么该患者肺动脉压不高。第二,这个患者可能为原发三尖瓣反流的问题。因为三尖瓣反流较为常见，有的指南把三尖瓣反流当作生理状态。但也有学者提出，若患者做了瓣膜手术，如主动脉瓣或二尖瓣手术，导致纤维骨架改变，三尖瓣受牵连，可出现病理性三尖瓣反流。若该患者无此病史，则病理性三尖瓣反流可能性不大。测量下腔静脉宽度有助于判断右心增大的原因，如果下腔静脉宽度非常大，则可能是三尖瓣反流导致右心增大。

**田庄主任医师**（北京协和医院，心血管内科）

右心增大原因一般可以从前负荷、后负荷和心肌本身的问题这三个方面考虑。在前负荷方面，主要与先天性心脏病有关，特别容易遗漏的是位置刁钻且比较难在超声上看到的房间隔缺损。若遇到右心变大而肺动脉压不高的患者，尤其应该考虑这种情况。对于该患者，已经通过右心导管检查、右心声学造影排除了上述情况。前负荷也与三尖瓣反流相关，但三尖瓣反流一般会有基础病因，即其本身发育异常，如著名的埃布斯坦畸形，它是一种三尖瓣下移畸形的疾病，可导致三尖瓣关闭出现问题，超声检查时需要多角度去观察。另外，如果中重度三尖瓣反流已导致右心房增大，那么右心房压力会升高，但该患者右心房压仅2 mmHg（并不高），不太符合重度三尖瓣反流的情况。因此，考虑右心增大与三尖瓣反流关系不大，而是右心增大的结果。还有一种可能导致右心增大、三尖瓣反流的情况，就是朱紫阳教授提到的，以往做过二尖瓣置换手术，没有干预三尖瓣，导致右心逐渐变大引起三尖瓣反流。在后负荷方面，临床上常见的是导致流出道压力升高的疾病，包括先天性心脏病、肺动脉瓣狭窄、右心室流出道狭窄和肺动脉高压等，可以通过超声和导管检查来发现这些疾病，而本例患者无以上情况。还有一种能引起右心增大的罕见心肌病——致心律失常性右心室心肌病（arrhythmogenic right ventricular cardiomyopathy，ARVC），但ARVC往往可见到节段性室壁瘤，CT和超声均可协助诊断，尤其是CT（意义更大）。该患者的CT上没有见到明显的室壁瘤的征象，故考虑ARVC可能性不大。最后，回到呼吸专科查找原因，患者有哮喘病史，CT提示肺结构问题，如果哮喘引起缺氧、体内炎症反应可导致右心改变，但从该患者的肺功能来看，不能支持肺心病导致右心增大。总之，个人考虑本例患者右心增大不是前、后负荷方面的原因，尤其不是三尖瓣反流所致。至于患者是否存在右心心肌发育问题，因为ARVC的诊断需要复杂的评分标准，就目前的影像学、心电学检查结果而言，尚未达到ARVC的诊断标准。

**罗勤主任医师**（中国医学科学院阜外医院，心血管内科）

我赞同田庄教授的分析，即从前负荷、后负荷、心肌，还有心包的角度看有无器质性病变引起右心增大。房间隔缺损、肺静脉瘘引流、窦瘤破裂分流都可以引起右心房扩大。另外，ARVC的心肌病、限制性心肌病、限制右心房舒张的心包疾病患者的右心房压力会升高，但该患者右心房压力仅为2 mmHg，不符合心肌和心房受限表现。排除了上述前负荷、后负荷、心肌病、心包疾病原因后，我们仍无法找到右心增大的原因时，个人建议以随访为主。由于各家医院超声条件不同,是否存在三尖瓣本身结构的问题是我们在动态随访中需要关注的。

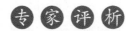

**蒋鑫副主任医师**(北京协和医院,心血管内科)

上面各位教授从心脏前负荷、后负荷、心肌、心脏瓣膜等方面进行了讨论,但均未发现该患者右心增大的确切原因。个人认为,仍不能完全排除心肌病。需要完善心脏 MRI 检查,必要时还需要做心肌活检来排除心肌病。同时,建议完善 24 小时动态心电图检查,看是否存在频发室性早搏、心律失常导致的心肌问题。若考虑单纯三尖瓣反流的问题,除了关注三尖瓣先天发育异常,由于心脏位于左前方的胸壁下,左前胸的外伤易导致三尖瓣受损,因此一定要关注患者是否有外伤的病史,尤其是左前胸是否受过重击。另外,该病例提示我们,呼吸科医生在鉴别右心增大原因时,除了考虑肺动脉高压,不要忽略了一些如门脉方面疾病的少见病,如好发于儿童的先天性门脉海绵样变,其会引起右心扩大,肺动脉压力轻度升高。但因该患者肺动脉压力完全正常,所以考虑门脉方面问题的可能性不大,但可以完善腹部超声查看门脉情况进行排查。总体而言,当排除了前负荷、后负荷、心肌等原因后,可考虑瓣膜病造成的右心扩大。从预后来说,瓣膜病变一般进展缓慢,因此,此类患者的下一步治疗应以随访为主。要做好随访工作,每年评估瓣膜情况。如果未来发展成重度三尖瓣反流,再进行介入、外科治疗。

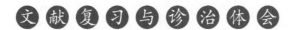

肺动脉高压是一类以肺血管结构或功能改变,引起 PVR 和肺动脉压力升高,进而导致右心室肥厚和重塑,最终导致右心衰竭甚至死亡的综合征。近年来逐渐被临床医生所认识,右心导管检查在肺动脉高压的诊疗及评估预后方面起着重要的作用。其诊断标准为:海平面静息状态下,经右心导管检查测定 mPAP≥25 mmHg。右心导管检查是唯一可以确诊肺动脉高压的方法,所有怀疑肺动脉高压的患者均需行右心导管检查来明确诊断[1]。

目前,对肺动脉高压患者是否要行右心导管检查的认识不足,许多人认为超声心动图及相关影像学检查提示肺动脉高压后,便可以确诊肺动脉高压并接受治疗。超声心动图不能直接确诊肺动脉高压,只是初筛肺动脉高压的主要无创检查[2]。超声心动图根据三尖瓣反流峰值速度和超声征象(心室、肺动脉、下腔静脉和右心房相关表现)对肺动脉高压可能性进行分层(低、中、高)。对超声心动图提示中、高度可能的肺动脉高压患者,临床医生应该考虑引起肺动脉高压的常见原因,建议行右心导管检查以明确诊断、指导治疗及评估治疗效果。右心导管检查为诊断肺动脉高压的金标准。

右心导管检查是一种微创检查,将心导管经外周静脉送入上、下腔静脉,右心房,右心室,肺动脉及其分支,在腔静脉及右侧心腔进行血流动力学、血氧和心排血量的测定。1929年,德国 Werner Forssmann 医生[3]将一根导尿管插入自己的心脏,完成了世界上第一例人心脏导管术,标志着心导管技术的开始。右心导管检查中选择合适的穿刺血管非常重要,目前国内常见的穿刺部位包括股静脉、右侧颈内静脉、锁骨下静脉以及前壁静脉。根据临床操作的不同,应选择不同的穿刺部位。如果肺动脉高压是由先天性心脏病分流引起的,穿刺股静脉为首选;如果是由其他原因引起的,穿刺锁骨下静脉、颈静脉可作为首选。

## 参·考·文·献

［1］中国肺动脉高压诊断与治疗指南(2021版). 中华医学杂志,2021,101(1):11.

［2］吴炳祥,刘庆力. 右心导管检查诊断肺高血压临床价值[J]. 中国实用内科杂志,2017,5(5):376-377.

［3］Meyer J A. Werner Forssmann and catheterization of the heart,1929[J]. The Annals of Thoracic Surgery,1990,49(3):497-499.

(陈桂娇　宾阳县人民医院)

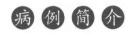

## 病 例 简 介

患者男性,45 岁,因活动后气促 5 年余,于 2020 年 5 月 22 日入院。患者 5 年前无明显诱因出现活动后气促,间断性咯血,量少,可自行停止;无晕厥,无咳嗽、咳痰,无胸痛,无皮肤出血,无口干、眼干,无口腔溃疡、皮肤黄染、皮疹或瘀点以及关节痛等不适,遂于广州市某医院就诊。胸部 CT 增强示双肺增粗、迂曲的血管影,右肺动脉干增粗,考虑肺动静脉瘘;右心导管检查提示肺动脉高压。出院后患者一直服用华法林、波生坦、他达拉非,INR 控制在 2～3。定期复查胸部 CTPA 及心脏超声,大致同前。为进一步诊治,收住我科。起病以来,患者精神一般,睡眠、食欲一般,大、小便无明显异常,体重未见明显下降。

自述反复咯血 30 余年,量少,无大咯血情况发生。有乙型肝炎病史 20 余年,长期规律口服抗病毒药物。2018 年 5 月曾到我院住院,其间行 CTPA 提示两肺多发肺动静脉瘘、右肺动脉干不完全性栓塞;右心导管检查提示平均肺动脉压 38 mmHg,考虑毛细血管前性肺动脉高压。余个人史、家族史无特殊。

**【入院体格检查】**

T 36.3℃,P 88 次/分,R 21 次/分,BP 131/88 mmHg,SpO₂ 98%(吸空气下)。神志清楚,对答切题,全身皮肤黏膜无黄染、皮疹及出血点。颈静脉无充盈怒张,呼吸稍促,唇甲无紫绀。桶状胸,肺部未闻及干、湿啰音。心界不大,心律齐,P2>A2,心脏各瓣膜听诊区未闻及病理性杂音。余未见异常。

**【入院诊断】**

(1) 肺动脉高压(中度,低危组;右心房、右心室增大,心功能Ⅰ级)。

(2) 慢性肺血栓栓塞性肺动脉高压(CTEPH)。

(3) 肺动静脉瘘。

(4) 支气管扩张症。

(5) 毛细血管扩张症待排。

(6) 肝硬化代偿期。

(7) 慢性乙型肝炎。

**【实验室检查】**

1. 血气分析(FiO₂ 21%)  pH 7.487(↑),PaO₂ 78.9 mmHg(↓),PaCO₂ 32.2 mmHg(↓),HCO₃⁻ 26.0 mmol/L(↑)。

2. 凝血功能  PT 27 s(↑),APTT 58.5 s(↑),INR 2.47(↑),D-二聚体未见异常。

3. 易栓症三项  AT-Ⅲ 65%(↓),PC 25%(↓),PS 27%(↓)。

4. 甲状腺功能 抗甲状腺自身抗体阴性,甲状腺功能未见异常。

5. 血传播 HBsAg(+),丙型肝炎病毒、梅毒螺旋体及 HIV 抗体阴性。

6. 其他 血常规、肝肾功能、肌钙蛋白、NT-proBNP、肺肿瘤五项、风湿免疫相关检查未见异常。

**【其他辅助检查】**

1. CTPA 两肺多发肺动静脉瘘;右肺动脉干不完全性肺栓塞;肺动脉高压;支气管动脉增粗、迂曲(图 32-1)。

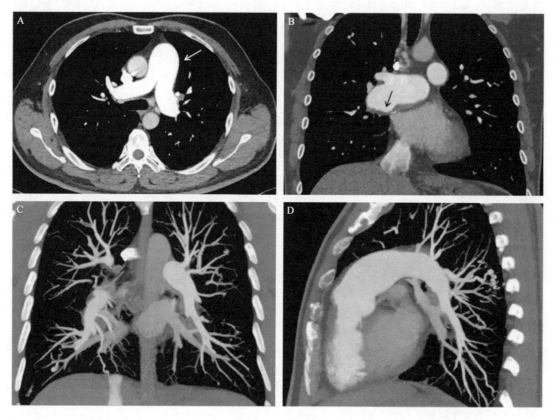

**图 32-1 CTPA**

A. 肺主动脉干增粗(白色箭头示);B. 右肺动脉干主干可见慢性肺血栓(黑色箭头);C、D. 双肺远端肺动脉广泛迂曲、增粗,呈异常血管团影,可见广泛非支气管体循环侧支形成

2. 肺通气/灌注显像 双肺多发亚段灌注功能受损改变,右肺上叶前段及右肺中叶内侧段与显像呈不匹配改变(图 32-2)。

3. 心脏超声检查 右心房、右心室增大(RA 横径 53 mm,RV 常规 32 mm)。主肺动脉增宽(MPA 33 mm)。肺动脉高压(中度,PASP 61 mmHg)。左心室收缩功能未见异常。

4. 右心导管检查 提示毛细血管前性肺动脉高压(表 32-1)。

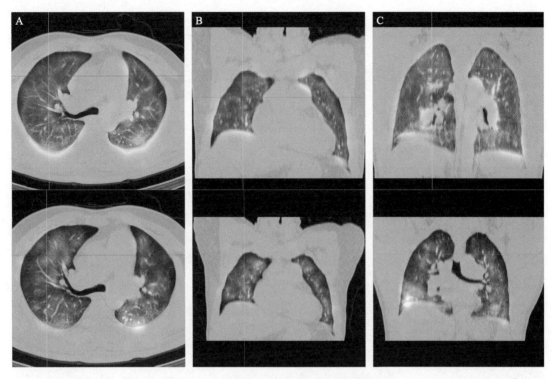

图 32-2　肺通气/灌注显像（见彩色插页）

A～C. 右上肺前段、尖段胸膜下灌注功能受损灶,与通气显像呈不匹配或欠匹配性改变(上排为肺灌注 SPECT/CT 显像,下排为肺通气 SPECT/CT 显像)

表 32-1　右心导管检查

| 指　　标 | 基础状态下 | 吸氧后(6 L/min) |
| --- | --- | --- |
| HR(bpm) | 73 | 63 |
| BP(mmHg) | 132/82/99 | 125/68/87 |
| SVC(mmHg) | 6/0/4 | 9/0/4 |
| RAP(mmHg) | 9/－2/3 | 10/－2/3 |
| IVC(mmHg) | 8/－1/3 | 7/0/3 |
| RVP(mmHg) | 59/2/23 | 60/1/23 |
| PAP(mmHg) | 64/24/38 | 62/24/38 |
| PAWP(mmHg) | 10/3/5 | 10/3/5 |
| DPG(mmHg) | 19 | 19 |
| AO∶PA | 2.6 | 2.3 |
| CO(L/min,Fick's 法) | 3.6 | 5.3 |
| CI[L/(min · m$^2$),Fick's 法] | 2.0 | 3.0 |
| PVR(WU,Fick's 法) | 9.1 | 6.3 |
| TPR(WU,Fick's 法) | 10.5 | 7.2 |

续　表

| 指　　标 | 基础状态下 | 吸氧后(6 L/min) |
|---|---|---|
| SVR(WU,Fick's 法) | 26.5 | 15.9 |
| PA(%) | 70.9 | 80.1 |
| SVC(%) | 72.8 | 74.3 |
| IVC(%) | 79 | 83.3 |

5. 选择性肺动脉造影　主肺动脉,左、右肺动脉干均明显增宽,两肺可见大量肺动脉分支远端迂曲,形成异常血管团影(图 32 - 3)。

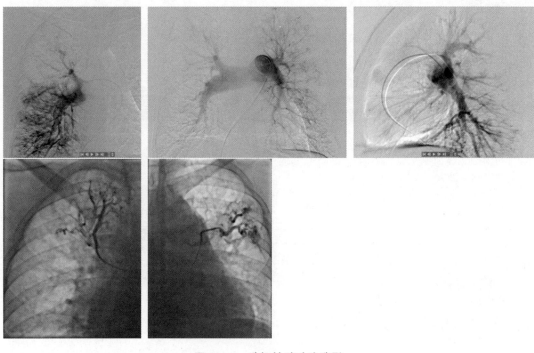

图 32 - 3　选择性肺动脉造影

6. 右心声学　未见明显右向左分流。

7. 下肢静脉超声　下肢、下腔、髂静脉未见异常声像。

8. 肺功能　通气功能正常,弥散功能轻度下降。

【诊治经过】

予抗凝、降肺动脉压、抗乙型肝炎病毒等治疗,经多学科讨论后考虑支气管动脉-肺静脉瘘引起肺动脉高压可能性大,于 2020 年 6 月 9 日行右上肺支气管动脉栓塞术。

【出院诊断】

(1) 支气管动脉-肺静脉瘘。

（2）肺动脉高压（中度，低危组；右心房、右心室增大，心功能Ⅱ级）。

（3）肺动静脉瘘。

（4）CTEPH。

（5）支气管扩张症。

（6）肺大疱。

（7）慢性乙型肝炎。

（8）腹主动脉夹层（下段局限性）。

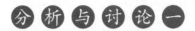

**洪城主任医师**（广州医科大学附属第一医院，呼吸与危重症医学科）

本例患者为中年男性，肺动脉高压慢性病程，咯血30余年，有乙型肝炎病史，平日可上五层楼，主诉为活动后气促，存在肺动脉近端血栓，CT提示广泛肺动静脉瘘，支气管动脉增粗、迂曲等多发的肺血管病变。但近五年定期复查CTPA，示无明显变化，自觉活动耐量无恶化。患者平时使用靶向药物以及华法林抗凝治疗（华法林使用较为规范，INR可以控制在2～3）。

**侯鹏主治医师**（广州医科大学附属第一医院，核医学科）

患者于2020年2月27日行肺通气/灌注显像检查，平面通气显示，除上肺尖存在较小的稀疏缺损，其余部位未见明显异常；同部位灌注显像可见胸膜下肺的周边有小范围的稀疏缺损，不存在整个肺叶和肺段发生稀疏缺损的情况。对比之下，灌注缺损要比通气严重，考虑为通气/灌注不匹配/欠匹配所致。CTPA报告提示肺上叶存在部分迂曲的血管，肺灌注与CT融合显像提示右肺上叶尖段、右肺中叶外侧段、左肺上叶舌段等迂曲血管处有灌注受损，包括周边远端处，而同部位通气未见明显受损。总之，该患者灌注的缺损比通气的严重，灌注缺损的部位以双肺的胸膜下、两肺上叶为主，此影像学表现比较常见的病因为血管性病变，首先需排除CTEPH。CTEPH比较常见的影像学表现主要为肺叶、肺段或亚肺段的楔形灌注缺损，以及通气相对正常的通气/灌注不匹配，病变多见于双下肺，但此患者病变多位于胸膜下、两上肺，与常见的CTEPH影像学改变不符，结合肺动脉造影，考虑患者通气/灌注不匹配与多发的肺动静脉瘘关系密切。

**王欣璐主任医师**（广州医科大学附属第一医院，核医学科）

肺灌注显像是将略大于肺毛细血管直径的放射性微粒注入静脉，经过右心到达肺动脉与血液混合均匀，随肺动脉血一过性且随机地灌注到肺脏的毛细血管床而嵌顿在毛细血管前微动脉和毛细血管内，局部嵌顿的量与该处的灌注血流量成正比；当某支肺动脉狭窄或完全阻塞，其供血区的放射性微粒将减少或缺如。通过对放射性微粒在肺内的分布进行显像，所显示各部位的放射性分布即反映各部位血流灌注的多少。如果发生动静脉瘘，那么部分微球会绕过毛细血管网，而看不到正常的放射性分布和浓聚。

**邓宇主任医师**（广州医科大学附属第一医院，放射科）

对比既往影像学检查，肺窗下双肺密度不均匀，双肺血管纹理较前稍增多，肺内可见多发的迂曲扩张的血管，考虑肺动静脉瘘可能性大；肺内弥漫的迂曲血管变化基本不大。纵隔窗可见 Banana‐Egg 征、Bikini 征，测量肺动脉主干直径，较前增加；右下肺动脉可见附壁血栓，有钙化灶，考虑慢性血栓；同时，右肺动脉比左肺动脉增粗，右心心腔较前增大、饱满，从影像学角度来说，患者近 2 年来肺动脉高压较前进展。另外，患者有慢性乙型肝炎病史，腹部 CT 也有肝硬化的影像表现，如肝脏体积缩小、密度不均匀，但门静脉未见增宽扩张，不能确定门静脉高压，肝内未见明显的动静脉瘘征象。腹主动脉可见局限性夹层，说明此患者血管内皮存在损伤的情况。从 CTPA 来看，右肺动脉主干远端可见附壁慢性血栓，但其他大的肺动脉分支未见明确的充盈缺损。此外，患者存在大量的体循环侧支血管，在右侧除支气管动脉，还可见粗大、扩张的锁骨下动脉分支、膈下动脉分支、食管旁动脉分支。目前来看，患者存在以下问题：① 右肺动脉主干远端的慢性血栓；② 双肺多发的 PAVM 形成；③ 肺动脉高压合并广泛的体循环侧支；④ 腹主动脉夹层（局限性）；⑤ 肝硬化。此患者病变比较复杂，需要仔细考虑多发的 PAVM 形成的原因，究竟是先天性［如遗传性毛细血管扩张症（HHT）］的还是获得性的（如肝肺综合征）；此外，还需要考虑广泛的体循环侧支形成的原因。

**林杰龙主管技师**（广州医科大学附属第一医院，放射介入科）

肺动脉造影显示两肺外周可见动静脉"挂果样"改变，未见明显的肺动脉缺如。超选择性造影可见左肺动脉 A2 段，右肺动脉 A1 段、A4 段、A7 段远端迂曲扩张，呈"挂果样"改变，考虑为广泛的动静脉瘘。

**宫素岗副主任医师**（上海市肺科医院，肺循环科）

该患者肺部造影影像结果、右心导管检查的特点、累及脏器等方面都与 HHT 的表现相像。HHT 临床表现主要为鼻出血、出血、咯血，内脏有动静脉瘘形成（肺、脑部、肝脏等），但 HHT 患者大多具有遗传史。本例患者自述无家族史（欧洲指南中一定要有），可做基因检测帮助筛查。国外报道的患者大多为 *Endoglin* 和 *ALK1* 基因阳性，国内报道的患者 *ACVRL1* 基因和 *ENG* 基因阳性较多见。目前，HHT 患者肺动脉高压的原因还是有争论的，除考虑与 PAVM 的肺动静脉瘘有关，国外曾将其归类于第一类肺动脉高压（特发性，与遗传性有关，是血管自身内皮细胞发生变化引起的），现在把它作为遗传性肺动脉高压（HPAH）来对待。此例患者影像学表现不像 CTEPH。对于该患者，慢性血栓栓塞不一定是引起肺动脉高压的因素，也可能仅是参与疾病发生的次要因素。如果该患者被确诊患有

HHT,那么肝动静脉的异常可能更多是肺动静脉瘘/全身动静脉在局部脏器的表现,即肝脏也是一个局部累及的脏器。腹主动脉夹层可能也与此有关系,因为 HHT 确实可以影响血管内膜细胞的完整性,易引起这样的表现。

**龚娟妮副主任医师**(首都医科大学附属北京朝阳医院,呼吸与危重症医学科)

该患者的情况较为复杂,同时存在肺动静脉瘘、支气管动脉扩张和增生、肺血管血栓等,仅从单一的角度难以解释患者病情。肺动静脉瘘是临床上相对比较罕见的疾病,可能部分与肺部本身病变有关。此外,手术后形成的肺动静脉瘘,往往较为局限性,常局限于某个部位,尤其是胸膜下局部的动静脉瘘或者动脉瘤;再者是较罕见的先天性的肺动静脉瘘,可见于 HHT,表现为早年发病,有皮肤、黏膜、鼻部、肝脏的动静脉瘘形成,一般有明显的家族史。比较常见的 HHT 引起的肺动脉高压还与肺动静脉瘘的瘘管有关,大量的肺动脉血经瘘管汇入静脉直接回流到心脏。曾有一例肝脏的大量动静脉瘘直接回流到心脏导致高动力型肺动脉高压的报道,所以患者常表现为 CO 增高,但该患者 CO 没有升高,故从病理生理学上不好解释该患者的肺动脉高压。若肺动脉高压的原因不是肺动静脉瘘,则可能是患者的肝硬化引起门脉高压相关性肺动脉高压,肝硬化可以引起广泛的肺小动静脉形成特别小的瘘管,原因是血液中存在大量没有经过肝脏处理的毒素可引发肺毛细血管扩张,可能与血管生成因子过多或积累有关,但是这种情况引起的动静脉瘘血管较细,一般从影像学上很难发现。本例患者影像学结果并不支持,即动静脉瘘管扩张明显不符合门脉高压相关性肺动脉高压的征象。综合来看,该患者肺动脉高压形成可能与多种因素有关。首先,不排除先天性 PAVM 引起肺动脉高压;其次,该患者的血管存在损伤的影像学表现,倾向于动脉性肺动脉高压,血管重塑引起的肺动脉高压的可能性要大一些。血气分析及血氧分布不支持低氧导致的肺动脉高压。关于 CTEPH 的诊断是否成立,根据 CTPA、肺通气/灌注显像的结果以及肺动脉造影结果来看,与 CTEPH 的表现不太相符。

**王剑锋副主任医师**(首都医科大学附属北京朝阳医院,放射科)

肺动静脉瘘在临床上可表现为单发型、多发型和弥漫型,前两者影像学可见明显的囊袋状的肺动静脉回流,大多数患者伴有低氧血症、异位栓塞、脑脓肿等情况。从现有的资料看,该患者仍未达到 HHT 的诊断标准。但也有学者认为弥漫型肺动静脉瘘就是 HHT 的一种表现,建议对此类患者进行基因检测以鉴别是否为 HHT。此外,患者主要表现为活动后气促以及长期咯血,根据右心导管检查的结果可以判断有肺动脉高压,从肺通气/灌注显像和肺血管造影等结果上看,患者并没有 CTEPH 的表现,唯一与 CTEPH 有关的表现是右肺动脉干有原位血栓形成和钙化灶,故 CTEPH 的诊断并不成立。从目前的情况来看,考虑特发性肺动脉高压(IPAH)的可能性会大一些。

治疗上,若诊断为弥漫型肺动静脉瘘,行经导管栓塞术封堵瘘管的意义并不大,因患者主要的症状与肺动脉高压相关且未出现低氧血症,即使封堵瘘管也不能改善肺动脉高压的情况,气促、咯血的状况也不能改善,所以还是倾向使用靶向药物治疗,同时纠正肺动脉高压,以期改善病情。

**陶新曹副主任医师**(中日友好医院,呼吸与危重症医学科)

该患者的肺动脉造影示各血管分支都可见显像,不符合 CTEPH 的肺动脉造影典型表现。肺动脉广泛病变主要表现为各肺血管末梢出现瘤样改变,应考虑系统性疾病或者遗传性疾病,例如 HHT。导致肺动脉高压的原因可能是广泛的肺动脉末梢病变,引起肺循环阻力增高。若患者同意,可以考虑行肺血管内 OCT 检查,明确段或亚段肺动脉内是否存在血栓栓塞,如果存在血栓栓塞,则肺动脉高压与肺动脉内血栓有关;如果没有血栓栓塞,肺动脉高压可能是肺小血管病变所致,此时没有 PEA 指征,治疗上继续药物对症治疗。

**潘欣副主任医师**(上海市胸科医院,心血管内科)

肺动静脉瘘是一种少见的肺血管异常疾病,其特征为肺动脉绕过肺毛细血管直接与肺静脉或体循环连接起来,或是肺动脉与肺静脉之间的毛细血管被异常的薄壁血管所代替。肺动静脉瘘可大致分成单发型、多发型和弥漫型。弥漫型肺动静脉瘘患者会出现低氧和 Hb 增高,或者右心声学造影阳性。但回顾该患者的检查结果发现,以上提到的检查结果都为阴性,仅见肺动脉造影时病灶周围肺动脉发生瘤样扩张,肺静脉的流速较慢。当进行选择性造影的时候,却没有非常明显的肺静脉回流,且肺动脉血氧饱和度达 70%(正常偏高)。患者还存在支气管动脉扩张,肺动脉造影也有显示肺部有局部缺血的表现并有咯血的病史,应行支气管动脉造影,排除支气管动脉-肺动脉瘘,因为支气管动脉-肺动脉瘘的患者也可表现出肺动脉血氧浓度正常或偏高,肺动脉有较小的动脉瘤样扩张,也就可以解释患者肺动脉压增高、咯血的表现。弥漫型的肺动静脉瘘一定会有右心声学造影阳性表现,其瘘管可能是 50 $\mu$m 以下的血管,肉眼不可观察,但瘘管的总量一定是很多的,故右心声学造影会呈阳性。广泛且大量的支气管动脉-肺动脉瘘相当于先天性心脏病的左向右分流,患者也会出现类似的情况。

长期咯血的患者都或多或少地存在支气管动脉-肺动脉瘘,现在称为支气管动脉-肺动脉分流,但是并不一定会引起肺动脉压增高。结合临床上支气管动脉瘘或肺动脉瘘患者的情况来看,大多数患者的肺动脉压力都是下降的,仅有不到 15% 的患者会出现肺动脉高压。在行支气管动静脉瘘封堵术后,这些患者的肺动脉压可能会更高,故术后应复查心脏彩超检测肺动脉压力,以行鉴别。

肺动静脉瘘可以是先天性的,也可以是获得性的。在先天性肺动静脉瘘患者中,约有 80% 的患者伴有 HHT。HHT 是一种常染色体显性遗传病,为局限于第 9 号染色体 q3 区发生的基因突变所致,此基因编码内皮因子(转化生长因子 $\alpha$ 结合蛋白),存在此种突变者

50％以上存在肺动静脉瘘。伴有 HHT 的肺动静脉瘘患者可有以下三种典型的情况：① 问诊得知有家族史，可见家族史也是诊断 HHT 较为重要的因素；② 鼻出血、皮肤出血；③ 毛细血管扩张。此外，患者还会出现咯血、呼吸困难、发绀、杵状指（右向左分流时出现），以及其他内脏动静脉瘘等临床特征。由于在问诊时该患者并未提及存在家族史，故能否诊断为 HHT 仍需进一步考量。目前，研究认为 HHT 患者的发病与 *ACVRL1* 基因和 *ENG* 基因相关，故通过基因筛查可辅助 HHT 的诊断。

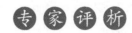

**熊长明主任医师**（中国医学科学院阜外医院，肺血管与综合内科）

该患者存在两个焦点问题：① 造成肺内血管和支气管血管畸形的原因；② 造成肺动脉高压的原因。目前肺动静脉瘘诊断的证据不足：第一，患者肺动脉低氧血症不明显；第二，右心声学造影阴性；第三，核显像时未提示肾脏提前显影。现在的影像学表现提示肺小动脉的瘤样扩张。此外，患者病程长，从青少年开始出现反复咯血，相关的免疫风湿指标阴性，应该考虑为先天性肺血管畸形，而不是后天原因（如免疫性疾病、肝硬化）所致。考虑到该患者无反复的鼻出血，本人及家属均否认相关的家族史，故诊断为 HHT 的临床证据不足。之后可以检测患者的基因是否异常，若为阴性，则基本上可以排除 HHT。HHT 所致的肺内孤立性的动静脉瘘一般以低氧血症为主要表现，几乎不发生肺动脉高压；HHT 形成肺动脉高压本身并非为分流造成的，部分 HHT 合并肺动脉高压还是与血管自身病变有关。当 HHT 患者存在肝动静脉瘘时，分流才会参与肺动脉高压形成。

患者有肝炎病史，故怀疑可能为门脉高压性肺动脉高压。然而，门脉高压性肺动脉高压应该表现为"高排低阻"，肝硬化门脉高压导致高动力循环状态形成，CO 增加。在这些患者中，过度的肺血管重建可能导致 PAP 和 PVR 升高，最终导致右心室功能障碍。在最严重的右心室衰竭患者中，CO 逐渐恢复"正常"，随着疾病进展最终进一步恶化。但是本例患者也没有类似情形，故不支持门脉高压性肺动脉高压。

心脏超声结果显示，左心室始终偏大。虽然病程长，但患者一般状态仍可，心功能指标基本正常，结合支气管动脉造影检查，考虑肺动脉高压是长期体肺侧支分流引起的，其中支气管动脉和肺动脉分流可能性大。对于该类患者，鉴别诊断方法有以下几点：① 行右心导管肺动脉造影，将导管伸入远端，查看血氧饱和度变化并检测分流量，确定是否为体肺侧支分流造成的肺动脉高压；② 可以尝试行经导管栓塞术，选择性封堵较大的体肺侧支。虽然临床上体肺侧支分流并不都表现出肺动脉高压的情况，但是少数体肺侧支分流量较大的患者仍易出现肺动压升高的情况。

另外，患者的肺通气/灌注不匹配考虑应是肺内血流分配不均匀造成的外周、胸膜下点片状病灶，且肺动脉造影显示除右肺动脉主干有陈旧性血栓形成，各肺动脉分支显影清晰，CTEPH 的诊断应该是不成立的。

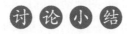

## 讨 论 小 结

### 2020 年 5 月 30 日

（1）目前 HHT 诊断依据不足，可完善相关基因检测明确诊断。

（2）肺动脉高压原因：不考虑慢性血栓形成所致，目前考虑分流性疾病导致的可能性大。理论上，肺动静脉分流患者血氧饱和度应该降低，但该患者多次测血氧饱和度均正常且右心声学造影阴性，不支持肺动静脉分流。建议进一步完善全身肺灌注显影明确有无体循环脏器早显影。

（3）注意有无体肺分流：行支气管动脉造影、右心导管肺动脉远端压力测定和查看血氧饱和度变化。

**【讨论后辅助检查】**

1. 肺灌注显像（2020 年 6 月 3 日） 全身$^{99}$mTc-MAA 显像未见明显右向左分流征象，分流率约 8.5％（分流率正常值低于 5％，大于 10％具有临床意义），双肺多发灌注功能受损灶，结合 CTPA，考虑为右肺动脉主干栓塞及两肺多发动静脉畸形所致。

2. 肺动脉、支气管动脉造影（2020 年 6 月 4 日） 左侧独立支气管动脉、异位右侧支气管动脉、食管固有动脉、右膈下动脉明显增粗、迂曲，考虑有动脉-肺静脉分流（许多处小分流，图 32-4A），肝动脉血流缓慢。右上肺动脉（图 32-4B）氧饱和度 63％、压力 56/26/

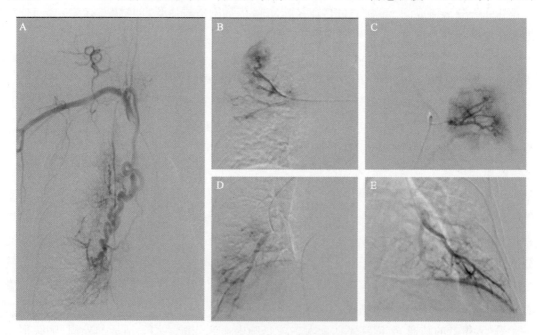

**图 32-4 肺动脉+支气管动脉造影**

A. 右膈下动脉明显增生、迂曲，右锁骨下动脉近端可见异位的右侧支气管动脉严重扩张、迂曲；B. 右上肺动脉；C. 左上肺动脉；D. 右下肺动脉；E. 左下肺动脉

37 mmHg,左上肺动脉(图 32 - 4C)氧饱和度 61％,右下肺动脉(图 32 - 4D)氧饱和度 70％、压力 57/37/45 mmHg,左下肺动脉(图 32 - 4E)氧饱和度 70％。

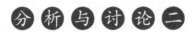

## 分 析 与 讨 论 二

**洪城主任医师**(广州医科大学附属第一医院,呼吸与危重症医学科)

该患者最初诊断为肺动脉高压,其特点为 5 年来,经过靶向药物治疗稍有好转,但改善不明显,自觉症状(即活动耐力)不差,不符合 IPAH 发病特点;此外,右心房、右心室稍增大,但左心房、左心室无变小,与普通肺动脉高压不太一致。经过右心导管检查,发现肺动脉血氧饱和度比较高,根据以上情况认为存在异常情况。胸部 CTPA 可见肺内外周存在广泛的血管畸形,右心导管检查示左下、左上、右上、右下肺动脉分支血氧饱和度与上、下腔静脉的血氧饱和度基本一致,压力与主动脉压力相差不大,且肺动脉造影示肺静脉显影较慢。说明两个问题:① 肺内远端血管畸形考虑瘤样扩张,排除了肺动静脉瘘;② 排除支气管动脉与肺动脉的分流。远端血管的明显迂曲可能是由肺动脉高压造成的,并不是肺动静脉瘘;而且肝静脉压力比较低,肝静脉与肝静脉外的下腔静脉的血氧饱和度比较接近,无明显分流,肝静脉造影无明显增粗,排除肝内动静脉分流。颅内血管 MRA 未见颅内动静脉畸形。无反复鼻出血、家族史,尽管从小咯血,但可排除 HHT。右肺支气管动脉造影示动脉明显增生、迂曲扭转,末期可见肺静脉显影,食管动脉明显增生、迂曲,右肺静脉亦可见显影,考虑为体动脉到肺静脉的分流,右膈下动脉明显增生、迂曲,右锁骨下动脉近端异位的右侧支气管动脉严重扩张、迂曲。结合支气管动脉造影,考虑支气管动脉与肺静脉在近端已发生相互的分流,大量血液从支气管动脉流向肺静脉,然后再回流至左心房、左心室,同时大量的分流增加,血液泵到体循环回流至肺动脉,考虑高容量性肺动脉高压。

**罗勤主任医师**(中国医学科学院阜外医院,心血管内科)

患者提供的资料没有显示 CO 增加,可能是因为在肺动脉这个水平没有分流,肺动脉血氧饱和度无明显变化,所以用 Fick's 法去计算时并没有算出高排量的结果。但因为支气管动脉血分流到肺静脉,不经过肺循环,而回流至左心再到右心房、右心室,增加左心室的前负荷,若分流量够大可能与左心增大相关,但目前超声没有提示左心室容量负荷增加,右心导管检查中用 Fick's 法计算的 CO 未见明显增加,可以考虑用 MRI 来查看 CO 是否增高。

**傅应云主任医师**(深圳市人民医院,呼吸与危重症医学科)

考虑该患者的肺动脉高压是血管畸形异常分流引起的。而关于患者支气管动脉-肺静脉分流的病因,患者的风湿免疫检查、血管炎检查阴性,无口腔及外阴溃疡,无家族史,其他血管相关检查未见明显狭窄,无传统的大动脉炎症状,颅内、肺部、腹部、肾的血管检查没有发现明显的大血管二级分支的狭窄,无继发性原因造成的支气管动脉到肺静脉的分流,故考虑后天性血管畸形可能性不大。

**潘欣副主任医师**(上海市胸科医院,心内科)

右心导管检查提示肺动脉压升高,已经达到肺动脉高压的诊断标准,但肺小动脉楔压<15 mmHg,从右心导管结果来说可排除左心疾病引起的肺动脉高压。一般来说肺小动脉楔压与左心房压、肺静脉压相同,但该患者存在支气管动脉-肺静脉分流,此时肺静脉受到双重供血,所以这三个数值不相等,即此时肺小动脉楔压不能代表肺静脉压和左心房压。支气管动脉造影示患者的支气管动脉有扩张,而支气管动脉循环血量大概占据正常人血量的15%左右,是滋养血管,其内血液先到肺泡,然后部分血液通过支气管静脉回流,还有一部分血液通过毛细血管进入肺静脉回流。如果支气管动脉内血液直接通过肺静脉近端,可以诊断为回流异常或者支气管-肺静脉瘘,可有以下几种情况:① 肺动静脉瘘;② 肺动脉经过腔静脉回流,有的患者(尤其是肺静脉闭塞的患者)肺动脉内血液通过腔静脉系统回流到上腔静脉;③ 正常主动脉系统,主动脉-肺静脉瘘;④ 发育异常,如胸内动脉发出异常分支回流到肺静脉。

该患者病史比较长,肺动脉压升高,心功能Ⅱ级,左心正常范围(偏高)。这种瘘和常见的分流性疾病不同(因为是通过肺静脉回流的),因此如果测评相关部位压力,可以选择测评左心室舒张末压、左心房压或者肺静脉压,这样测得的数据更能准确反应患者的血流动力学。本例患者支气管动脉非常丰富,血流量非常大且大量血液通过肺静脉回流,考虑为上述第四种情况,即血液经异常分支回流到肺静脉。

患者间断反复咯血,考虑为支气管动脉源性疾病。可以尝试做封堵,因为支气管动脉-肺静脉循环中异常扩张的血管对这个患者并不重要,且该患者为双肺弥漫性病灶,个人认为外科切除并不可行。可以先封堵支气管动脉,然后再测定肺动脉压、左心房压或左心室舒张末压,对患者的整体情况进行评估。关于封堵方式的选择,该患者肯定是不能用聚乙烯醇(PVA)进行封堵的,因为PVA颗粒容易穿过微米级的大血管,直接进入体循环,风险高。可以采用两种封堵方法,一是采用弹簧栓,另一种是采用血管塞,个人认为采用血管塞(AVT血管塞)可能更合适。该患者异常迂曲血管比较粗,适合在近端应用血管塞进行封堵,同时观察患者整体血流动力学的改变。虽无法排除异常分支主干堵塞后形成新的侧支循环血管分支,从而造成新的分流的可能,但是新生的血管生长比较缓慢,而且因为支气管动脉本身滋养肺实质的作用,不一定会形成瘘。如果封堵后新生侧支循环血管产生血流动力学变化,或者患者有咯血,可再行进一步处理;对于新生血管,可以长期随访,注意观察。

**王剑锋副主任医师**(首都医科大学附属北京朝阳医院,放射科)

从造影结果来看,该患者双肺实际上已经有支气管动脉和肺静脉的分流,右侧更明显。如果封堵治疗,个人考虑可用弹簧圈,因为弹簧圈比较细,不用担心封堵支气管动脉会对患者造成大的影响。关于肺动脉高压的原因,对于是否是体肺分流至肺静脉造成的肺动脉高压还存在很多疑点。例如,如果是体肺分流造成的肺动脉高压,肺动脉测压应与分流量大小有关(分流量大压力高,分流量小压力低)并呈阶梯式的分布(左侧应该比右侧低,下方应该比上方低)。从造影及其所提示的病理生理意义来讲,对于支气管动脉-肺静脉分流造成肺动脉高压也仍有疑问。

**杨媛华主任医师**(首都医科大学附属北京朝阳医院,呼吸与危重症医学科)

关于血管畸形导致肺动脉高压的说法还有些疑点。从支气管动脉造影看,分流的情况以右侧为主,如果是支气管动脉-肺静脉形成瘘造成的肺动脉高压,那么由于支气管动脉的压力比较高,肺静脉的压力比较低,大量支气管动脉的血流到肺静脉,会导致肺静脉扩张,但没有发现该患者的肺静脉扩张;此外,支气管动脉-肺静脉瘘会导致左心回流的血液非常多,可能会造成左心扩大,尤其是左心房,但是也未发现该患者表现出此现象。实际上,如果有大量分流,由于肺静脉压力升高可逆向传导至肺动脉,引起肺动脉压力升高,这种情况下毛细血管楔压应该增高,但右心导管测量结果与此并不相符。从以上两点来看,即使支气管动脉到肺静脉的分流存在,也并非大量的分流,而是小量的分流。这种小量的分流能否造成肺动脉压力的升高,我认为可能性不是特别大。该患者的肺动脉高压可能还不能完全用支气管动脉-肺静脉的分流解释。患者 2 年来一直在服用靶向药物,没有做过血管扩张试验,还应考虑血管收缩导致的肺动脉高压。

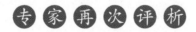

专家再次评析

**熊长明主任医师**(中国医学科学院阜外医院,肺血管与综合内科)

该患者病情比较复杂,主要还是两个问题:第一,血管畸形的原因;第二,肺动脉高压的原因。我始终认为患者病史很长,40 余岁已经咯血 30 多年。肺动脉高压最晚从 5 年前开始,即至少已经有 5 年。现在看到的血管畸形应该是先天的,严格地讲应称为先天性体肺侧支形成,而且是间接体肺侧支。体肺侧支通常可分为三个类型:① 支气管动脉分支直接与肺内肺动脉联系;② 胸主动脉分支与肺动脉联系(直接体肺侧支);③ 间接体肺侧支。该患者是非常典型的间接体肺侧支,右侧锁骨下动脉有很大的体肺侧支;此外,膈下腹主动脉也有与右下肺动脉连接的分支。该患者肺动脉的血氧饱和度并没有像预测的那样明显升高,但右下肺动脉仍是稍高一些,右下肺动脉、左下肺动脉跟右上肺动脉、左上肺动脉相差不多。该患者主肺动脉血氧饱和度仅 66%,但右下肺动脉、左下肺动脉的血氧饱和度已达 70%,正常来说从右心室到肺动脉的血氧饱和度应该是逐渐变低的,但是该患者右心室血氧饱和度与肺动脉血氧饱和度值相差超过 3%,有理由怀疑肺动脉水平存在由左向右分流的情况。现在左、右下肺动脉的血氧饱和度还是明显升高,怀疑有少量动脉血混杂在里面。由于导管检查报告没有提示有分流,所以上述讨论中质疑分流造成肺动脉高压的可能性。用 Fick's 法测定的 CO,往往是指分流前后的血气变化,根据动静脉中的血氧饱和度算出来的差值才会提示有分流。没有如预想的测出分流,是因为未在血氧饱和度高的部位进行测量,即存在体肺循环吻合点的问题。该患者体肺侧支的吻合点不在大动脉,理论上不能称为体肺侧支;吻合点也不在肺静脉侧支,而是在肺小动脉(毛细血管前或者毛细血管水平),还没有到肺静脉。如果仔细看的话,在若干(2～3个)周期以后,肺静脉才明显显影,而如果体肺侧支和肺静脉直接吻合了,打造影剂进去时,肺静脉应该是同时显影,说明体肺侧支的吻合口在肺静脉以前,即可能在肺毛细血管水平或者肺小动脉水平,这个时候测血氧饱和度是不会明显升高的。这个时候如果可以用热稀释法测量 CO,可能会升高,因为有大量的血流经短路流动。由于 CO 高了,PAP 平均增加 30 mmHg,PVR 就会明显下降,这也体现了"高排低阻"的特点。我始终认为不好用其他原因来解释该患者的动脉性肺动脉高压(PAH),因为血管畸形很明确,故考虑先天的间接体肺侧支造成的分流是导致肺动脉高压的主要原因。治疗上,可以尝试封堵右上肺支气管动脉,封堵一部分后观察压力的变化,如果说封堵以后压力明显改观,那么毫无疑问这个患者就是分流造成的肺动脉高压。目前可以得出如下结论:第一,血管畸形是先天的,肺内部分肺动脉扭曲变形不是 PAH 造成的,因为该患者肺动脉压力不是很高,且虽然病史很长,但患者状况相对较稳定,不考虑系统性疾病;第二,是分流造成的PAH;第三,可以选择性封堵部分畸形血管,如可以先封堵右上肺支气管动脉,因为右上肺支气管动脉的分流量是最大的。

针对反复咯血患者,在行 CTPA 检查发现有异常时,可考虑行肺动脉造影,予以明确诊断。支气管动脉-肺静脉瘘的影像学特征为支气管动脉增粗、迂曲、扩张,体循环与肺循环分流。根据患者病情,可考虑予以介入治疗。

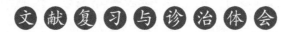

支气管动脉-肺静脉瘘是一种少见的肺血管疾病,指支气管动脉和肺静脉间的异常直接分流,可同时合并咯血或心肺病变等;可发生于任何年龄,并且通常累及右肺,可以形成心外右向左分流(体循环血直接经肺静脉回流入左心房),增加左心负荷[1, 2]。胚胎发育过程(先天性)或获得性异常可导致支气管动脉-肺静脉瘘的发生率增加。先天性因素多为肺血管发育异常,后天性因素多为缺氧和炎症的反复刺激;各种因素相互作用最终导致支气管动脉增生、扭曲、扩张及侧支循环形成。长期、慢性的肺部疾病会破坏肺内血管结构,导致支气管动脉侧支循环形成,严重时支气管动脉可与肺循环血管之间交通形成瘘;此外,还会导致气道反复感染、支气管壁结构破坏,因为炎症刺激导致支气管动脉通透性增加。外界因素,如精神紧张、咳嗽等存在时,病变区压力迅速增高可导致支气管动脉-肺静脉瘘破裂出血。治疗方面多以介入治疗为主,治疗效果可[1, 2]。

**参·考·文·献**

［1］吕维富,张行明,张学彬,等. 支气管动脉-肺循环瘘的 DSA 表现和介入治疗(附 21 例报告)［J］. 医学影像学杂志,2004,14(5)：360－363.

［2］肖承江,韦佩莹.支气管动脉和肋间动脉与肺循环瘘 DSA 表现和介入治疗［J］. 介入放射学杂志,2007,2：84－87.

（詹杰彬　普宁华侨医院）

# 彩 色 插 页

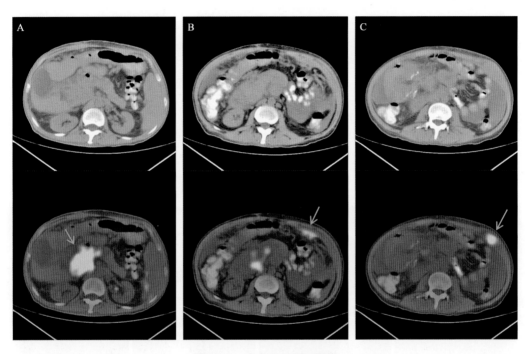

**图 2-3　全身 PET/CT 图像**

A. 胰头、肝门区巨大团块状软组织肿块,糖代谢不均匀中度增高(绿色箭头);B. 脾脏前缘、左前腹肠系膜糖代谢不均匀中度增高(绿色箭头);C. 左侧腹壁混杂密度软组织肿块,糖代谢不均匀增高(绿色箭头)

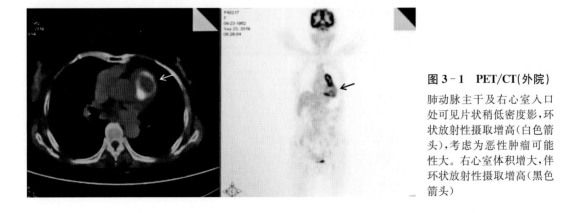

**图 3-1　PET/CT(外院)**

肺动脉主干及右心室入口处可见片状稍低密度影,环状放射性摄取增高(白色箭头),考虑为恶性肿瘤可能性大。右心室体积增大,伴环状放射性摄取增高(黑色箭头)

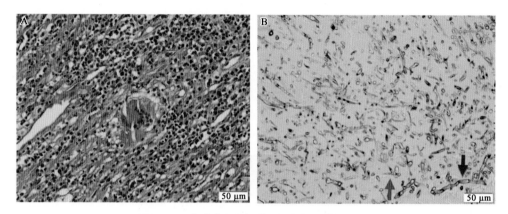

**图 3 - 3  肺动脉占位切片(外院术后病理切片)**

A. 送检血管组织可见管壁大片不规则凝固性坏死,大量中性粒细胞渗出,脓肿形成,周围可见肉芽肿增生(HE染色);B. 血管壁可见大量菌丝及孢子,部分有分割,呈锐角分枝,菌丝均匀,考虑曲霉(橙色箭头);部分分隔不明显,呈直角分枝,菌丝粗大,考虑毛霉(红色箭头),GMS(+)

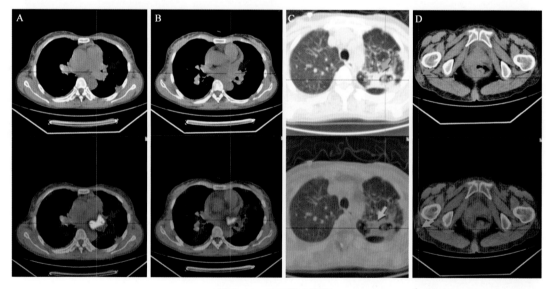

**图 4 - 3  PET/CT 图像**

A 和 B. 左肺动脉主干及左心房见团块状不规则放射性摄取增高,SUVmax 约 9.1(红色箭头),相应部位 CT 见不规则软组织密度肿块,向下延伸至左心房,累及左主支气管及分支;C. 左肺上叶见多发厚薄不一空洞影,最大位于左肺上叶尖后段,大小约 5.9 cm×3.0 cm,放射性摄取不均匀增高,SUVmax 约 4.7(蓝色箭头);D. 右侧臀部皮下见软组织密度结节,放射性摄取增高,SUVmax 约 4.6(橙色箭头)

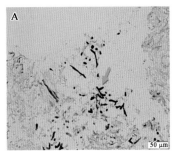 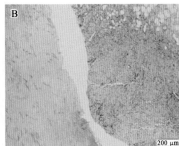 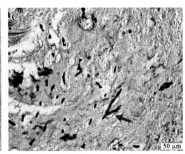

**图 4-4　患者左肺门淋巴组织及右侧臀部低回声团穿刺活检病理结果**

A.（左肺门）送检血凝块及淋巴组织内见少许孢子及呈锐角分枝的真菌菌丝（橙色箭头），GMS（+），考虑曲霉；B
和 C.（右臀部）皮下包块送检纤维脂肪组织可见灶性凝固性坏死（HE）；其内可见菌丝及孢子样物（红色箭头），
GMS（+），考虑曲霉

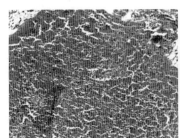 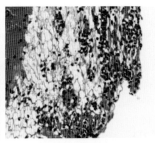 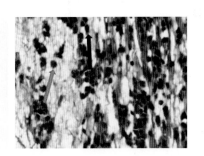

**图 5-3　肺动脉内肿物活检病理结果**

（左肺动脉内开口）物镜下见纤维组织，另见较多的小圆形细胞弥漫分布（黑色箭头），这些细胞呈核圆形、椭圆形，
个别扭曲，可见小核仁；还可见一些嗜酸性粒细胞（蓝色箭头）

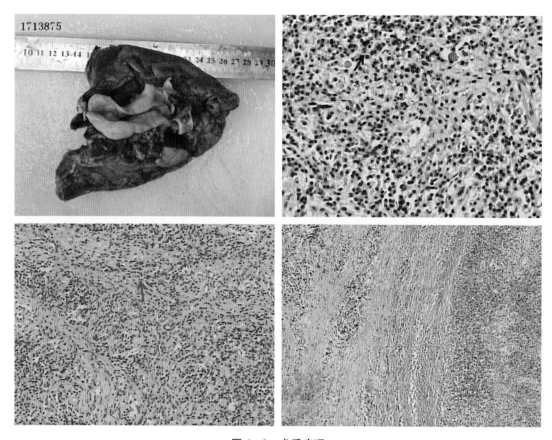

**图 6-2　术后病理**

(右肺)送检肺组织中可见数个大血管中充满梭形细胞及大量淋巴细胞(红色箭头),以及浆细胞、组织细胞组成的肿瘤组织(绿色箭头);梭形细胞形态温和,核分裂相罕见,排列成片巢状或穿插于淋巴细胞、浆细胞之间,部分区域瘤细胞浸润至血管壁及周围肺组织(蓝色箭头),结合免疫组化符合肺动脉肉瘤组织改变,肉瘤类型较符合炎性肌纤维母细胞肉瘤(肿瘤未累及支气管组织)。免疫组化:CK(-),VIM(+),波形蛋白(-),CD68(组织细胞阳性),肌动蛋白(+),ALK(D5F3)(部分阳性),Ki-67(约5%阳性),CD20(淋巴细胞阳性),CD79a(淋巴细胞阳性),CD3(淋巴细胞阳性),CD38(淋巴细胞阳性),CD138(-),$k/\lambda$(浆细胞阳性),CD43(淋巴细胞阳性),CD34(血管阳性)。弹力纤维染色(动脉壁弹力纤维阳性),PAS、AB、GMS、抗酸染色均阴性

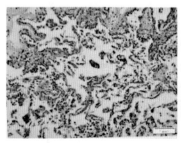
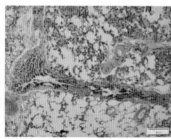
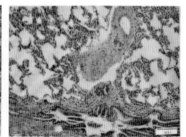

**图 7-2　胸腔镜活检病理**

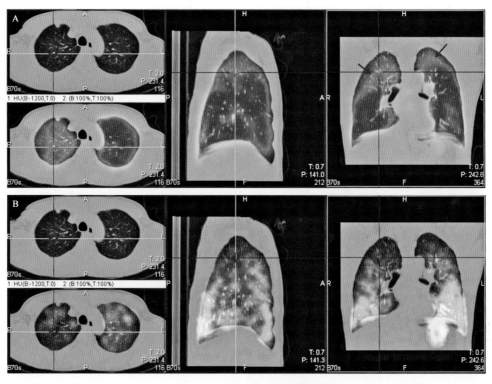

**图 8-1　肺通气/灌注显像**

A. 肺灌注显像；B. 肺通气显像。双肺多发灌注功能受损，以右肺上叶、中叶、下叶背段及左肺上叶为主（红色箭头）

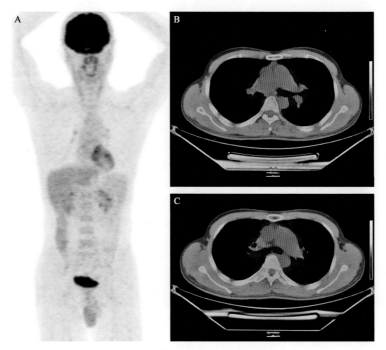

**图 8-2　$^{18}$F-FDG PET/CT 显像**

A. 全身 MIP 图像；B、C. 横断位融合图像。肺动脉主干、左肺动脉及余全身大动脉管壁未见异常糖代谢增高

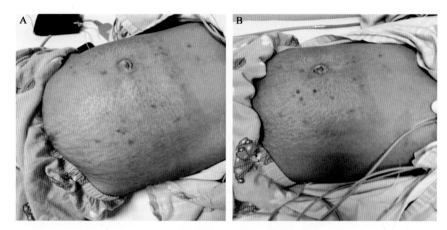

**图 10 - 2　治疗前后患者腹部情况对比**

A. 治疗前；B. 治疗后

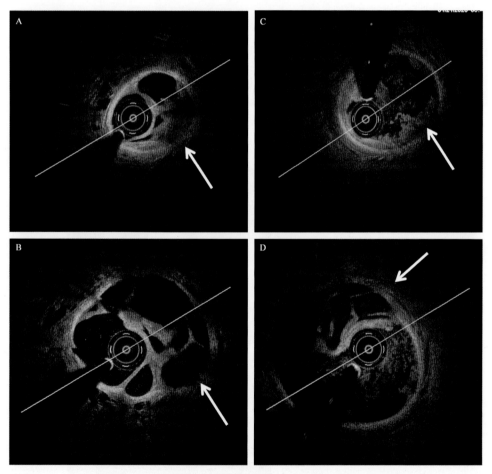

**图 11 - 2　患者第一次 BPA 球囊扩张前后肺动脉 OCT 影像**

A、B. 球囊扩张前，OCT 示肺动脉管壁无明显增厚，边界清晰，管腔内见条状、网格状的高信号影，后方信号部分衰减，质地均匀，为 CTEPH 网状慢性血栓病变（白色箭头）；C、D. 球囊扩张后，OCT 示高信号网状血栓部分破碎，部分血栓碎片漂浮在动脉腔内，质地稍不均匀，部分血栓保持原样，肺动脉内膜完整（白色箭头）

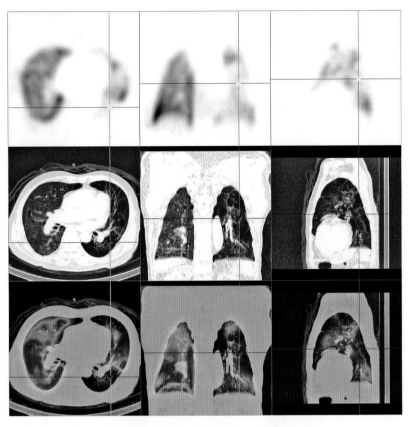

**图 16-2　肺灌注 SPECT/CT 显像**

肺灌注显像示双肺多发灌注受损,以双上肺及左下肺为主,同机 CT 见透亮度增高伴多发肺大疱形成

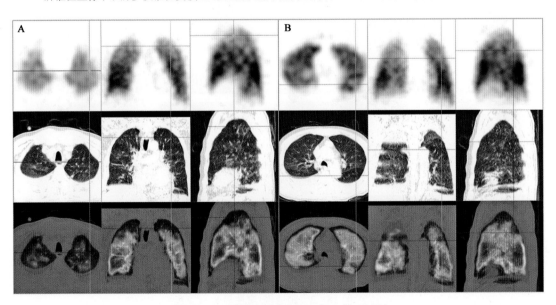

**图 17-2　肺灌注显像(2020 年 4 月 10 日)**

A. 左上肺尖后段;B. 左下肺背段。双肺多发灌注缺损改变,以双上肺及胸膜下区为主,部分呈楔形

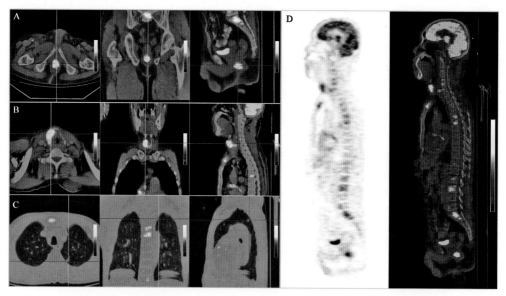

**图 17－4　全身 PET/CT(2020 年 5 月 13 日)**

A. 肛管见一结节状代谢增高灶,SUVmax 为 8.9,大小为 3.0 cm×2.7 cm×2.3 cm;B. 右侧甲状软骨板见一团块状代谢增高灶,SUVmax 为 7.3,大小为 3.4 cm×1.6 cm×2.9 cm;C. 左上肺尖后段见一小结节,直径 1.0 cm,代谢轻度增高,SUVmax 为 3.6;D. 全身骨多发骨质破坏伴代谢增高,SUVmax 为 5.1

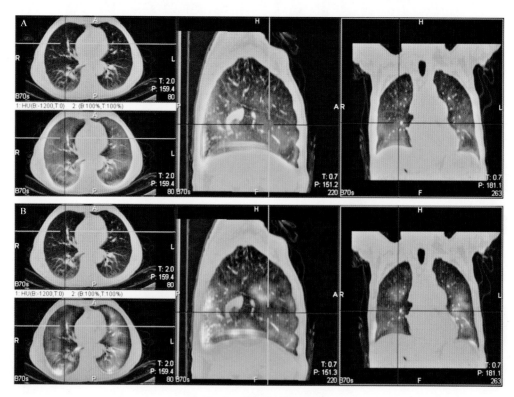

**图 18－2　肺通气/灌注显像**

A. 肺灌注显像示双肺多发灌注受损,以双上肺与右中肺为主;B. 肺通气显像示双肺多发通气受损,以双上肺为主。肺灌注与通气显像两者呈欠匹配性改变(肺灌注受损较通气稍严重)

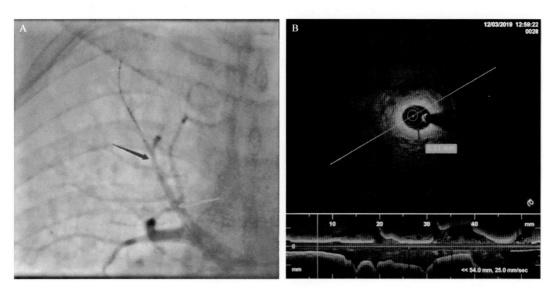

**图 18-3 肺动脉造影和 OCT**

A. 肺动脉造影示右肺动脉 A1 分支近端混合血栓(绿色、红色箭头);B. OCT 示右肺动脉 A1 分支远端内膜增厚,管壁增厚

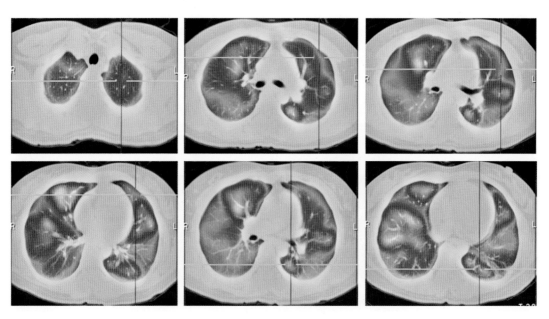

**图 19-2 肺灌注显像**

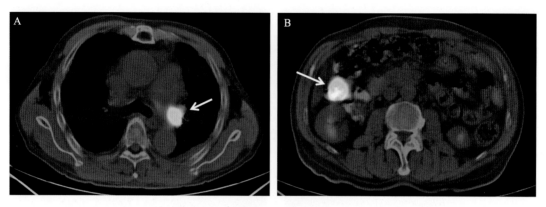

**图 22‑3  PET/CT(2020 年 5 月 18 日)**

A. 左肺动脉干内结节状代谢增高灶(白色箭头);B. 结肠脾曲代谢增高灶,相应部位管壁增厚(白色箭头)

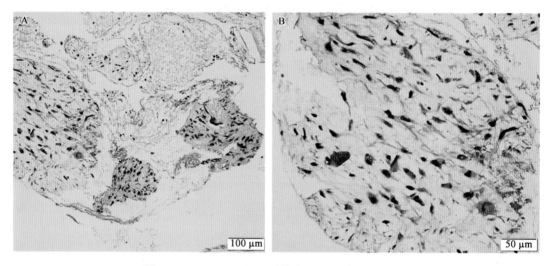

**图 22‑4  EBUS‑TBNA 活检病理(2020 年 6 月 3 日)**

A、B. 见梭形肿瘤细胞呈编织状排列,胞质丰富,伴斑块状坏死,组织改变符合肺动脉肉瘤(平滑肌肉瘤)

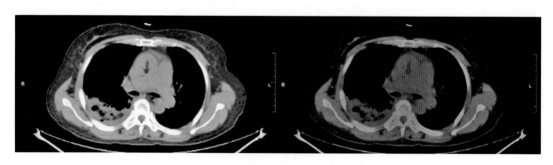

**图 24‑3  PET/CT**

右侧肺动脉主干管腔内未见异常代谢活性灶,管壁弥漫性代谢活性增高,SUVmax 2.5

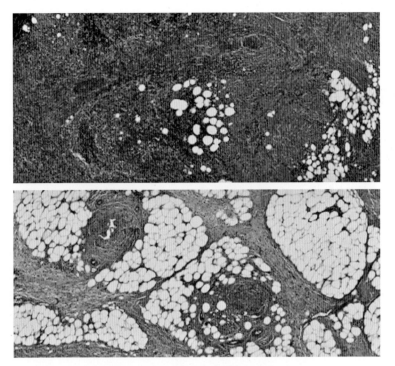

**图 24‑4　淋巴结组织切片病理**

组织病理示胶原纤维及脂肪组织,可见片状嗜碱性坏死、脓肿形成,周围可见大量组织细胞聚集,部分血管内可见血管内皮炎、管腔闭塞,并见血栓形成及机化再通

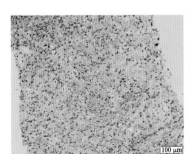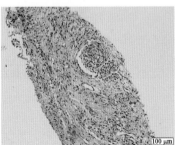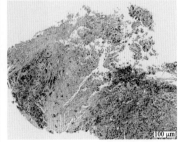

**图 25‑2　活检病理**

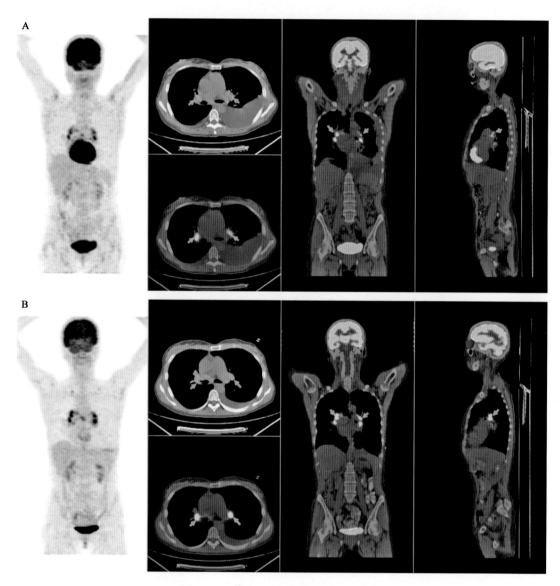

**图 26 - 1　$^{18}$F - FDG 全身 PET/CT 显像**

A. 2017 年 10 月 17 日全身 PET/CT 图像；B. 2020 年 4 月 2 日全身 PET/CT 图像，纵隔多发肿大淋巴结，伴异常代谢摄取，与 2017 年 10 月相仿（绿色箭头）

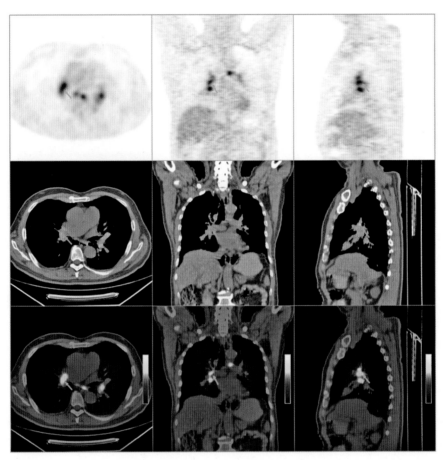

**图 27‑3 PET/CT**

双肺门及纵隔多发结节状代谢增高灶,以右肺门为主(绿色箭头)

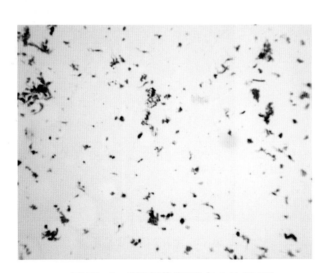

**图 27‑4 病理切片(2020 年 1 月 13 日)**

涂片见纤毛细胞及含碳尘的组织细胞

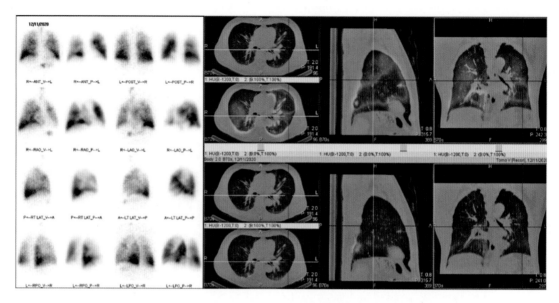

图 27-5 肺通气/灌注显像

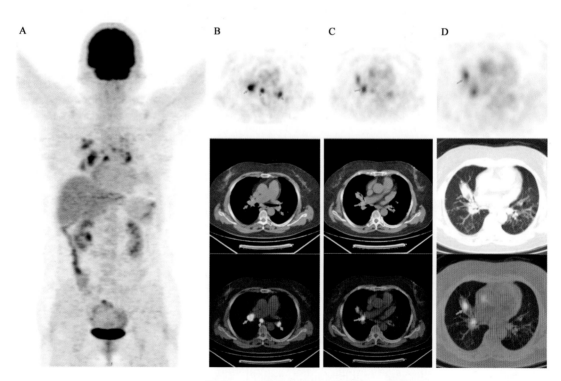

图 28-1 全身 PET/CT 检查

A. MIP 图；B. 胸部(纵隔窗)横断层(一)；C. 胸部(纵隔窗)横断层(二)；D. 胸部(肺窗)横断层。右肺上叶尖段、右肺中叶近斜裂胸膜处结节,两侧肺门及纵隔肿大淋巴结,糖代谢增高(绿色箭头)

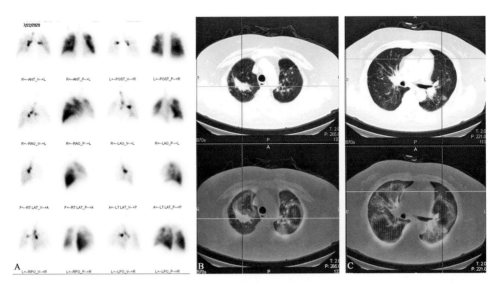

**图 28-3　肺通气/灌注显像**

A. 通气/灌注平面显像；B、C. 肺灌注 SPECT/CT 融合显像。两侧大气道显像剂滞留，两肺通气功能明显受损。两肺多发血流灌注功能受损灶，以两肺上叶、中叶为主

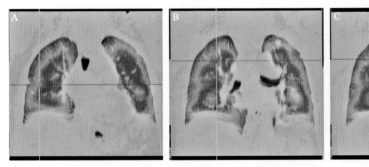
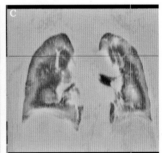

**图 29-2　患者肺灌注显像**

A、B 和 C. 双肺散在多发亚肺段灌注受损，以胸膜下楔形灌注缺损为主

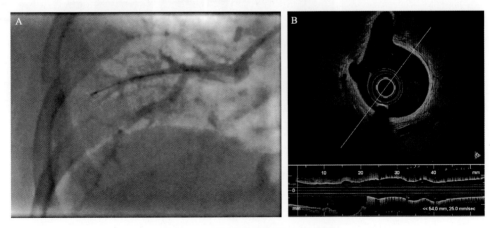

**图 29-3　肺动脉造影及 OCT 影像**

A. 肺动脉造影示右肺动脉 A8 未见管腔明显狭窄、闭塞、缺失，远端血流通畅；B. 右肺动脉 A8 对应 OCT 显示肺动脉内膜完整，内膜未见增厚，血管管腔未见狭窄，管腔内未见血栓及新生物

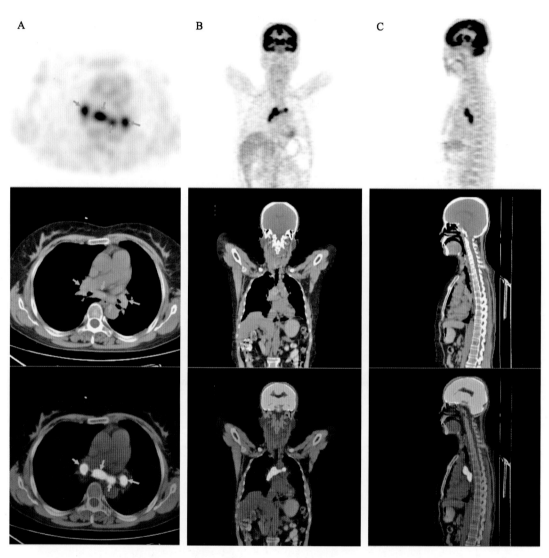

**图 30 - 2　PET/CT**

A. 横断位。纵隔、肺门多发肿大淋巴结伴异常高代谢摄取,SUVmax 11. 2(绿色箭头);B. 矢状位;C. 冠状位

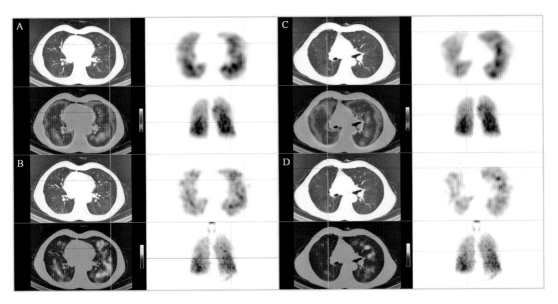

**图 31‑2 肺通气/灌注显像**

A. 左肺上叶前段、舌段胸膜下灌注功能受损灶，与通气显像呈不匹配或欠匹配性改变；B. 右肺上叶前段胸膜下灌注功能受损灶

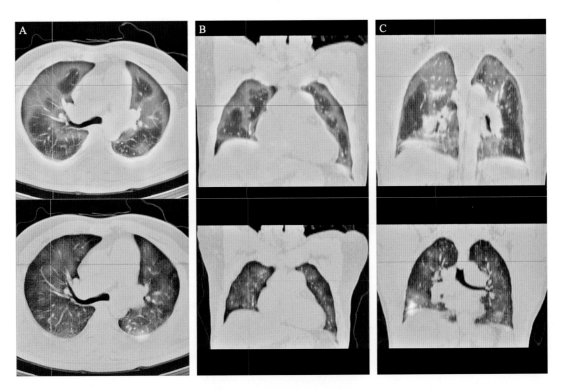

**图 32‑2 肺通气/灌注显像**

A～C. 右上肺前段、尖段胸膜下灌注功能受损灶，与通气显像呈不匹配或欠匹配性改变（上排为肺灌注 SPECT/CT 显像，下排为肺通气 SPECT/CT 显像）